高等职业学校"十四五"规划药学类及中医药类专业新形态一体化特色教材
供中药学、中药制药、中药材生产与加工等专业使用

中医药学概论

主　编　李　鸾　张晓霞　任守忠
副主编　李杏英　宋瑞丽
编　者　（按姓氏笔画排序）
　　　　王东伟　贵州工商职业学院
　　　　冯松浩　郑州铁路职业技术学院
　　　　任守忠　海南医学院
　　　　李　鸾　长春医学高等专科学校
　　　　李杏英　重庆三峡医药高等专科学校
　　　　宋瑞丽　郑州铁路职业技术学院
　　　　张晓霞　郑州铁路职业技术学院
　　　　郑　丽　邢台医学高等专科学校

华中科技大学出版社
中国·武汉

内 容 提 要

　　本书是高等职业学校"十四五"规划药学类及中医药类专业新形态一体化特色教材。本书以知识实用为基础,以技能掌握为核心,强化基础理论知识,突出实践能力培养,保证教师、学生准确把握教学内容,提高学习效率。本书涵盖中医基础理论、中医诊断、防治原则、中药、方剂与中成药等内容。本书将传统方剂学内容改为方剂与中成药,侧重临床常用中成药的介绍。本书可供药品经营与管理、康复治疗技术、中医养生保健、医学营养等专业使用,也可供喜爱中医的普通读者查阅使用。

图书在版编目(CIP)数据

　中医药学概论/李鸾,张晓霞,任守忠主编.—武汉:华中科技大学出版社,2022.12(2025.7重印)
　ISBN 978-7-5680-9056-8

　Ⅰ.①中…　Ⅱ.①李…　②张…　③任…　Ⅲ.①中国医药学-概论　Ⅳ.①R2

中国国家版本馆 CIP 数据核字(2023)第 001702 号

中医药学概论
Zhongyiyaoxue Gailun

李　鸾　张晓霞　任守忠　主编

策划编辑:史燕丽
责任编辑:史燕丽
封面设计:原色设计
责任校对:刘　竣
责任监印:周治超
出版发行:华中科技大学出版社(中国·武汉)　　电话:(027)81321913
　　　　　武汉市东湖新技术开发区华工科技园　　邮编:430223
录　　排:华中科技大学惠友文印中心
印　　刷:武汉市洪林印务有限公司
开　　本:889mm×1194mm　1/16
印　　张:15.25
字　　数:465 千字
版　　次:2025 年 7 月第 1 版第 3 次印刷
定　　价:49.90 元

高等职业学校"十四五"规划药学类及中医药类专业新形态一体化特色教材编委会

网络增值服务

使用说明

欢迎使用华中科技大学出版社医学资源网 yixue.hustp.com

1 教师使用流程

（1）登录网址：**http://yixue.hustp.com**（注册时请选择教师用户）

注册 > 登录 > 完善个人信息 > 等待审核

（2）审核通过后，您可以在网站使用以下功能：

下载教学资源　　建立课程　　管理学生　　布置作业　查询学生学习记录等

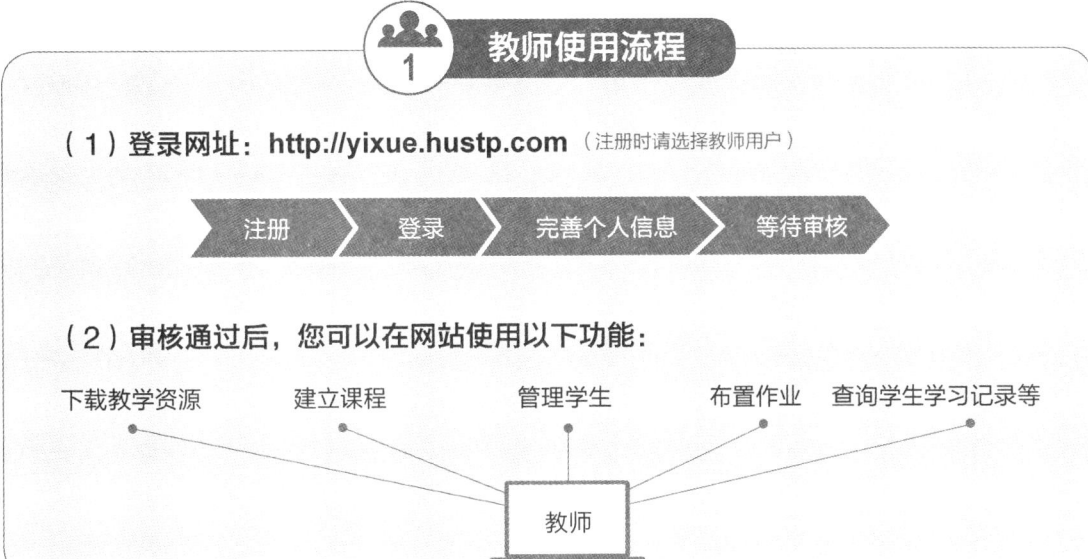

教师

2 学员使用流程

（建议学员在PC端完成注册、登录、完善个人信息的操作）

（1）PC 端操作步骤

① 登录网址：http://yixue.hustp.com（注册时请选择普通用户）

注册 > 登录 > 完善个人信息

② 查看课程资源：（如有学习码，请在个人中心 - 学习码验证中先验证，再进行操作）

选择课程

首页课程 > 课程详情页 > 查看课程资源

（2）手机端扫码操作步骤

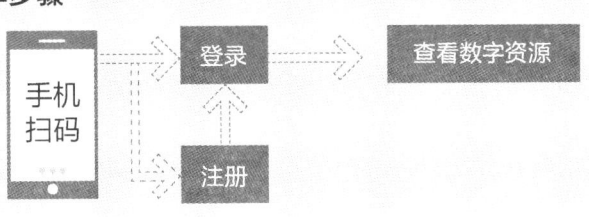

手机扫码 → 登录 → 查看数字资源

注册

前言

本书是高等职业学校"十四五"规划药学类及中医药类专业新形态一体化特色教材。为体现专业及行业特色、突出精品意识、打造精品教材,充分体现"基于工作过程"的课程模式和"校企结合"的办学模式,强调以就业为导向,以能力为本位,以岗位需求为标准的原则,本书在内容上以学生毕业后从事药品生产经营、流通、使用等工作应具备的中医药学基础知识和基本技能为依据,以"必需、够用"为度,强调基本技能的培养。

本书涵盖中医基础理论、中医诊断、防治原则、中药、方剂与中成药等内容。根据实际工作需要,将传统方剂学内容改为方剂与中成药,侧重临床常用中成药的介绍。以知识实用为基础,以技能掌握为核心,强化基础理论知识,突出实践能力培养,保证教师、学生准确把握教学内容,提高学习效率。每章均设计了"学习引导"以引导学生根据需求选择学习内容;"学习目标",以增强学习的目的性和主动性;适当设置了"知识链接"以增补相关知识,便于学习理解和记忆;"知识拓展",引入与职业有关的前沿理论和技能,以满足学生终生学习的需求。

本书编写人员既有一直在教学一线工作的教师,有着丰富的教学经验和教材编写经验,也有校企领导,他们有着丰富的实践经验、精湛的操作技能,能把在长期教学中积累的宝贵经验和丰富的实践技能充实到这次编写过程的始终,并将其发扬光大,使本书风格更加突出,特色更加鲜明。

本书编写分工:绪论、第四章和第五章由李鸾编写;第一章由郑丽编写;第二章和第三章由任守忠编写;第六章由王东伟编写;第七章由宋瑞丽编写;第八章和实训指导由李杏英编写;第九章由张晓霞、冯松浩编写。最后由李鸾负责全书统稿工作。

本书可供药品经营与管理、康复治疗技术、中医养生保健、医学营养等专业使用,也可供喜爱中医的普通读者查阅使用。

感谢本书编者所在学校的大力支持,感谢华中科技大学出版社的指导。由于编者水平有限,本书难免有不足之处,望广大读者在使用过程中提出宝贵意见和建议。

编　者

目录

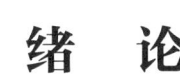

绪　论

学习引导

　　中医药学有着数千年的历史,是中国人民长期同疾病作斗争的经验总结。长期以来,中医药学为中华民族的繁衍昌盛和全人类的医疗保健事业做出了巨大贡献,中医药学是中国优秀传统文化的重要组成部分。如今,中医药学因其独特的理论体系和疗效,日益受到世界人民的重视和青睐,继承和发扬中医药学是我们的职责。

学习目标

　　1.掌握中医药学的基本特点,理解整体观念和辨证论治的内涵和意义。

　　2.熟悉中医药学方面的经典著作及著名医家。

　　3.了解中医药学的起源,中医药理论体系的形成和发展。

第一节　中医药学的发展概况

一、中医药学的起源

　　中医药是劳动人民在长期的生产、生活实践中逐步积累和创造出来的产物。我们的祖先经过无数次的尝试和经验积累,逐渐区分出对人体有益和有害的植物,并有意识地加以利用,逐渐积累了植物治疗疾病的经验。随着渔猎、采矿及冶炼业的发展,人们对某些动物、矿物的食用价值和治疗作用也逐步有所了解,从而积累了动物药及矿物药的知识。

二、中医药学理论的形成

　　中医药学经历了数千年的发展,随着人类的不断进化,认识能力的不断提高,无数医家的努力,中医药学的经验积累日益丰富。到了春秋战国时期,中国社会政治急剧变化,经济、文化飞速发展,阴阳五行学说等哲学思想日益成熟,为中医学理论体系的形成提供了理论方法和思想基础。同时医疗活动更为活跃,人们积累了丰富的医疗经验和临床用药经验,为中医药学理论体系形成做好了准备。

　　《黄帝内经》的问世,标志着中医药理论体系的确立。《黄帝内经》包括《素问》《灵枢》两部分,是我国现存最早的一部医学经典著作。其内容丰富,包括阴阳,五行,藏象,经络,疾病的诊断、治疗、预防、养生等问题。《黄帝内经》中所述的医学内容,处于当时世界的先进水平。例如《黄帝内经》中记载食管和肠管的长度比例为1∶35,现代解剖学中描述为1∶37,二者十分相近。在血液循环方面提出"心主身之血脉"的观点,并认为人体血液在血管内是"流行不止,环周不休"的。这比英国人哈维在公元1628年发现血液循环要早1000多年。《黄帝内经》不仅反映了当时医学发展的成就,而且为中医药学理论体系的确立奠定了基础,是中医药学发展的基础。

　　《难经》是继《黄帝内经》之后的又一部古典医籍,成书于汉以前,相传为秦越人所著。该书共讨论了八十一个问题。其内容丰富,包括脏腑、经络、疾病诊断和治疗、针灸等方面,对经络学说和脏腑中命门、三焦的论述,则在《黄帝内经》的基础上,有所阐扬和发展,补充了《黄帝内经》的不足,是后世指导临床实践的重要理论性著作。

《伤寒杂病论》作者为东汉末年著名医家张仲景。该书是作者继承《黄帝内经》《难经》等古典医籍的基本理论,总结前人的医学成就,并结合自己的临床经验撰写而成。后世医家在搜集、整理过程中将其分为《伤寒论》和《金匮要略》两书,前者以六经辨证方法论述外感疾病为主,后者以脏腑辨证方法论述内伤杂病为主。《伤寒杂病论》创造性地融理、法、方、药于一体,将中医基础理论与中医临床紧密结合,为中医临床医学发展奠定了基础。书中所载方剂组方严谨、用药精当、疗效显著,被后世誉为"方书之祖"。

《神农本草经》是我国现存最早的药物学专著,成书于东汉末年,共收载药物 365 种。并根据药物性能功效的不同,分为上、中、下三品:上品药多属补养类,毒性小或无毒;中品药多系补养而兼有攻治疾病作用的药物,有的有毒,有的无毒;下品药大多是除寒热、破积聚等攻治疾病的药物,其中有毒的居多,不可久服。这是中国药物学最早、最原始的药物分类法。《神农本草经》提出了中药的性味理论,即寒、热、温、凉四气和辛、甘、酸、苦、咸五味。《神农本草经》系统地总结了汉以前的药学成就,对后世药物学的发展影响深远,为中药理论体系的形成与发展奠定了基础。

三、中医药学理论体系的发展

随着时代的不断进步,历代医家结合临床医疗实践,从不同角度丰富和发展了中医药学理论,大量具有实用价值的医学著作不断涌现,中医药学得到了发展和提高。

(一)晋隋唐时期

晋隋唐时期,政治、经济、文化的进步,促使医学理论与技术不断发展和提高,出现了众多的名医名著。如晋代王叔和所著的《脉经》,详述了脉学的辨脉方法,对脉学的发展有极大的推动作用。西晋皇甫谧的《针灸甲乙经》,是我国现存最早的针灸学专著。隋代巢元方等所著的《诸病源候论》,重视对病源的探讨和各科病证症状的描述,是我国第一部探讨病因病机和临床证候学的专著。唐代孙思邈的《备急千金要方》和《千金翼方》,详尽记载了唐以前的主要医学著作,对临证各科、食疗、药物学、养生学等方面均有很大成就。

在药物学方面,自《神农本草经》成书之后,陶弘景总结了新的药物品种和原有药物的新用途,以及临证实践中发现的部分药物性味、功效变化,编撰成《神农本草经集注》。唐代为了收集、整理更加丰富的药物知识,以及弥补《神农本草经集注》的不足,苏敬等二十余人集体编写了《新修本草》(又称《唐本草》),由唐政府颁行流通全国,这是我国历史上第一部由政府颁行的药典,也是世界最早的国家药典。该书反映了唐代的药学成就,对后世药学的发展也有深远影响。

(二)宋金元时期

宋金元时期,一些著名的医家在前人理论和实践的基础上,结合自己的实践和经验体会,提出许多独到见解,出现了百家争鸣的局面,中医药学有了突破性的进展。宋代陈无择所著的《三因极一病证方论》,提出了著名的"三因学说",即将病因按照外所因六淫、内所因七情和不内外因划分为三类,对病因学发展有较大影响。宋代钱乙所撰《小儿药证直诀》,开创了脏腑辨证和脏腑用药的先河,并创制了一些儿科专业方剂,因疗效确切一直沿用至今。金元时期,中医学出现了学术争鸣的新局面,出现了各具特色的医学流派,其中最突出的有以刘完素、张从正、李东垣和朱丹溪为代表的"金元四大家"。刘完素提倡"火热论",认为病因以火热为多,治法强调降火,故善用寒凉药物以清泄火热,后世称为"寒凉派"。张从正主张"邪去则正安",认为治病应着重祛邪,故多用汗、下、吐三法,后世称为"攻下派"。李东垣提出"内伤脾胃,百病由生",认为补益脾胃是治病之要,故治疗以补益脾胃为主,后世称为"补土派"。朱丹溪提倡"相火论",认为病理变化基本是"阳常有余,阴常不足",故提倡治疗上着重养阴,后世称为"滋阴派"。这些观点各有创见,都从不同的角度充实了中医学的内容,促进了中医学的发展。

在方书编著和发展方面,宋金元时期也比较突出,贡献较大。由宋代翰林医官院组织编著的《太平圣惠方》载方 16834 首,该书先述诊脉辨阴阳虚实法,次叙处方用药法则,继则按类分叙各科病证,是一部临床实用的方书。宋代官药局将收集的医方加以校订,编成《太平惠民和剂局方》,这是我国历史上第一部由政府编制的成药药典,其中许多方剂至今仍在临床中广泛应用。北宋末年政府组织编撰的《圣济总录》,载方近 20000 首,对后世医学发展具有一定影响。

(三)明清时期

明清时期,中医理论体系得到进一步完善,藏象理论进一步丰富,这一时期医家在原有中医理论的基础上,结合临床经验和哲学研究成果,经过反复探讨,提出了许多新的创见和发明,尤其是温病学说得到快速发展。

明清时期,大瘟疫多次流行,医家们在临床诊治过程中,不断总结经验,在温病病因、温病发生发展规律以及温病诊断、治疗方面提出了很多新理论,促使温病学在理、法、方、药上自成体系,形成了较为系统而完整的温病学说。明代吴又可著《温疫论》,创立了戾气学说。其传染途径是从口鼻而入,而不是从肌表侵袭。这在瘟疫和温病的病因、病邪入侵途径等方面做出了重大贡献。清代叶天士著《温热论》,在总结前人关于温热病的理论与经验的基础上,创立了卫气营血辨证方法,为温病学说理论体系的形成奠定了基础。吴鞠通著《温病条辨》,创立了三焦辨证方法,使温病学说得到进一步发展。王孟英总结对温热病的认识与经验,著《温热经纬》,明确提出"新感""伏邪"两大辨证纲领,重视审同察异、灵活施治,充实并发展了温病的发病机理和辨证施治理论。薛生白著《湿热病篇》,对湿热病证进行了详尽而精辟的论述,使温病学说渐臻完善。后世将叶天士、薛生白、吴鞠通、王孟英称为"温病四大家"。正是由于明清时期众多医家的不断努力,温病学说才会日趋发展而成为独立于伤寒之外的一门学科。

此外,明代赵献可、张介宾等在《黄帝内经》《难经》的基础上,提出了"命门学说",强调命门之火的重要作用。李中梓在总结前人对脏腑认识的基础上,提出了"肾为先天之本,脾为后天之本"的见解,至今仍被广泛应用。清代王清任所著的《医林改错》,改正了一些古医书在人体解剖方面的错误,提出了"灵机记性不在心在脑"的观点,并发展了瘀血致病理论及治疗方法,创立了多首活血化瘀的方剂。

这一时期,集大成的著作亦颇多,如《医学纲目》《证治准绳》《医宗金鉴》《四库全书·子部》《古今图书集成·医部全录》等,为后世学习中医者提供了很大方便。明代还出现了我国现存最大的一部方书,即由朱橚等编著的《普济方》,载方 61739 首,是明以前方书的总集。

在药物学方面,明代李时珍以毕生精力,亲历实践,广收博采,实地考察,对本草学进行了全面的整理和总结,历时 27 年编成《本草纲目》。全书共 52 卷,约 200 万言,收药 1892 种,绘图 1100 多幅,附方 11000 多首。该书对我国 16 世纪以前药物学进行了相当全面的总结,是我国药学史上的重要里程碑。在此之后赵学敏著《本草纲目拾遗》,总结了 1802 年以前我国药物学的成就,载药 921 种,其中716 种是《本草纲目》所未收载或叙述不详者,对《本草纲目》进行了一定的纠正和补充,是一部具有重要价值的药物学专著。

(四)近现代时期

鸦片战争以后,西方医学大量传入中国,对中医学产生了很大的冲击。在长期争论过程中,中西医双方在学术上逐渐沟通,出现了中西医汇通的学术思潮,如张锡纯所著《医学衷中参西录》,就是一部很有价值的中西医学汇通的专著。

新中国成立后,党和政府大力提倡中西医结合和中医现代化,中医药学在基础与临床研究的各个领域都有显著成果,中医药学内容更加丰富,中医药学理论体系进一步发展。

知识链接

神农尝百草

远古之时,人们对疾病不知道该如何治疗。当时天下瘟疫流行,死了很多人。

神农为了解决这两个问题,遍尝百草。《史记·补三皇本纪》记载:"神农氏作蜡祭,以赭鞭鞭草木,尝百草,始有医药。"据说当神农在深山遇到茂盛的草木时,就用神鞭抽打,直到打出津液,然后他再亲口尝一尝,便可知道其性味。

神农尝百草的传说在《淮南子·修务训》中可以找到佐证,书中记载:"神农尝百草之滋味,一日而遇七十毒。"

第二节 中医药学的基本特点

中医学理论体系是在古代唯物论和辩证法的指导下,经过长期的临床实践逐步形成的,具有整体观念和辨证论治两个基本特点。

一、整体观念

整体是与局部相对而言的。所谓整体,实际上是各个局部的统一性、完整性和联系性。中医学认为人体本身是一个有机的整体,构成人体的各个组织器官在结构上不可分割,在生理功能活动中相互协调、相互为用,在病理变化中相互影响。同时又认为人与外界环境也有着密切的联系,人类在能动地适应自然和改造自然的斗争中,维持着自身稳定的功能活动,这就是人和自然环境之间的统一。这种机体自身的整体性、稳定性,内外环境的统一性、联系性思想,就是中医学的整体观念。这一观念,贯穿于中医学生理、病理、诊法、辨证、治疗等各个方面。

(一) 人体是一个有机的整体

中医学强调人体是一个有机的整体,具体体现在以下几个方面。

1. 生理上 中医学认为,机体整体统一性的形成,是以五脏为中心,配以六腑,通过经络系统"内属于脏腑,外络于肢节"的作用而实现的。五脏代表着人体的五个功能系统,人体以五脏为中心,通过经络系统,把六腑、五体、五官、九窍、四肢百骸等全身组织器官联系成有机的整体,又借精、气、血、津液的共同作用,来完成机体统一的功能活动。

2. 病理上 人体的脏腑器官和精、气、血、津液之间,在生理上相互依存、协调统一,在病理上也必然相互影响。脏腑病变可以反映于体表、组织或官窍,如肝开窍于目,肝火上炎可以出现目赤肿痛,肾虚不足,可见腰酸、耳鸣等;体表、组织、官窍病变可通过经络影响脏腑,如肌表感受风寒之邪,由于肺合皮毛,可使肺气不利,肺失宣降,出现咳嗽;脏腑之间亦可相互影响,如肝火传入肺,导致肝火犯肺,出现胁痛、咯血。因此,在分析病证时,也要注重整体,既考虑局部病变与其相关内在脏腑之间的联系,又注意到其他脏腑的关系,从整体角度分析和研究病变的实质。

3. 诊断上 在疾病诊断方面,采用"有诸内必形诸外"的思维方法,通过观察分析五官、形体、舌脉等外在的病理表现,以揣测内在脏腑的病变情况,从而作出正确的诊断。《灵枢·本藏》说:"视其外应,以知其内脏,则知所病矣。"常用的望、闻、问、切等方法,都是整体观念在中医诊断学中的具体运用。

4. 治疗上 强调整体观念,对于局部病变不是头痛医头、脚痛医脚,而是从整体上进行调治。如临床治疗眼科疾患,从调治肝着手,每可获得满意疗效,原因在于肝开窍于目,肝和目的关系十分密切。再如治疗口舌糜烂,可采用清心泻小肠火的方法治疗,原因在于心开窍于舌,心与小肠相表里。这些都是整体观念的治疗原则。

(二) 人与外界环境的整体观

中医学强调人与外界环境相统一,环境的变化可以直接或间接、显著或不太显著地影响到人体的功能活动,迫使机体作出相应的反应。具体体现在以下两大方面。

1. 人与自然环境的整体观　人的生理、病理过程与自然规律相适应。

(1)季节气候变化对人体的影响　自然界万物在四时气候变化中有春生、夏长、秋收、冬藏等相应的生长变化过程。人也不例外,对正常的气候变化在生理上可产生相应的反应。如:天气炎热,阳气趋于体表,腠理开泄,机体汗出以泄热;天气寒冷,阳气趋于里,腠理闭以保温,多余水分变为尿液而排出,是适应气候的节奏。

(2)昼夜晨昏对人体的影响　人体的阳气白天趋于体表,早晨阳气初出,日中最盛,日西阳气渐入于里,至黄昏后则全入里,与自然界的昼夜晨昏阴阳变化相一致。

(3)地域对人体的影响　地域气候和人文地理、风俗习惯的不同,在一定程度上可以影响人体的生理功能。如:南方气候偏于潮湿,人体腠理多疏松;北方气候偏于干燥,人体腠理多致密。人长期生活在某一环境中,受环境的长期影响,就会在功能方面表现出某些适应性变化。

2. 社会环境对人体的影响　人不仅具有自然属性,而且具有社会属性。人是社会的组成部分,人能影响社会,社会的变动对人体也会产生影响。其中社会的进步、社会的治与乱,以及社会地位的变更,对人体的影响尤为明显。如:社会进步、工业生产发展迅速,产生的噪声和紧张的工作环境易使人精神焦虑;社会大乱致使人们生活没有规律,抵抗力下降,发生各种疾病;个人社会地位改变,可引起物质生活和精神生活的变化。

二、辨证论治

辨证论治是中医学认识疾病和治疗疾病的基本原则。

1. 辨证

(1)辨证的概念　辨证就是将四诊收集的病史、症状和体征等资料,通过分析、综合,辨清疾病的病因、性质、部位、病机,以及邪正盛衰等情况,从而概括、判断疾病的证。

(2)病、证、症的基本概念　病是疾病的简称,是指有特定的病因、发病形式、病变机理、发病规律和转归的一种病理过程。如麻疹、感冒、肠痈、痢疾等,皆属疾病的概念。症是指症状,是疾病的外在表现,如腹泻、头痛、眩晕、恶寒发热、恶心呕吐、烦躁易怒等。证不是疾病的全过程,也不是疾病某个症状,而是指在疾病发展过程中,某一阶段或某一类型的病理概括,它由一组相对固定的、有内在联系的、能反映疾病本质的症状和体征构成。

知识链接

病、证、症三者的区别与联系

联系:病、证、症三者均统一在人体病理变化的基础上,症是构成疾病和证候的基本要素,疾病和证候都是由症状和体征所组成的,内在联系的症状和体征组合在一起,即构成了证候,各阶段的证候贯穿并叠加起来,便是疾病的全过程。

区别:病与证都是对疾病本质的认识,但病的重点是全过程,而证的特点是现阶段。证是病理本质的反应,而症仅仅是疾病的个别表面现象,因此,证比症更能深刻和准确地揭示疾病的本质。

2. 论治　论治又称施治,是根据辨证的结果确定相应的治疗原则和方法,也是研究和实施治疗的过程。一般分为因证立法、随法选方和处方遣药三个步骤。

辨证与论治,是诊治疾病过程中相互联系、不可分割的两个方面,辨证是论治的前提和依据,论治是辨证的延续和目的。

3. 辨证论治的运用

(1)辨证与辨病相结合　中医认识并治疗疾病,既注重辨病又强调辨证,是辨证与辨病相结合,但重点在于辨证。辨证是对证候的辨析,以确定证候;辨病是对疾病的辨析,以确定疾病的类属。辨证重点在于认识现阶段疾病的本质,辨病的重点在于认识疾病全过程的本质,因此将辨证与辨病相结合,可以使疾病本质认识更全面,诊断更准确,治疗更有针对性和全局性。即在诊治疾病时,首先运用辨病思维来确诊疾病,对某一病的病因、病变规律和转归、预后有一个总体认识,再运用辨证思维,根据该病当时的临床表现和检查结果来辨析该病目前属于病变的哪一类型或哪一阶段,从而确立当时该病的"证候",然后确定治则、治法和处方遣药。

(2)同病异治和异病同治 运用辨证论治的原则诊治临床疾病,要关注两个方面,既要看到一种疾病常表现出的多种不同的"证",又要注意到不同疾病在其发展过程中可以出现相同的"证",因此要根据辨证结果,分别采取"同病异治"或"异病同治"的方法进行治疗。

同病异治:同一种病,由于发病的时间、地域不同,或所处的疾病的阶段或类型不同,或患者的体质有异,反映出的证候不同,因而治疗就有差异。

异病同治:几种不同的疾病,在其发展变化过程中出现了大致相同的病机,大致相同的证,故可用大致相同的治法和方药来进行治疗。

→ **目标检测**

目标检测答案

单项选择题

1.《本草纲目》形成于( )。
A. 先秦、秦汉时期　　　　　　B. 晋隋唐时期　　　　　　C. 宋金元时期
D. 明清时期　　　　　　　　　E. 近现代时期

2. 我国现存最早的中医经典著作是( )。
A.《伤寒杂病论》　　　　　　B.《黄帝内经》　　　　　　C.《神农本草经》
D.《难经》　　　　　　　　　E.《本草纲目》

3. 我国第一部药物学专著是( )。
A.《本草纲目》　　　　　　　B.《新修本草》　　　　　　C.《黄帝内经》
D.《千金要方》　　　　　　　E.《神农本草经》

4. 明确提出"肾为先天之本,脾为后天之本"的医家是( )。
A. 张景岳　　B. 赵献可　　C. 李中梓　　D. 李东垣　　E. 朱震亨

5. 下列属于温病学医家的是( )。
A. 张景岳　　B. 张仲景　　C. 孙思邈　　D. 叶天士　　E. 李时珍

6. "补土派"的代表医家是( )。
A. 朱震亨　　B. 吴鞠通　　C. 张从正　　D. 刘完素　　E. 李东垣

7. 异病同治的依据为( )。
A. 病种相同　　B. 病因相同　　C. 病机相同　　D. 病证相同　　E. 症状相同

8. 提倡中西汇通的医家是( )。
A. 吴又可　　B. 王清任　　C. 张锡纯　　D. 李中梓　　E. 张仲景

9.《诸病源候论》的作者是( )。
A. 葛洪　　B. 王清任　　C. 巢元方　　D. 李中梓　　E. 张仲景

10. 被后世称为"养阴派"的医家是( )。
A. 李东垣　　B. 朱丹溪　　C. 张从正　　D. 刘完素　　E. 张仲景

(李鸾)

中医基础理论

学习引导

中医学是研究人类生命活动过程中健康与疾病的转化规律及疾病诊断、防治、康复及保健的一门综合性学科,属于中国古代自然科学范畴。科学离不开世界观和方法论的指导,中医学的世界观和方法论主要是中国古代哲学思想,其中阴阳学说和五行学说是中医学中重要的世界观和方法论。

学习目标

1.掌握阴阳学说、五行学说的基础知识,五脏、六腑主要生理功能和生理特点。
2.熟悉脏腑之间的关系。
3.了解生命活动基本物质的生理功能。

第一章 PPT

第一节 中医学的哲学基础

实例分析

叶某,男,60岁,面色黧黑,腰膝酸冷,形寒肢冷,神疲乏力,五更泄泻,夜尿频多,舌淡苔白,脉沉细无力,两尺尤甚。

问题:
试用中医阴阳学说分析本案患者为阴证还是阳证。

一、阴阳学说

阴阳学说认为世界是物质的整体,宇宙中的一切事物都包含着阴阳的对立统一。阴阳的对立统一运动是宇宙中一切事物发生、发展、变化及消亡的本源。阴阳学说属于中国古代朴素的唯物论和辩证法思想范畴,它推动和促进了中医学理论体系的形成和发展,成为中医学认识人体生命活动及熟悉人与自然关系的重要思维方法之一。

(一)阴阳的基本概念

1.阴阳的含义 阴阳是对自然界中相互关联的某些事物或现象对立双方属性的概括。一般来讲,运动的、明亮的、向上的、温暖的、兴奋的、功能的属于阳,静止的、晦暗的、向下的、寒冷的、抑制的、物质的属于阴。

2.阴阳的特性 阴阳具有相关性、普遍性及相对性。阴阳具有相关性,指阴阳所代表的事物或现象是相互关联的,例如白天为阳,晚上为阴。不能把热和夏天放在同一范畴,认为热为阳,夏天为阴。阴阳的普遍性指阴阳的存在及其运动变化是宇宙的基本规律,指万事万物皆可分阴阳(表 1-1)。阴阳的相对性具体表现为两个方面。①阴阳具有相互转化性,是指在一定条件下,事物的阴阳属性可以向其相反方向转化,即在一定条件下,阴可以转化为阳,阳可以转化为阴,如寒证和热证可以相互转化。②阴阳具有无限可分性,是指阴阳是相对的,其中的任何一方还可以再分阴阳,即阳中有阴,阴中有阳,阴阳之中还有阴阳,阴阳不断地一分为二,以至无穷无尽。如昼为阳,夜为阴,白昼包括上午与下午,上午为阳中之阳,下午为阳中之阴,黑夜包括前半夜与后半夜,前半夜为阴中之阴,后半夜为阴中之阳。

表 1-1 常见阴阳属性归类

属性	空间(方位)				时间	季节	温度	湿度	重量	性状	亮度	事物的运动状态				
阳	上	外	左	天	昼	春夏	温热	干燥	轻	清	明亮	化气	上升	动	兴奋	亢进
阴	下	内	右	地	夜	秋冬	寒凉	湿润	重	浊	晦暗	成形	下降	静	抑制	衰退

(二)阴阳学说的基本内容

1. 阴阳对立 对立是指处于一个统一体中的矛盾双方的互相排斥、互相斗争。阴阳对立是指阴阳双方的互相排斥、互相斗争。自然界中的一切事物或现象都存在着互相对立的矛盾双方。阴阳双方的对立是绝对的,如天地、内外、上下、动静、昼夜、明暗、升降、出入、寒热等。阴阳双方的对立是一切事物或现象普遍存在的,在对立的同时又相互制约。即阴阳双方既是对立的,又是统一的,统一是对立的结果,没有对立就没有统一。阴阳双方通过对立统一,取得了动态平衡,推动了事物的发生、发展和变化。否则,事物的发展变化就会遭到破坏,人体就会产生疾病。阴阳的对立统一是阴阳一分为二的体现。如自然界中的春、夏、秋、冬四季有温、热、凉、寒的气候变化。春夏温热是因为春夏阳气上升制约了秋冬的寒凉之气,而秋冬寒凉是因为秋冬阴气渐长制约了春夏的温热之气。这是自然界阴阳相互制约、相互斗争的结果。自然界中阴阳的对立斗争无处不在,阴阳通过相互斗争以相互制约。阴阳斗争性和制约性的统一构成了阴阳的矛盾运动,推动了事物的发生、发展与变化。

2. 阴阳互根 互根是指相互对立的事物或现象之间的相互依存、相互依赖。阴阳互根是指事物或现象中相互对立的阴阳双方之间的相互依存,互为根本和条件。阴和阳任何一方都不能脱离另一方而独立存在,任何一方都以其相对的另一方的存在作为自己存在的前提和条件。阴阳双方不仅是互相对立、互相斗争的,而且是互相依存、互相为用的。阳存于阴,阴存于阳,双方都以对方的存在作为自己存在的条件和基础。阴阳的这种相互依存关系,即为阴阳互根。阴阳互根揭示了阴阳双方具有不可分离性。从自然界的现象看,昼为阳,夜为阴,没有白昼就无所谓黑夜,没有黑夜就无所谓白昼;在方位上则上为阳,下为阴,没有上就无所谓下,没有下就无所谓上。在人体生理活动过程中,物质与功能的转化过程揭示了阴阳互根的存在。物质属阴,功能属阳,物质是功能作用的基础,功能是物质运动的反映。只有物质和功能之间的协调平衡,才能使生命活动正常进行。如果阴阳双方失去了互为存在的条件,有阳无阴称为"孤阳",有阴无阳称为"孤阴",就会出现"孤阴不生,独阳不长",甚至"阴阳离决,精气乃绝",危及人体生命。

3. 阴阳消长 消长即增减、盛衰之意。阴阳消长是指阴阳对立双方增减、盛衰及进退的运动变化。自然界互相对立、互相依存的阴阳双方不是处于永恒不变的状态,而是处于彼此消长的动态平衡之中,即此增彼减、此盛彼衰、此进彼退的动态变化之中。在一定限度内,阴阳双方通过彼此消长的运动变化维持其相对的动态平衡。阴阳消长运动是宇宙存在的基本规律,也是中医学整体恒动观思想的体现。自然界阴阳消长的动态变化不仅存在于自然界的现象之中,也存在于人体内部,并且人体内部阴阳的消长变化与自然界阴阳的消长变化具有相应性,其周期变化具有同步性。阴阳双方"阳消阴长"或"阴消阳长"的消长运动规律保证了事物正常的发展变化。阴阳双方在一定范围内的消长变化,说明了人体生命活动具有动态平衡性,这种动态平衡维持生命活动的正常进行,使机体处于健康无病的状态。如一年四季天地阴阳二气以冬至和夏至两个节气为转折点,呈现出彼此增长、减少的规律性变化,且这种阴阳的消长变化表现为周期性和节律性。从冬至开始经春及夏,阴气渐减,阳气渐增,气候由寒逐渐变温变热,属于"阴消阳长"的过程;从夏至开始至秋冬,阳气渐消,阴气渐增,气候由热逐渐变凉变寒,属于"阳消阴长"的过程。这种自然界正常的阴阳消长变化,体现了一年四季气候变化的一般规律。

4. 阴阳转化 转化即转换、变化,是指矛盾双方经过斗争,在一定条件下转化成自己的反面。阴阳转化是指阴阳对立的矛盾双方,在一定条件下可以发生互相转化,即阴转化为阳,阳转化为阴。阴阳不但是对立斗争、依存互根的,而且通过阴阳消长变化可以发生转化。所以说阴阳转化是阴阳消长运动发展到一定阶段的必然结果。如果说"阴阳消长"属于量变过程,那么"阴阳转化"则属于质变过程。阴阳转化是事物发展变化的基本规律,事物由小到大,发展到极点,超越了其正常消长的阈值,由盛而衰,必然向其相反的方面转化。由此可知,事物在发展过程中都具有"物极必反"的规律。事物的阴阳总体属性发生转化必须具备一定的条件,即"重"或"极"。如"重阴必阳,重阳必阴""寒极生热,热极生寒"。

如一年四季的寒暑更替,即夏热之极渐生秋凉,冬寒之极变生春温,一日之中的昼夜晨昏变化等。这些自然界现象都说明阴阳具有相互转化性。在人体生命活动过程中,处处存在阴阳的互相转化。如在生理上,物质(阴)与功能(阳)之间的转化,在疾病的发展过程中,阴证与阳证、表证与里证、虚证与实证、寒证与热证的转化等。例如邪热壅肺证,患者表现出高热、面赤、烦渴、脉数有力等,属于阳证、热证、实证。当疾病发展到邪热极盛而耗伤人体正气时,可突然出现面色苍白、四肢逆冷、精神萎靡不振、脉微欲绝等阴证的表现。阴阳消长是阴阳转化的前提,而阴阳转化是阴阳消长的必然结果。阴阳的消长和转化推动着事物的发生、发展。

上述阴阳的对立、互根、消长及转化从不同角度说明了阴阳之间的相互关系及运动规律。阴阳学说的基本内容之间不是孤立的,而是彼此互相联系、互相影响及互为因果的。

(三)阴阳学说在中医学中的应用

阴阳学说渗透于中医理论体系的各个方面,广泛用以说明人体的组织结构、生理功能、病理变化,以及指导临床疾病的诊断与防治。

1. 认识人体的组织结构 人体是一个表里、内外互相联系的有机整体。构成人体的脏腑、经络、形体等,虽然具有不同的结构和功能,但是它们是相互联系的。根据脏腑、经络等所在的部位及功能特点的不同,可以将其划分为相互对立的阴阳两个方面。

就人体部位而言,人体的上半身为阳而下半身为阴;体表为阳而体内为阴;体表的背部为阳而腹部为阴;四肢外侧为阳而内侧为阴。

就脏腑的功能特点而言,六腑为阳,五脏为阴。五脏之中,心肺为阳而肝脾肾为阴;心肺相对而言,心为阳(阳中之阳)而肺为阴(阳中之阴);肝脾肾相对而言,肝为阳(阴中之阳)而脾肾为阴(脾为阴中之至阴,肾为阴中之阴)。并且每一脏之中又可以再分阴阳,如肾有肾阴、肾阳,心有心阴、心阳等。

就人体经络而言,经与络相对,络为阳经为阴。经之中有阴经与阳经,络之中有阴络与阳络。十二正经之中,又有手三阳经与手三阴经、足三阳经与足三阴经等。

就人体气血而言,气为阳而血为阴。气有营气与卫气之分,卫气在外为阳,营气在内为阴。总之,人体的上下、内外、表里、前后,以及脏腑、形体、经络、气血等之间,无不体现着阴阳的对立统一(表1-2)。

表 1-2　人体部位组织结构的阴阳属性分类表

	部位				组织结构		
阳	上	表	背	四肢外侧	六腑	手、足三阳经	气
阴	下	里	腹	四肢内侧	五脏	手、足三阴经	血

2. 说明人体的生理功能 中医学认为正常人体的生命活动是阴阳平衡协调运动的结果。只有人体内部,以及人体与环境之间的阴阳平衡协调,生命才会正常运转而处于健康无病的状态。

人体生理活动的基本规律可以概括为阴精(物质)与阳气(功能)双方的矛盾运动变化。阴精的滋养是产生功能活动的物质基础,而阳气的功能活动是阴精发挥作用的能量体现。阴精与阳气的相互资生、促进,保证了脏腑、形体、官窍功能活动的正常进行,使生命活动不断延续。

气化运动是生命活动的基本形式,也是生命存在的基本特征。升降出入是气化活动的基本表现形式。阳升阴降是阴阳固有的特性。人体生理活动的过程是气化运动的过程,也是阴阳升降出入的过程。气化正常,则升降出入正常,生命活动就正常。气化失常,则升降出入失常,生命活动就异常。

无论是物质与功能双方的矛盾运动,还是生命活动的基本运动形式,都说明在生理情况下,阴阳是相互对立、相互依存的。如果阴阳相互依存与相互对立的关系被破坏,则阴精与阳气的矛盾运动消失、气的升降出入停止,那么,人的生命活动也将结束。

3.阐释人体的病理变化 机体内在阴阳的平衡协调和人体与外在环境阴阳的协调统一,是正常生命活动的体现。疾病的发生,就是阴阳平衡失调的结果。

(1)阴阳偏盛 即阴偏盛、阳偏盛,属于阴阳任何一方高于正常水平的病理变化。

阳盛则热:阳盛,指阳邪致病。阳盛则热是指机体阳邪亢盛而出现热象的病变。如暑热之邪侵袭人体可导致人体阳气偏盛,出现高热、口渴、汗出、面赤、脉数等表现,其性质属热,故说"阳盛则热"。因为阳盛很容易导致阴气的损伤,故往往可出现体内阴液的不足。如在出现高热、汗出、面赤等症的同时,多会出现阴液不足而口渴的现象,故曰"阳盛则阴病"。

阴盛则寒:阴盛,指阴邪致病。阴盛则寒是指机体阴邪亢盛而出现寒象的病变。如纳凉饮冷可导致机体阴气偏盛,出现形寒肢冷、腹痛、泄泻、舌淡苔白、脉沉等表现,其性质属寒,故说"阴盛则寒"。因为阴盛很容易导致阳气的损伤,故往往可出现体内阳气的耗损。如在出现腹痛、泄泻、舌淡苔白等症的同时,一定出现阳气耗损而形寒肢冷的现象,故曰"阴盛则阳病"。

阳盛则热与阴盛则寒,均为外邪侵袭机体所致。这两种病理变化属于中医学的"邪气盛",属于临床实证范畴。

(2)阴阳偏衰 即阴偏虚、阳偏虚,属于阴阳任何一方低于正常水平的病理变化。

阳虚则寒:阳虚,指机体阳气虚损。阳虚则寒是指机体阳气虚损而出现寒象的病变。根据阴阳动态平衡的基本规律,阴阳任何一方的不足,必然导致另一方相对的偏盛,即阳虚不能制约阴,而阴相对偏盛则出现寒象。如机体阳气虚损,可表现出面色苍白、畏寒肢冷、自汗、神疲倦卧、脉微等,其性质属寒,故称"阳虚则寒"。

阴虚则热:阴虚,指机体阴气不足。阴虚则热是指机体阴液不足而出现热象的病变。如久病伤阴或素体阴液亏虚,可表现出潮热、盗汗、五心烦热、口干舌燥、脉细数等,其性质属热,故称"阴虚则热"。

阳虚则寒与阴虚则热,是由于外邪侵袭导致机体正气虚弱,或由机体自身的阴阳气血不足所致。这两种病理变化属于中医学的"正气虚"或"精气夺",属于临床虚证范畴。

(3)阴阳互损 根据阴阳依存互根的关系,当机体阴阳任何一方虚损到一定程度时,必然会导致另一方的不足,继而出现阳损及阴、阴损及阳的阴阳互损的情况。当阳虚至一定程度而不能化生阴液,继而出现阴虚的现象,称为"阳损及阴"。同样,当阴虚至一定程度而不能化生阳气,继而出现阳虚的现象,称为"阴损及阳"。阳损及阴或阴损及阳,最终都会导致"阴阳两虚"。这种阴阳两虚不是阴阳双方处在低于正常水平的平衡状态,它属于病理状态而非生理状态。

(4)阴阳转化 在疾病发展过程中,阴阳盛衰的病理变化可以在一定的条件下向相反的方向转化,即阳证可以转化为阴证,而阴证也可以转化为阳证,如"重阴必阳,重阳必阴"。在病理情况下,对立的邪正双方共同处在疾病的统一体中而进行激烈的斗争,而彼此力量的对比是不断运动变化的。

知识链接

虚寒和虚热

虚寒和虚热是中医特有的概念,是在寒热之中有虚的表现。虚寒患者一般病程较长,喜蜷卧,喜按。例如胃脘部位喜温喜按,形寒肢冷,呕吐清水,病程较长,多为脾胃虚寒。虚热一般为低热、潮热、五心烦热等,多在颧骨部位发红,脉多细数。例如肺痨引起的发热多为虚热。

4.指导疾病的诊断与防治

（1）用于疾病的诊断　四诊资料可分阴阳。八纲辨证中是以阴阳为总纲，表、实、热属阳，里、虚、寒属阴。例如色泽鲜明的属阳，声高、气粗、多言、躁动属阳，气味浓郁的为阳，口渴、发热、尿黄等属阳，脉快、脉浮属阳，反之属阴。

（2）用于疾病的防治　在中医养生中阴阳学说也有应用，《灵枢》说："智者之养生也，必顺四时而适寒暑……节阴阳而调刚柔，如是则僻邪不至，长生久视。"《素问》说："避其毒气。"养生最根本原则是"法于阴阳，和于术数"，"春夏养阳，秋冬养阴"，遵循自然界时空阴阳的变化来调理人体自身的阴阳平衡，天人合一，最终达到维持人体阴平阳秘的动态平衡。

阴阳学说指导疾病的治疗主要是泻其有余，补其不足，使人体重新达到阴平阳秘的状态。阴阳偏盛的治疗原则是损其有余，也就是实则泻之。阴阳偏衰的治疗原则是补其不足，也就是虚则补之。阴阳互损的治疗原则是阴阳两补。阴偏盛的实寒证，寒者热之，使用温热的药物；阳偏盛的实热证，热者寒之，使用寒凉的药物；如果实寒兼阳虚或实热兼阴亏证，可加少量补阳或滋阴中药。阴偏衰的虚热证，使用滋阴药，滋阴以制阳，即"阳病治阴""壮水之主，以制阳光"；阳偏衰的虚寒证，使用补阳药，扶阳以制阴，即"阴病治阳""益火之源，以消阴翳"。阴阳两虚证，阴虚为主要症状就以补阴为主，兼以补阳，即阳中求阴；阳虚为主要症状就以补阳为主，兼以补阴，即阴中求阳。

5.分析和归纳中药的性能　中药的四气五味、升降浮沉可分阴阳，可针对不同的病症选用不同的中药。

四气可分阴阳。中药有寒、热、温、凉四种药性，温热属阳，寒凉属阴。例如附子、肉桂属阳，菊花、桑叶属阴。五味可分阴阳。中药有酸、苦、甘（淡）、辛、咸五种药味，其中辛、甘（淡）属阳，酸、苦、咸属阴。例如麻黄味辛，属阳，五味子味酸涩，属阴。升降浮沉可分阴阳。中药的作用趋向有上升、下降、浮散、重沉。升浮属于阳，沉降属阴，例如肝阳上亢，甚至热极生风，可用钩藤、牡蛎、代赭石等镇肝息风药，麻疹初期可用蝉蜕、升麻、葛根等升浮发散药。

中药的阴阳与其来源有一定的关系。例如根、果实、动物类药多沉降，很多补益气血阴阳的中药都来源于此，例如人参、龟板、鹿茸。花和叶类中药质地较轻，多升浮，例如金银花、枇杷叶。矿物类中药多沉降，例如芒硝、代赭石等。但是，也有个例，例如旋覆花降逆止呕，海浮石可以清肺化痰（表1-3）。

表1-3　药物性能阴阳属性归类表

	四气	五味	药物作用的趋向
阳	温、热	辛、甘（淡）	升、浮
阴	寒、凉	酸、苦、咸	降、沉

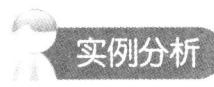

实例分析

患者，男，57岁，高血压病史10余年，近来头晕头疼，手足麻木，口干耳鸣，舌红苔白，脉细偏弦。

问题：

试用中医五行学说进行辨证施治。

二、五行学说

五行学说和阴阳学说都属于中国古代朴素的唯物论和辩证法思想范畴。五行学说，是以木、火、土、金、水五种物质的功能属性及其生克乘侮的关系来认识人体的组织结构、生理与病理状态，说明疾病的传变，用于疾病的诊断与治疗的一种方法论。

（一）五行的基本概念

1. 五行的含义 五行属于中国古代哲学的范畴。"五"，指构成宇宙一切事物的木、火、土、金、水五种基本物质；"行"，指五种物质的运动变化。五行，即木、火、土、金、水五种基本物质及其运动变化。

2. 五行的特性 五行，最早见于《尚书·洪范》："五行：一曰水，二曰火，三曰木，四曰金，五曰土。水曰润下，火曰炎上，木曰曲直，金曰从革，土爰稼穑。"

"木曰曲直"：曲，屈也；直，伸也。曲直，能曲能伸。木具有生长、条达、能曲能伸的特性，引申为自然界中凡是具有生长、升发、条达等性质或作用的事物或现象，都可归属于"木"。

"火曰炎上"：炎，热也；上，向上。火具有温热、向上、光明的特性，引申为自然界中凡是具有温热、上升、光明等性质或作用的事物或现象，都可归属于"火"。

"土爰稼穑"：爰，通曰；稼，种植谷物；穑，收获谷物。稼穑，指农作物的种植和收获。土具有受纳、载物、生化的特性，引申为自然界中凡是具有受纳、承载、生化等性质或作用的事物或现象，都可归属于"土"。

"金曰从革"：从，顺也；革，变革。金具有刚柔相济、变革、肃杀的特性，引申为自然界中凡是具有肃杀、收敛、沉降等性质或作用的事物或现象，都可归属于"金"。

"水曰润下"：润，滋润；下，向下。水具有寒凉、滋润、下行、闭藏的特性，引申为自然界中凡是具有寒凉、滋润、下行、闭藏等性质或作用的事物或现象，都可归属于"水"。

由上述五行的特性可知，五行学说中的五行，并非指木、火、土、金、水五种具体物质本身，而是五种不同属性的物质或现象的抽象概括。

3. 事物属性的五行归类 五行学说根据五行各自的特性，主要运用"取象比类"及"推演络绎"的方法，将自然界中的各种事物和现象，以及人体的脏腑组织结构、生理功能、病理现象等，都进行了木、火、土、金、水的"五行"归类，从而构建了五行系统。例如，肺的象与金的象很类似，所以肺属金，而在中医学中以五脏为核心，形成心、肝、脾、肺、肾五大系统，如果事物与肺同属一个系统，那么通过推演络绎法可知该事物也归属于肺，例如大肠与肺相表里，肺在体合皮，其华在毛，开窍于鼻，所以可推演络绎出大肠、皮、毛、鼻皆属于金（表 1-4）。

表 1-4　事物属性的五行归类表

自然界							五行	人体						
五音	五味	五色	五化	五气	五方	五季		五脏	五腑	五官	五体	五志	五声	变动
角	酸	青	生	风	东	春	木	肝	胆	目	筋	怒	呼	握
徵	苦	赤	长	暑	南	夏	火	心	小肠	舌	脉	喜	笑	忧
宫	甘	黄	化	湿	中	长夏	土	脾	胃	口	肉	思	歌	哕
商	辛	白	收	燥	西	秋	金	肺	大肠	鼻	皮	悲	哭	咳
羽	咸	黑	藏	寒	北	冬	水	肾	膀胱	耳	骨	恐	呻	栗

（二）五行学说的基本内容

1. 五行相生与相克

（1）五行相生　相生，是指相互资生、助长、促进。五行之间的资生、助长和促进关系称为五行相生。五行相生的次序是木生火，火生土，土生金，金生水，水生木（图 1-1）。

在五行相生关系中，任何一行都具有"生我"和"我生"两方面的关系。《难经》将这种关系比喻为"母子"关系。即"生我"者为"母"，"我生"者为"子"。所以五行相生关系又称"母子关系"。以木为例，"生我"者为水，则水为木之"母"；"我生"者为火，则火为木之"子"。余可类推。

（2）五行相克　相克，是指相互制约、克制、抑制。五行之间的相互制约、克制及抑制的关系称为五行相克。五行相克的次序是木克土,土克水,水克火,火克金,金克木。五行学说认为自然界一切事物之间都具有这种相互制约的规律。五行相克的规律在中医学理论中也得到广泛应用。

在五行相克关系中,任何一行都具有"克我"和"我克"两方面的关系,即"克我"者为我"所不胜","我克"者为我"所胜",以火为例,"克我"者为水,则水为火之"所不胜","我克"者为金,则金为火之"所胜",余可类推。

五行之间生中有制、制中有生的相互生化、相互制约的生克关系称为制化。五行的相生与相克是不可分割的两个方面。五行生克制化的规律属于自然界正常的调节机制,是一切事物发展变化的正常现象,体现在人体则属于正常的生理活动状态。

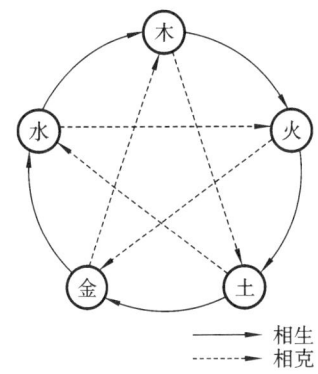

图 1-1　五行相生相克示意图

2. 五行相乘与相侮　五行生克制化属于五行的正常调节机制,而当这些机制遭到破坏时,就会出现母子相及、相乘相侮、胜复等异常变化。

(1)母子相及　及,连累、影响之意。母子相及包括母病及子和子病及母两种情况,属于五行之间相生关系异常时的变化。

母病及子:五行之中某一行异常,影响到其子行,导致母子两行皆异常。母病及子有两种情况:一是母行虚弱,影响其子行,导致母子两行皆不足,如水虚不能生木,累及于木使之也不足,导致水竭木枯,母子俱衰;二是母行过亢,导致其子行亦盛,出现母子两行皆过亢,如木行过亢,导致火行过旺,出现木火均过盛。

子病及母:五行之中的某一行异常,影响到母行,导致子母两行皆异常。子病及母有三种情况:一是子行亢盛,引起母行亦亢盛,出现子母两行皆亢盛,一般可称为"子病犯母";二是子行亢盛,损伤母行,导致母行虚衰,出现子盛母衰,一般可称为"子盗母气";三是子行虚弱,上累及母行,引起母行亦不足,导致子母俱不足。

(2)相乘相侮　五行相乘与相侮是不正常的克制,相乘是过分的、超过正常状态的、病理的克制,而相侮是反克,是相克的相反顺序。总之,乘侮都是非正常的五行之间的联系。

五行相乘,是指我对其所胜的过度克制。五行相乘的次序与相克相同,即木乘土,土乘水,水乘火,火乘金,金乘木。形成原因可以是我太过和所胜不及两种情况。例如:过多的木会过分地克制土,或者土低于正常水平,木也会过分克制土,这两种情况都会导致木乘土。

五行相侮,是指我对其所不胜的反向克制,即"反克",又称"反侮"。五行相侮的次序是木侮金,金侮火,火侮水,水侮土,土侮木。形成原因可以是我"太过"和所不胜"不及"两种情况。例如金克木,但是金低于正常水平,则木反过来克制金,或者我(木)太过亢盛,反克金,这两种情况都是木侮金。

(3)胜复　五行在正常情况下的相生相克,可以称为"制化",制为克,化为生。五行在异常情况下的相生相克为胜复:胜,指胜气;某行之气太过,乘己所胜之行,会引起五行相反的力量将其压制下去,称为复气。

(三)五行学说在中医学中的应用

1. 说明五脏的生理功能　以五行的特性来说明人体五脏的部分生理特点。例如肝有喜条达而恶抑郁的特点,所以属木;心有温煦的作用,所以属火;脾运化水谷、水湿,所以属土;肺肃降,所以属金;肾藏精,所以属水。而且运用推演络绎的方法,把人体以五脏为中心,联合五腑(六腑)、五体、五窍,用经络把人体分为肝系统、心系统、脾系统、肺系统、肾系统五大系统,并且与内五行相对应,即木、火、土、金、水五行。把内五行与外五行联系起来,外五行常见的有五气、五色、五方、五味等,内五行与外五行对应,构成了一个天人合一的系统。

以五行的生克制化理论来解释人体五脏之间的生理联系和协调平衡。五脏的相生关系可以用"助"来解释,例如木生火,就是肝助心,肝藏血有助于心主血脉的功能。五脏的相克关系可以用"协"来解释,例如木克土,肝协脾,肝主疏泄,脾统血,肝协助脾使血在脉管中正常运行。

2. 说明五脏病变的相互影响　传为病位的移动,变指寒热虚实的转变,病变的相互影响,称为"传变"。传变包括相生关系的传变和相克关系的传变。这里的相克关系准确来讲应该是相乘和相侮。

例如,肝属木,木生火,肝病之后累及心病属于母病及子。肝属木,水生木,肝长期受损累及肾,导致生育问题,属于子盗母气。肝属于木,金克木,肝气太盛导致肺不肃降咯血,属于木侮金。肝属于木,木克土,肝气太盛,大怒导致不思饮食属于木乘土。

> **知识链接**
>
> ### 肝为五脏贼
>
> 肝为五脏贼,也有说肝为五脏六腑之贼,指的是肝病经常侵犯其他的脏腑,除了母病及子,子盗母气,相乘之外,还有相侮,这个相侮是特指肝的,其他的脏基本不涉及相侮。肝病,母病及子,即肝病会影响心,导致失眠等。肝病,子盗母气,即肝病会导致肾病,情志郁结导致不孕不育,肝相乘,相侮。肝病,情志抑郁,木乘土,导致脾胃受损,纳呆,不思饮食。肝病,大怒,木侮金,肺咳嗽甚至咯血。也就是说肝和其他的四个脏都有密切的联系,这是其他脏所不具有的,肝又通过脏与以脏为核心的体系相联系,所以肝脏不仅自己容易受损,还容易累及其他脏,所以肝被称为五脏贼。

3. 指导疾病的诊断　五行学说,是用五行归类四诊资料,从而推断脏腑病变。例如面色发黑,喜欢吃咸味的食物,脉沉,病位在肾。需要注意的是这只是参考,不能机械地进行五行的分析,需要四诊合参,最终确诊。

4. 指导疾病的治疗

(1)指导用药　药物的五色、五味按照五行的归属分属五脏。五色,分别是青色、赤色、黄色、白色、黑色,分别与木、火、土、金、水相对应。五味指酸、苦、甘、辛、咸,分别与木、火、土、金、水相对应。大部分中药是遵循此规律的,肾属水,黑色、咸味与肾同属水,例如熟地黄、黑豆色黑入肾,鹿茸、龟板等动物药味咸入肾。心属火,赤色、苦味属火,例如朱砂、丹参色赤入心,莲子、黄连味苦入心。肺属金,白色、辛味属金,例如白果、银耳色白入肺,麻黄、桂枝味辛入肺。脾属土,黄色、甘味属土,例如山药、黄芪色黄入脾,甘草、蜂蜜味甘入脾。但是,这不是绝对的,要以临床实践为最后的检验标准。

(2)控制疾病的传变和确定治则治法　在治疗疾病时,除了针对本脏治疗外,应当根据传变规律,采取预防性措施。例如肝血虚,可能会导致心血虚,那就用补肝血加补心血的药物。

依据五行相生和相克规律确定治则和治法。治则是治疗的原则,治则在相生中是虚则补其母、实则泻其子,在相克中是抑强和扶弱。常见的治则有滋水涵木法、益火补土法、培土生金法、金水相生法、抑木扶土法、培土制水法、佐金平木法、泻南补北法等。其中前四种是相生的治则,后四种是相克的治则。

滋水涵木法:这里水指肾水,木指肝阳,滋水涵木法就是滋养肾阴以养肝阴,适用于肾阴不足,以及肝阳偏亢,代表方剂一贯煎,方中重用生地黄滋阴养血,补益肝肾,北沙参、麦冬、当归、枸杞子等养阴柔肝,川楝子疏肝泄热。

益火补土法:这里的火指肾火,土指脾土,益火补土法是温养肾阳而补脾阳,适用于肾阳不足导致脾阳不振,代表方剂附子理中丸,制附子补火助阳、温肾暖脾,干姜温运脾阳,党参补脾胃,白术健脾燥湿,甘草益气补中、缓急止痛。

培土生金法:这里土指脾土,金指肺金,培土生金法是补脾气而益肺气,适用于脾胃虚弱,不能滋养肺脏,代表方剂补中益气汤,此方是李东垣的代表方剂,黄芪、白术滋补脾气,当归、党参强壮脾胃气血,柴胡、升麻引脾气上升,助肺气。

金水相生法:这里金指肺金,水指肾水,金水相生法是滋养肺肾阴虚,适用于肺阴虚不能输布津液,或肾阴不足,精气不能上滋于肺,最终肺肾阴虚,代表方剂百合固金汤,生地黄、熟地黄滋阴补肾,百合、麦冬、贝母润肺止咳,滋阴清热,当归、玄参清虚热,养血,白芍养阴,桔梗止咳,甘草调和诸药。

抑木扶土法:这里木指肝木,土指脾土,抑木扶土法是疏肝健脾,适用于肝火过旺、脾气虚弱之证,代表方剂痛泻要方,白术健脾燥湿止泻,白芍养血柔肝、缓急止痛,陈皮理气燥湿,防风引药入脾经。

培土制水法:这里土指脾土,水指水湿,培土制水法是用温运脾阳或肾阳治疗水湿停聚为病的方法,适用于脾肾阳虚,运化蒸腾水液失调、水湿泛滥,水肿胀满,代表方剂实脾汤,附子、干姜温肾暖脾,茯苓、白术健脾渗湿,木瓜、厚朴、木香、槟榔、草果化湿行水,甘草、大枣、生姜调和诸药。

佐金平木法:这里金指肺金,木指肝木,佐金平木法是清肃肺气以抑肝火的一种治疗方法,适用于肝火犯肺,肝的实热影响肺的肃降功能,代表方剂木火刑金汤,生地黄滋阴养血、补益肝肾,白芍、枸杞子滋阴柔肝,代赭石凉血止血,川楝子舒肝气、引药入肝经。

泻南补北法:这里南指心,北指肾,泻南补北法是泻心火,补肾水,适用于肾阴不足、心火偏旺、水火不济、心肾不交之证,代表方剂交泰丸,黄连泻心火、引火归元,肉桂补火助阳。

(3)指导针灸取穴　十二正经中有五脏六腑对应的经络,相应的经络属五脏络六腑,在经络中多了心包经,与六腑中的三焦经相对应,形成六对十二条正经。经络中手足十二经四肢末端有五腧穴,即井、荥、俞、经、合五种穴位,分别归属于木、火、土、金、水。临床上可根据不同的病情以五行生克乘侮规律进行选穴治疗。

(4)指导情志疾病的治疗　属于"以情胜情"的心理疗法,即根据情志的五行归属和五行生克规律,利用不同情志变化的相互抑制关系来达到治疗目的。怒胜思,思胜恐,恐胜喜,喜胜悲,悲胜怒。

第二节　藏　　象

藏就是脏,藏象是指藏于体内的内脏及其表现,与自然界相通应的现象。内脏分为五脏、六腑、奇恒之腑三类。五脏是心、肝、脾、肺、肾。六腑是胆、胃、小肠、大肠、膀胱、三焦。奇恒之腑是脑、髓、骨、脉、胆、女子胞。胆既属于六腑,也属于奇恒之腑。

藏象学说是研究人体各个脏腑的生理功能、病理变化及其相互关系的学说。藏象学说的指导思想是阴阳五行学说,基础是临床实践,是中医基础理论中的核心内容。藏象学说来自古代解剖学的认识,来自对人体生理、病理现象的观察,是临床实践经验的总结,是在古代哲学思想的控制下形成的。藏象学说是以五脏为中心的人体整体性的学说,包括五脏与六腑相应(心包络与三焦相应)、五脏与形体官窍相应(皮肉筋骨脉,眼耳口鼻舌)、五脏与精神情志相应(喜怒忧思恐)、五脏与自然环境相应(东南西北中、青赤黄白黑)。

五脏化生和贮藏精气,多为实体性器官。脏属阴,在里。腑受盛和传化水谷,多为空腔性器官,腑属阳,在表。《素问》:"所谓五脏者,藏精气而不泻也,故满而不能实。六腑者,传化物而不藏,故实而不能满也。"精气充满,水谷充实。奇恒之腑,形态中空似腑,但内藏精气。

实例分析

患者,男,66岁,慢性腹泻反复发作10余年,近1个月来尤甚,每日2~4次,完谷不化,腹胀,神疲乏力,少气懒言,头晕,面色萎黄,舌胖,边有齿痕,苔白,脉沉细。

问题:

试用中医藏象学说分析患者哪个脏腑出现病变,试进行辨证施治。

一、五脏

五脏是心、肝、脾、肺、肾的总称,加上心包络,称为六脏,一般把心包络归于心。

(一)心

心位于胸腔,膈之上,肺之下,外有心包卫护。心主血脉,藏神志,为五脏六腑之首,心为阳脏。心与小肠相表里,其华在面,开窍于舌,在体合脉,与四时之夏相通应。

1. 心的生理功能

(1)心主血脉:心有主管血脉推动血液循行于脉中营养全身的作用,包括主血和主脉两个方面。血的正常运行需要三个条件同时具备,心气充沛、血液充盈、脉道通利。

心功能正常,面色红润,舌淡红,脉不浮不沉,节律一致,和缓有力,心胸无不适。心血虚,面色苍白、萎黄,舌淡,脉细,心悸、怔忡,头晕眼花。心气虚,神疲乏力,少气懒言,面色苍白、萎黄,舌淡,脉弱,心悸、怔忡。心血瘀阻,面色晦暗或青紫,舌青紫或有瘀斑,脉涩,心悸、怔忡,心前区疼痛。心阳虚,心气虚的症状加形寒肢冷,多伴有心血瘀阻的症状。

(2)心主神志:心主神明,又称心藏神。

心有统领全身脏腑、经络、形体、官窍的生理活动和主司人的精神意识思维活动的功能。人的精神意识思维活动,主要归属于心主神志的生理功能,"心为五脏六腑之大主",可以把神分为五个方面,即"心藏神,肺藏魄,肝藏魂,脾藏意,肾藏志"。

心的异常会出现神志的异常,例如心烦、失眠、不寐、多梦、狂躁、谵语或者反应迟钝、恍惚、健忘、精神萎靡、嗜睡、昏迷等。心气虚和心阳虚,多会出现健忘、嗜睡等,心血虚可出现心烦、失眠,有的还有恍惚、健忘,心血瘀阻神志变化不大,如果很严重则会出现昏迷等症状。

知识链接

神的含义

在中医学中,神主要有三种含义:一是广义的神,即自然界物质运动的变化规律,《素问》说"阴阳不测谓之神";二是人体生命活动的外在表现;三是人的精神、意识、思维活动。

2. 心的生理特性

(1)心为阳脏而主阳气:心为阳中之太阳,以阳气为用。"心为火脏,烛照万物"。心的阳热之气,不仅维持血脉的正常,而且对全身又有温养作用。

(2)心为五脏六腑之大主:心主神志,统领五脏。

3. 心的系统联系　心与小肠相表里,心在体合脉,其华在面,心开窍于舌,心在液为汗,在志为喜,心气通于夏。

知识链接

心包络

心包络,是心脏外面的包膜,有保护心脏、代心受邪的作用。例如外感热病出现高热神昏、谵语妄言等,称为"热入心包",痰浊引起神昏、意识障碍等,称为"痰蒙心包"。

(二)肺

肺在胸腔,左右各一,覆盖于心上,又被称为"华盖"。肺主气司呼吸,助心行血,通调水道,肺为华盖,肺为娇脏。

1. 肺的生理功能

(1)肺主气、司呼吸　肺主气包括呼吸之气和一身之气。主呼吸之气:肺吸入自然界的清气,呼出体内的浊气,实现了体内外气体的交换。正常的呼吸细慢匀长,如果呼吸异常,会出现咳嗽、气喘、哮喘等。主一身之气:肺有主持、调节全身各脏腑之气的作用,即肺通过呼吸而参与气的生成和调节。肺参与宗气的生成,宗气由肺吸入自然界的清气和脾胃运化的水谷精微结合而成。肺的呼吸对全身的气机有重要的调节作用。正常情况下各个脏腑经络之气运行正常,否则会出现少气懒言、声低气怯等气虚症状。

（2）肺主宣发肃降　肺气宣发是指肺气向上、向外升宣和布散的作用。肺气肃降指的是肺气的向下、向内清肃通降的作用。宣发主要是宣发体内浊气，宣发水谷精微和津液，宣发卫气。肃降主要是肃降自然界的清气，肃降水谷精微和津液，肃降呼吸道的一些分泌物等。正常情况下，呼吸匀调，宣发肃降失调会出现鼻塞、胸闷、咳喘、咳痰等。注：肝升肺降是人体气机调节的一个枢纽，脾升胃降是人体气机调节的另一个枢纽。

（3）肺通调水道　肺通调水道，是指肺的宣发和肃降疏通调节体内水液输布、运行和排泄。肺为华盖，参与体内水液代谢的调节，故有"肺为水之上源，肺气行则水行"的说法。肺气宣发水液，外达皮毛，"若雾露之溉"，润泽、护卫人体，控制汗液的排泄，肺气肃降使代谢后的水液下行，经过肾的蒸腾形成尿液。

（4）肺朝百脉、主治节　肺朝百脉，指全身的血液在肺会聚后，将富有清气的血液通过百脉输布全身。若肺气虚衰，不能助心行血，会出现胸闷心悸、唇舌青紫等症状。

肺主治节，即治理调节。肺主治节是指肺对全身气、血、津液的治理和调节作用。主要表现为肺主呼吸，呼浊吸清。肺主气，调节气的升降出入运动。肺助心行血，气行则血行，肺主通调水道，调节人体水液的输布和排泄。

2. 肺的生理特性

（1）肺为华盖　肺在五脏中位置最高，具有保护脏腑、抵御外邪、统领一身之气的作用。肺是五脏中唯一一个直接与外界相通的脏器，外感外邪一般首先犯肺，出现咳嗽等肺系症状。

（2）肺为娇脏　肺清虚娇嫩而易受邪侵，称为娇脏。娇是娇嫩之意。肺为清虚之体，肺为华盖，易感外邪，无论是口鼻还是皮毛受邪，均会侵袭肺。肺不耐寒热，感邪后容易出现肺窍不利等症状。

3. 肺的系统联系　肺与大肠相表里，肺在体合皮，其华在毛，肺开窍于鼻，上系于喉，在液为涕，在志为悲，肺气通于秋。

（三）脾

脾在腹腔，与胃以膜相连，脾主运化、统血，脾以升为健，脾喜燥恶湿。

1. 脾的生理功能

（1）脾主运化　脾主运化指脾转运输送水谷和水液，并且消化吸收其中的精华物质水谷精微和津液。运化水谷：脾运化水谷，是指脾对饮食的消化吸收作用。脾运化水谷的过程包括消化水谷、吸收传输精微并将精微转化为气血。具体来说，首先是胃受腐熟的食物，经小肠的泌别清浊，再经过脾的磨谷消食，产生水谷精微，然后脾气吸收水谷精微，最后脾气散精，通过肺输布全身。脾胃为水谷之海，是人体生长发育的根本，所以脾胃为后天之本，气血生化之源。脾失健运，会出现消瘦、腹胀、便溏、完谷不化、纳呆等消化症状。运化水液：脾运化水液，指脾对水液的吸收和传输，调节人体水液代谢的作用。水液代谢涉及的脏有肺、肾、脾，涉及的腑有三焦、膀胱等。水液入胃，经过脾的吸收和布散，濡养全身，并且将脏腑利用后的多余水液传输至肺和肾，转变为汗液和尿液。脾升胃降是五脏重要的枢纽之一，"诸湿肿满，皆属于脾"。脾为生痰之源，肺为储痰之器。

（2）脾主统血　脾主统血，指脾具有统摄血液，使之在经脉中运行而不溢出于脉外的功能。脾统血，主要是气固摄血。脾不统血，临床上主要表现为气不摄血，多见皮下出血（肌衄）或下部出血，多为便血、尿血、崩漏等。

2. 脾的生理特性

（1）脾气主升　脾位于中焦，脾升胃降，形成人体气机枢纽。脾气散精，完成水谷精微和水液的输布，脾气主升，维持人体内脏位置恒定，否则会出现胃下垂、子宫下垂、脱肛等症状。脾气虚弱会出现神疲乏力、少气懒言、腹胀、纳呆、便溏、消瘦、肌肉无力，水湿痰饮等病理产物聚集，甚至出现出血、头晕目眩、下利清谷、内脏下垂。

（2）脾喜燥恶湿　脾为阴土，喜燥恶湿。脾气不健，出现脾虚生湿、肢倦、纳呆、脘腹胀满、痰饮、泄泻、水肿等。脾运化水湿，易被水湿所困，出现"湿困脾土"，表现为头重如裹、脘腹胀闷、口黏不渴等症。治脾不治湿，非其治也。

3.脾的系统联系 脾与胃相表里,脾在体合肉,主四肢,其华在唇,开窍于口,在志为思,脾气通于长夏。

知识链接

归脾汤

归脾汤主治心脾气血两虚证和脾不统血证,具有益气补血、健脾养心的功效。方中:黄芪、龙眼肉为君药,黄芪甘温,补益脾气,龙眼肉甘温,养心血、补脾气;人参、白术、当归为臣药,补益脾气、滋养营血;茯神、酸枣仁、远志、木香为佐药;炙甘草调和诸药,为使药。诸药心脾同治,气血兼顾,脾气健运,统摄有力,最终使血液归经。

(四)肝

肝位于腹部,右胁下而偏左。肝主疏泄,主藏血,肝体阴而用阳,喜条达而恶抑郁。

1.肝的生理功能

(1)肝主疏泄 肝主疏泄,指肝具有疏通、舒畅、条达全身气机、血液、津液、水道的作用。主要表现在以下六个方面。

调畅气机:肝疏泄人体全身的气机。因此,肝的疏泄功能正常,则气机调畅,否则肝火上炎,或者肝气郁结。

调畅情志:情志包括喜、怒、忧、思、悲、恐、惊,亦称为七情。在正常生理情况下,表现为心情舒畅,气和血平。若肝失疏泄,则易引起人的精神情志活动异常。疏泄不及,则心情忧郁、闷闷不乐等。疏泄太过,则烦躁易怒、头胀头痛、面红目赤等。肝的疏泄功能与情志活动往往互为因果。

促进消化:肝主疏泄是保持脾胃正常消化吸收的重要条件。肝对脾胃消化吸收功能的促进作用,是通过协调脾胃的气机升降,和分泌、排泄胆汁而实现的。

维持气血运行:肝的疏泄正常,气机正常,气血才能运行正常,才能充分发挥心主血脉、肺助心行血、脾统摄血液的作用,从而保证气血的正常运行。如气机阻滞,可出现胸胁刺痛,甚至癥瘕积聚、肿块、痛经、闭经等。如气机逆乱,可出现出血,并且多是身体上部出血。

调节水液代谢:肝主疏泄,能调畅三焦气机,具有促进肺、脾、肾三脏调节水液代谢的功能。

调节生殖:肝可以调理冲任,调节精室。肝的疏泄功能正常,冲任通利,太冲脉盛,女子经、带、胎、产俱正常。若肝疏泄功能异常,会导致月经异常、带下异常,甚至出现不孕等症状。肝的疏泄功能正常,男子精气溢泻,肝的疏泄和肾的闭藏协调平衡,生殖功能正常,否则容易出现阳痿,甚至不育等症状。

(2)肝藏血 肝藏血是指肝脏具有贮藏血液和调节血量的功能,故有"肝为血海"之称。肝藏血,可以涵养肝气,以制约肝的阳气而维持肝的阴阳平衡;肝可以调节血量,"人动则血运于诸经,人静则血归于肝脏";在生理上,肝主藏血,血能养肝,使肝阳不亢,保证肝主疏泄的功能正常。肝血虚出现面白无华,舌淡,脉弦细,头晕,目眩,目干涩,视物模糊,夜盲,肢体麻木,关节拘挛,妇女月经量少,闭经。肝火迫血妄行,会出现月经过多、崩漏、吐血、衄血。

知识链接

辨析出血

人体上部的异常出血多是肝火迫血妄行,多是热迫血行,而人体下部的出血多是脾气虚,气不摄血。上部出血多归于肝火过盛,下部出血多归于脾不统血。

2.肝的生理特性

(1)肝体阴而用阳 体阴,是本体为阴;用阳,指功能活动,多为阳。肝为藏血之脏,血属阴,故肝体为阴,肝主疏泄,性喜条达,内寄相火,主升主动,故肝用为阳。病理上,肝阴肝血常不足,肝阳常亢盛。一般治疗多采用滋阴益肝、凉肝、泻肝的方法。

(2)肝喜条达而恶抑郁 肝喜条达是指肝性喜条畅、畅达,正常情况下肝气升发、柔和、舒畅,以冲和条达为顺。若升发不及,则肝气郁结,如果升发太过,则出现急躁易怒、头晕目眩、头痛头胀等症状。

> **知识链接**
>
> **肝为刚脏**
>
> 　　肝为刚脏,是指肝有刚强之性,其气急而动,易亢易逆,故被喻为"将军之官"。肝体阴而用阳,肝易亢,延及他脏,而乘脾、犯胃、冲心、侮肺、及肾,所以又有肝为五脏贼之说。肝火易亢,出现肝火上炎,或肝阳上亢,临床上可见面红目赤、头晕、头胀、烦躁易怒、舌边红、苔黄、口苦、小便黄、大便干、脉弦,可用龙胆泻肝汤,肝阳上亢在肝火上炎的症状上可有腰膝酸软,头重足飘等症状,可以滋阴潜阳,可用镇肝息风汤。

3.肝的系统联系 肝与胆相表里,肝在体合筋,主运动,其华在爪,开窍于目,在志为怒,肝气通于春。

(五)肾

肾位于腰部脊柱两侧,左右各一,状如豇豆,"腰者,肾之府"。肾主藏精,主水液,主纳气,肾主闭藏,肾为水火之脏。

1.肾的生理功能

(1)肾藏精 肾具有贮存、封藏精气的作用,称为肾藏精。肾主生长发育生殖与脏腑气化。狭义之精,称为生殖之精,指封藏于肾的具有生殖繁衍作用的精微物质;广义之精是维持生命活力的所有精微物质的总称,包括先天之精和后天之精。先天之精禀受于父母,先天之精化生为生殖之精;后天之精是通过水谷之精化生的五脏六腑之精。先天之精滋生后天之精,后天之精不断补充先天之精。

肾能调节脏腑生理功能:肾精可化肾气,肾气可以产生阴阳,肾气中以兴奋、温煦、功能为肾阳,以宁静、滋润、物质为肾阴。肾阴滋润、濡养脏腑,调控气化,促进成形,减少产热。肾阳温煦、推动全身脏腑,促进气化,增加产热。肾阴、肾阳是人体五脏阴阳的根本,调节脏腑的生理功能。肾阴、肾阳正常则脏腑功能正常,肾阴虚可见低热、潮热、五心烦热、口干、小便少、大便干、面红、盗汗、腰膝酸软、耳鸣、男子阳强、遗精、女子月经量少或月经量多、舌红少苔、脉细数。肾阳虚可见面色苍白、形寒肢冷、小便清长、夜尿频多、水肿、精神萎靡、阳痿、阴冷、不孕不育等。

(2)肾主水 肾有主持和调节人体水液代谢的功能,称为肾主水。肾主水是通过肾的气化来实现的。水饮入胃,脾气散精,上输于肺,肺宣发体表为汗液,或者肃降到肾,肾气化蒸腾水液,清者通过三焦升清到肺,输布全身,浊者下降到膀胱,转为尿液。肾的气化作用可调节肺、脾、膀胱等脏腑,共同完成水液代谢的作用。"肾者主水",肾主水功能失调,会出现尿少、水肿或尿多、尿频等症。

(3)肾主纳气 肾有摄纳肺吸入的清气,保持吸气深度,防止呼吸表浅的作用,称为肾主纳气。"肺为气之主,肾为气之根。"肾主纳气,对人体的呼吸运动具有重要意义。只有肾气充沛,摄纳正常,才能使肺的呼吸均匀,气道通畅。肾主纳气,是肾的封藏作用在呼吸运动中的体现。肾气不固,会出现气不摄精的现象,表现为遗尿、滑精、早泄、带下清稀,也会出现肺气虚的表现,如呼多吸少、动则气喘。

2.肾的生理特性 肾具有封藏五脏六腑之精的功能,"肾者主蛰,封藏之本,精之处也"。肾阳涵于肾中,潜藏不露,发挥温煦和推动的作用。

3.肾的系统联系 肾与膀胱相表里,肾在体合骨,生髓充脑,开窍于耳及二阴,其华在发,在志为恐,与冬气相通应。

命门

　　命门，始见于《黄帝内经》，自《难经》始，命门被赋予"生命之门"，逐渐形成命门学说，命门的位置，不同医家有不同的解释，有的认为是左肾，有的认为两肾均是命门，有的认为两肾之间为命门，有的认为肾间动气是命门。命门是元气所系，与生殖功能密切相关，为水火之宅，包括肾阴和肾阳，命门内有真火，是人身阳气的根本。

二、六腑

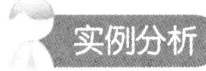

　　患者，女，32岁，平素嗜食辛辣肥甘之品，3天前出现小便频数，排尿淋漓不尽，尿道灼热刺痛，尿色黄赤浑浊，舌苔黄腻，脉滑数。

　　问题：

　　试用中医藏象学说分析患者哪个脏腑出现病变，试进行辨证施治。

　　六腑，是胆、胃、小肠、大肠、膀胱、三焦的总称，传化物而不藏，以通降为顺，六腑疾病多属于实证。

　　六腑的生理特性是受盛和传化水谷，具有通降下行的特性。《素问》曰："六腑者，传化物而不藏，故实而不能满也。"每一腑都必须适时排空其内容物，才能保持六腑通畅，功能协调，故有"六腑以通为用，以降为顺"之说，突出强调"通""降"二字，通和降太过与不及，均属于病态。

（一）胆

胆属于六腑之一，胆也属于奇恒之腑。

1. 胆的生理功能

（1）贮藏和排泄胆汁　　胆汁，来源于肝之余气。胆汁，排泄入肠中，促进水谷的消化。胆排泄胆汁的功能失常会出现腹胀等消化不良症状，若有湿热蕴结，胆汁外溢，出现黄疸，胆气上逆，会出现口苦等症状。

（2）主决断　　胆主决断是指胆在精神意识思维活动中，有判断事物、做出决定的作用。"胆者，中正之官，决断出焉。"肝胆相济，则情志稳定，胆气弱，容易出现失眠、多梦、胆怯等症状。"十一脏取决于胆"的意思是，在思维活动中，肝主谋虑，胆主决断，肝胆在心的主导下才能做出正常的判断。

2. 胆的生理特性　　胆气主升，指胆气有向上、向外的作用。

（二）胃

1. 胃的生理功能

（1）胃主受纳　　胃接受和容纳水谷。胃又被称为"太仓""水谷之海"。

（2）胃主腐熟水谷　　食物经过胃的消磨腐熟，形成食糜。

2. 胃的生理特性

（1）胃主通降　　一是水谷入胃，应向下；二是胃通降水谷到小肠；三是胃通降水谷到大肠。胃失通降，可出现纳呆、脘闷、大便秘结等胃失和降之证，或嗳气、恶心、呕吐、呃逆等胃气上逆的症状。胃有火会出现面红、口渴、口臭、嗳气、小便黄、大便干、舌红苔黄、脉数等症状。

（2）喜润恶燥　　胃为阳土，胃喜润恶燥，主要体现在两个方面：一是"胃以阳体而合阴精，阴精则降"，胃气下降必赖胃阴的濡养；二是胃之喜润恶燥与脾之喜燥恶湿，阴阳互济，从而可保证脾升胃降的动态平衡。

知识链接

胃气

胃气,可以代表消化功能,也可以代表正气,"有胃气则生,无胃气则死"。另外脉象从容和缓,节律一致,也称为有胃气。

(三)小肠

1. 小肠的生理功能 小肠主受盛化物和泌别清浊。受盛即接受,以器盛物之意。化物即消化、化生。小肠的受盛化物功能是指小肠接受胃下移而来的初步消化的食物,停留一定时间,进一步消化为人体可以利用的水谷精微。小肠受盛化物功能失调会出现腹胀、腹泻、便溏等。泌别清浊:泌,指分泌;别,指分别;清,指精微物质;浊,指代谢产物的糟粕和多余的水。小肠的泌别清浊功能是指小肠能使食物残渣、代谢废液、水谷精微各行其道。小肠泌别清浊功能失调会出现小便短小、便溏泄泻等。常见的小肠实热证,即心火下移小肠,心烦、失眠多梦,面红舌尖红,苔黄,脉数,出现小便赤涩疼痛,甚至尿血,大便干。

2. 小肠的生理特性 小肠将水谷化为精微和糟粕,精微上升,赖脾气而输布全身,糟粕下降,赖小肠之通降而入大肠,称为升清降浊,小肠的升清降浊有赖于脾升胃降功能的正常。

(四)大肠

1. 大肠的生理功能

(1)主津 大肠主津是指大肠传导由小肠下注的饮食残渣,并将其中的部分水液重新吸收。如大肠虚寒,出现肠鸣、腹痛、泄泻等。大肠有热,会出现大便秘结。

(2)传化糟粕 大肠传化糟粕是指大肠接受小肠下移的饮食残渣,使之形成粪便,经肛门排出体外。大肠有"传导之腑""传导之官"之称。大肠的主要功能是传导糟粕,排泄大便。大肠的传导功能正常与胃、脾、肺、肾关系密切。

2. 大肠的生理特性 大肠以降为顺,以通为用,通降下行为大肠的重要生理特性。

(五)膀胱

1. 膀胱的生理功能

(1)贮存尿液 膀胱贮存尿液,赖于肾气的蒸腾气化,肾气充足,功能正常,肾气虚,会出现遗尿等。膀胱湿热,可出现尿频、尿痛、排尿困难。

(2)排泄尿液 膀胱排泄尿液,也赖于肾气的蒸腾气化,肾气虚,会出现尿频、遗尿等。

2. 膀胱的生理特性 肾主膀胱开合,膀胱气化,实际上是肾的气化作用。

(六)三焦

三焦是一个有名无形的腑,又称孤脏,是上焦、中焦、下焦的合称。

1. 三焦的生理功能

(1)通行诸气 诸气包括元气、宗气、营气、卫气、脏腑之气等。其中,主要指运行元气,气化整个人体,"三焦通,则内外上下皆通也。其于周身灌体,和调内外,营左养右,导上宣下,莫大于此者也。"

(2)运行水液 三焦能疏通水道,运行水液。《素问》曰:"三焦者,决渎之官,水道出焉。"水液代谢以肺、脾、肾三脏协调完成,其中三焦是水液的运行通道。

2. 三焦的生理特性

(1)上焦如雾 上焦,位置在膈以上,包括心肺、头面等。上焦如雾,指上焦接受脾胃的水谷精微,宣发、布散全身,好像雾露一样。治上焦如羽,非轻不举,治上焦疾病,药物剂量要小,质地要轻。

(2)中焦如沤 中焦,位置在膈至脐,包括脾胃、肝胆等。中焦如沤,指脾胃受纳、腐熟,运化水谷。治中焦如衡,非平不安,治疗中焦疾病,药物剂量居中,质地不轻不重。

(3)下焦如渎　下焦,位置在脐以下,包括肾、膀胱、大肠、小肠等。下焦如渎,指肾、膀胱、大肠、小肠等脏腑疏通、排泄废液和食物残渣。治下焦如权,非重不沉,治疗下焦疾病,剂量要大,质地要沉重。

七冲门

　　"七冲门",意为七个冲要门户,是食物消化所经过的七个要冲,即"唇为飞门,齿为户门,会厌为吸门,胃为贲门,太仓下口为幽门,大肠小肠会为阑门,下极为魄门,故曰七冲门也"。

三、奇恒之腑

脑、髓、骨、脉、胆、女子胞,总称为奇恒之腑。奇恒之腑,功能似腑,形态类脏。胆既属于六腑,又属于奇恒之腑。

(一)脑

脑的生理功能包括主宰生命活动,主精神意识,主感觉运动。"脑为元神之府",主宰人体的生命活动。人的精神活动,包括精神思维和情志活动,与脑关系密切。人体官窍与脑相通,脑异常,出现视物不清、耳鸣、嗅觉迟钝等。

(二)女子胞

女子胞的生理功能主要是主持月经和孕育胎儿。

四、脏腑之间的关系

人体是以五脏为核心,六腑相配合,以气、血、精、津液为物质基础,通过经络内连脏腑,外连五官九窍,形成一个统一的有机整体。脏腑之间的关系主要包括脏与脏之间的关系,脏与腑之间的关系。

实例分析

　　患者,女,68岁,慢性支气管炎病史20余年,反复咳嗽,有时喘促,近两个月来排便困难,医生甲给予大黄等泻下药,开始奏效,后无效,医生乙仔细询问发现,患者大便并不干硬,便后气短无力,汗出,懒言,面白神疲,舌淡白,脉细弱无力,遂给予黄芪汤补益肺气,润肠通便,半个月后,症状好转。

　　问题:
　　试分析与便秘有关的脏腑,试分析为何医生乙所开方药有效。

(一)脏与脏之间的关系

"五脏之气,皆相贯通",心、肺、脾、肝、肾五脏在生理活动和病理变化上有很多必然的联系。

1.心与肺的关系　就是气和血的关系。心主血脉,肺主气,气为血之帅,气行则血行。宗气走息道,司呼吸,贯心脉,行气血。肺气虚,肺肃降功能失调,影响心主血脉,最后导致心肺两虚。

2.心与脾的关系　既是主血和生血的关系,又是行血和统血的关系。心主血脉,脾统血,是气血生化之源。生理上,脾为气血生化之源,为心主血脉提供物质基础,脾统血,辅助心行血,防止血液溢出脉外。病理上常见心脾两虚,脾气虚导致心血虚,可见神疲乏力,少气懒言,腹胀,纳呆,便溏,有时出血,面色无华,舌淡脉细弱,心悸,失眠,多梦,健忘。

3.心与肝的关系　表现在血和神两个方面。血液方面,心主血,肝藏血。心主神明,肝主疏泄,调节情志。病理上可见心肝血虚,心肝火旺,心肝阴虚。心肝血虚,面色无华,舌淡脉细弱,心悸,失眠,多梦,健忘,视物模糊,关节拘挛,女子月经量少,闭经,舌淡脉细弱。心肝火旺,面红目赤,心烦,失眠,易怒,口干,两胁灼痛,头晕头胀,小便黄,大便干,舌边尖黄,苔黄,脉弦数。心肝阴虚,低热,潮热,盗汗,口干,心烦,失眠,多梦,肢体震颤,小便黄,大便干,舌红苔黄,脉细数。

4.心与肾的关系 表现为水火既济、精神互用、君相安位。

(1)水火既济 心为阳脏,肾为水脏,心火下降于肾,使肾水不寒,肾水上济于心,使心火不亢,这种关系称为水火既济。病理上心火旺,心烦,失眠,多梦兼有低热,潮热,盗汗,女子月经过多或过少,腰膝酸软,舌红苔黄,或形寒肢冷,小便清长等。

(2)精神互用 肾藏精,精生髓,心为神明之主,肾精滋养心神,心神可以固摄肾精。

(3)君相安位 心为君火,肾为相火,君火以明,相火以位,君火为一身之主宰,相火为神明之基础。君火,相火,各安其位。

5.肺与脾的关系 主要表现在气和水两个方面。气的生成方面,肺主气,脾主运化,气血生化之源。"肺为主气之枢,脾为生气之源。"水液代谢方面,肺主行水,通调水道,脾主运化水湿。病理上常表现为脾肺两虚、痰湿阻肺之候等。脾肺两虚,神疲乏力,少气懒言,腹胀,纳呆,便溏,消瘦,呼吸浅表,咳喘无力,易感冒,自汗,舌淡脉弱等。

6.肺与肝的关系 主要体现于气机升降和气血运行两个方面。气机升降方面,肺主肃降,肝主疏泄,肝升肺降,形成人体气机的一个枢纽。气血运行方面,肝藏血,肺主气,肝肺协助心运行气血。病理上常见肝火犯肺,胸胁灼痛,头晕头痛,烦躁易怒,咳嗽,咳喘,痰稠,咯血,舌红苔黄。

7.肺与肾的关系 主要表现在水液代谢、呼吸、金水相生三个方面。

(1)水液代谢 肺主通调水道,肾主水,它们在水液代谢中互相配合。肺为水之上源,肾为水之下源。

(2)呼吸 肺司呼吸,肾主纳气,"肺为气之主,肾为气之根"。病理上会出现肾不纳气,咳痰清稀,乏力,盗汗,呼多吸少,动则气喘。

(3)金水相生 肺肾阴虚,低热,潮热,腰膝酸软,干咳,皮肤干燥,舌红,苔黄,脉数。

8.肝与脾的关系 具体体现在消化和血液两个方面。

(1)消化 肝主疏泄,助脾胃运化,肝升肺降辅助脾升胃降,并且肝气之余是胆汁,帮助脾胃消化食物。"木能疏土。"病理上可见肝气横逆犯脾,少腹胀痛,腹胀,纳呆,便溏,脉弦。

(2)血液 肝藏血,脾统血。肝不藏血,多在上部出现;脾不统血,多是虚证,多是下部出血。

9.肝与肾的关系 表现在精血互生和藏泄互用。肝肾同源,肝藏血,肾藏精,精血同源。肝主疏泄,肾主闭藏,藏泄互用。肝肾的关系是母子相生,肾阴滋养肝阳。

(1)精血互生 在正常生理状态下,肝血和肾精互相滋养转化。

(2)藏泄互用 肝肾之间有相互制约、藏泄互用的关系,可表现在女子月经和男子排精方面,藏泄正常,生殖功能正常,否则出现过藏或者过泄的病理状态。

10.脾与肾的关系 主要反映在先天和后天相互资生及水液代谢两个方面。

(1)先天和后天相互资生 脾为水谷之海,化生水谷精微,是后天之本,肾封藏先天之精,为先天之本。脾肾有相互滋生的关系。

(2)水液代谢 脾主运化水湿,肾主水,两脏在水液代谢方面有密切的关系。脾阳和肾阳在病理上相互影响:肾阳不足累及脾阳,出现下利清谷等;脾阳不足,久病及肾,影响肾阳,导致形寒肢冷、腰膝酸软等症状。脾肾阳虚最终导致水肿。

(二)腑与腑之间的关系

胆、胃、大肠、小肠、膀胱、三焦六腑都是空腔脏器,以通为用。

(三)脏与腑的关系

脏与腑的关系,实质上就是脏与腑经络相通、功能配合的关系。

1.心与小肠的关系 心与小肠,经络相通,功能配合。生理上,心属火,心火可以下温小肠,有助于小肠的化物功能。小肠受盛化物,化生血液增加,有助于心的功能。病理上,心火容易下移小肠,小肠有热,也会循经上炎,引起心火亢盛、口舌生疮等。

2. 肺与大肠的关系 肺与大肠经络相通,功能配合。生理上肺与大肠的关系表现在肃降和呼吸方面,肺主肃降,气和水液皆下行,助大肠传导。大肠传导通畅,助肺呼吸。病理上大肠实热,便秘,影响肺气肃降,可见咳喘;肺失肃降,水液不能下达大肠,可见大肠津枯便秘,肺气虚,会出现气虚便秘或大便溏泄。外邪犯肺,高热,无汗,可通便助发汗。

3. 脾与胃的关系 脾与胃经络相通,功能配合。脾与胃之间的关系,具体表现为纳运协调、升降相因、燥湿相济。

(1)纳运协调 胃主受纳和腐熟水谷,脾主运化,运化水谷,传输精微,它们密切合作,共同完成消化功能。

(2)升降相因 脾胃在中焦,脾升胃降是人体重要的气机枢纽。脾升胃降,一方面是脾胃消化的功能,另一方面是助其他脏的气机正常运转。

(3)燥湿相济 脾为阴脏,喜燥而恶湿,胃为阳腑,赖阴液滋润,喜润而恶燥。燥湿相济,消化功能才能正常运转。

4. 肝与胆的关系 肝与胆经络相通,功能配合。肝与胆的关系主要表现在消化功能和精神情志活动方面。

(1)消化功能 肝主疏泄,分泌胆汁,胆贮藏、排泄胆汁,二者相互作用,助脾胃消化水谷。

(2)精神情志 肝主谋略,胆主决断,肝胆两者相互配合,人的精神意识思维才能正常进行。

5. 肾与膀胱的关系 肾与膀胱经络相通,功能配合。生理上肾气充足,膀胱开合有度,小便正常。病理上,肾气虚,膀胱气化无力,出现小便不利,甚至小便失禁等。

第三节 生命活动的基本物质

中医认为,生命活动的基本物质可以有精、气、血、津液。精化气,精化血。一般认为,精是由禀受父母的生命物质与后天水谷精微相融合形成的一种精华物质,是生命的本源,是构成人体和维持生命活动的基本物质。精可以有多种含义,狭义是生殖之精,广义是一切精微物质。在中医学中,生命活动的基本物质内容中最经典的是气、血、津液,这一节内容主要是气、血、津液、气血津液之间的关系四部分内容。

实例分析

患者,男,53岁,腹泻3天,大便呈稀糊状或水样,纳差,乏力,口干唇燥,尿少,舌淡红,苔薄白少津,脉细。

问题:
试用中医气、血、津液理论分析该患者病情。

一、气

(一)概念及组成

气是活力很强运行不息的精微物质,是构成人体和维持人体生命活动的基本物质。

人体气的来源有肺吸入的自然界的清气、水谷之精气、肾中封藏的先天之精气,即肺为生气之主,脾胃为生气之源,肾为生气之根。

(二)气机

气的运动称为气机,脏腑之气的运动为升、降、出、入。脏腑之气的运动在上宜降,在下宜升,居中为升降之枢纽,例如,心为阳中之太阳,位置在上,宜向下,心火向下温煦肾水,防止肾水过寒;肾为水脏,位置在下,宜向上,肾水向上涵养心火,防止心火过亢;脾胃在中焦,主要是脾升胃降,为一身气机之枢纽。六腑之气以通为用,以降为顺,降中寓升。

气的运动失常为气机失调,常见的有气滞、气闭、气陷、气逆、气脱等。

(三)气的作用

1. 推动作用 气具有激发和推动作用。气能激发和推动人体的生长发育以及各脏腑、经络等组织器官的生理功能,以及血、津液的生成、输布、排泄等。若气推动功能减弱,会出现相应的病理变化。

2. 温煦作用 气有温暖、熏蒸的作用,《难经》:"气主煦之。"气是人体热量的来源,如果阳气虚,温煦作用减退,会出现畏寒肢冷、四肢不温等寒象。

3. 防御作用 主要是护卫肌表,抵御外邪,驱邪外出。《素问》:"正气存内,邪不可干。"气的防御作用主要体现在营卫之气中的卫气上。

4. 固摄作用 气有固护、统摄和控制体内液态物质的作用,如血、津液等。例如脾气虚,往往导致气不摄血,血溢出脉外,气不摄津,导致口角流涎,肾气虚,往往导致遗尿,男子遗精,女子带下过多、滑胎等。

5. 营养作用 气有为机体脏腑提供营养物质的作用。营养物质包括水谷精微、卫气、经络之气。

6. 气化作用 气的运动而产生的不同变化称为气化。气化是人体生命活动的基本特征,如果气化失常,会影响人体功能,导致气、血、津液的生成、输布障碍,产生各种病理变化。

(四)气的分类

人体之气,根据来源、分布、特点不同可以分为元气、宗气、营气、卫气等。元气是由先天之精气和水谷之精气化生,宗气由自然界之清气和水谷之精气化生,营、卫之气由水谷之精气化生,营气是精纯柔和、富营养的水谷之精气,卫气是剽疾滑利的水谷之精气。

1. 元气 人体最根本、最重要的气,是人体生命活动的原动力。元气根于肾,依赖于肾中精气所化生,并赖后天之精充养而成。元气促进人体的生长发育和生殖,激发和调节各个脏腑、经络等组织器官的生理活动。元气运行的通道是三焦。

2. 宗气 又名大气,由脾胃化生的水谷精气与肺吸入的自然界的清气在膻中结合而成。宗气走息道而行呼吸,贯心脉而行气血,循三焦而资元气,与人体的视、听、言、动等机能相关。

3. 营气 又称为营血、营阴,是血脉中的具有营养作用的气。《素问》:"营者,水谷之精气也,和调于五脏,洒陈于六腑,乃能入于脉也,故循脉上下,贯五脏络六腑也。"营气主要是化生血液和营养全身。

4. 卫气 卫即"护卫""保卫",卫气是行于脉外具有保卫作用之气,其性剽疾滑利,活动力强,流动迅速。卫气可以温养脏腑组织,调节腠理开合,通过汗液排泄,维持体温的恒定,抗御外邪。卫气虚,可出现自汗、恶风等症状。

知识链接

营气与卫气

营气与卫气在性质、分布、功能上有区别。营气是水谷精微的精纯柔和部分,卫气是水谷精微中剽疾滑利之气,营气运行于脉内,卫气运行于脉外,营气的主要作用是营养,卫气的主要作用是护卫。卫气昼行于阳,夜入于阴,营卫不和容易导致失眠或嗜睡。

二、血

(一)血的概念和生成

血,即血液,是循行于脉中的富有营养的红色的液态物质,是构成人体和维持人体生命活动的基本物质之一。脾胃运化水谷精微中的精纯柔和之气加上津液形成血液,肾中所藏之精也可以化为血。

（二）血的运行

影响血液运行的因素有气的推动和固摄，血液充盈与质量，脉道完整通畅，机体和环境的寒热因素等。

影响血液运行的脏腑主要有心、肺、脾、肾。心主血脉，肺主气，司呼吸，肺朝百脉，肝主疏泄，条畅气机，气行则血行，心、肺、肝推动血液正常运行。肝藏血，脾统血，肝、脾固摄血液在脉管内运行。

（三）血的功能

1. 营养全身　血运行于脉内，为全身各脏腑组织的功能活动提供营养。《难经》："血主濡之。"血虚患者可见面色萎黄，或面色无华，两目干涩，月经量少，毛发不荣，肌肤干燥甚至肌肤甲错，肢体麻木，运动不灵，舌淡，脉细等表现，可用四物汤加减，熟地黄、当归、白芍都是补血药，当归、川芎有活血作用。

2. 神志活动的物质基础　血者，神气也。血虚可导致不同程度的神志方面的症状。血虚，常见心肝血虚，常伴有惊悸、失眠、多梦等，失血过多者甚至可以出现烦躁、恍惚、癫狂、昏迷等。

三、津液

（一）津液的概念及生成

津液是人体一切正常水液的总称，包括各个脏腑组织的内在体液及正常的分泌物，例如胃液、肠液、泪液、唾液、汗液等。津液中，质地清稀、分布表浅、流动性大的为津，质地稠厚、分布较深、流动性差的为液，例如骨节、脑髓中的为液。一般临床上津液往往并称。病理上可见伤津或伤液，例如：实热证早期，可以出现口干、小便黄、大便干结，属于伤津，可用葛根、芦根、天花粉等；阴虚可见伤液，可见潮热、发热、面红颧红、口渴、舌红苔少，可用麦冬、玉竹。如果液体大量丢失，为脱液，可用滋阴药物治本，也可输液快速补充液体治标。

（二）津液的代谢

津液的代谢包括津液的生成、津液的输布和津液的排泄三部分。津液的生成与脾胃、小肠、大肠关系密切。饮入于胃，胃主受纳，胃主通降，降到小肠，小肠泌别清浊，大肠主津，小肠分清到脾，胃游溢精气，上输于脾，脾主升清，散布全身。津液的输布排泄与脾、肺、肾、肝、三焦、膀胱有关。脾把津液上升到肺，肺向外宣发，形成汗液，呼出部分水液，另外一部分肃降，通过三焦运行到全身，或者肃降到肾，肾输布津液到膀胱，化为尿液。肝主疏泄，气行则津液行。

（三）津液的功能

津液的功能主要是滋润濡养脏腑、形体、官窍，津液可以化生为血液。

四、气血津液之间的关系

（一）气与血的关系

1. 气为血之帅　体现在气能生血、气能行血、气能摄血三个方面。气中的营气可以化生血液，气化是血液生成的动力。血虚患者，除了补血之外，还可以适当地添加补脾气的药物。气能行血，气属阳，血属阴，气能带动血液在脉管中运行，病理可见气滞血瘀证。气虚血瘀、瘀血患者，除了活血之外，还可以适当根据患者情况添加行气或补气药物。气能摄血，是气能统摄血液在脉管运行。病理上见气不摄血，可以补脾气固摄血液。

2. 血为气之母　表现为两个方面，血能养气，血能载气。血能养气，指血不断为气的生成提供物质原料。血能载气，指血是气的载体，大出血时气会大量耗散，气随血脱。

（二）气与津液的关系

气与津液的关系和气与血的关系很类似，包括气能生津，气能行血，气能摄津，津能载气，津能生气。气是津液生成的动力，气化能推动津液的代谢，"气行水亦行"。气不摄津，可见遗尿、遗精等。津能载气指津液为气的载体，气必须依附津液而存在，大吐、大泻会导致津液大量丢失，形成气随津脱。

津液在输布过程中,会化生气,促进人体的正常代谢。

(三)血与津液的关系

血与津液同源,可以互化。血与津液都来自水谷精微,失血过多会导致津液亏损,津液大量耗损会导致血脉空虚。津枯血燥的表现有皮肤干燥瘙痒,起皮脱屑,挠之有痕,可用四物汤加减。"夺汗者无血,夺血者无汗。"大出血的患者,慎用发汗药;出汗多的患者,慎用活血药。

> **目标检测**

目标检测答案

单项选择题

1. 不属于阴阳的特征是(   )。
   A. 普遍性　　　B. 相对性　　　C. 抽象性　　　D. 相关性　　　E. 适应性
2. 以下属于阴的有(   )。
   A. 运动的　　　B. 温暖的　　　C. 明亮的　　　D. 向上的　　　E. 滋润的
3. 以下属阴的是(   )。
   A. 酸　　　　　B. 辛　　　　　C. 甘　　　　　D. 淡　　　　　E. 平
4. 以下属阳的是(   )。
   A. 升　　　　　B. 沉　　　　　C. 降　　　　　D. 寒　　　　　E. 凉
5. 阴阳偏衰形成(   )。
   A. 寒证　　　　B. 热证　　　　C. 表证　　　　D. 里证　　　　E. 虚证
6. 五行中属于火的是(   )。
   A. 肝　　　　　B. 心　　　　　C. 脾　　　　　D. 肺　　　　　E. 肾
7. 属于相生关系的是(   )。
   A. 木与水　　　B. 土与水　　　C. 水与火　　　D. 土与木　　　E. 火与金
8. 患者,男,面见青色,喜酸,食欲不振,脉弦,可以诊断为(   )。
   A. 木火刑金　　B. 肝木乘脾　　C. 肝病及肾　　D. 心肝血虚　　E. 脾肾阳虚
9. 患者,男,60岁,高血压,并见腰膝酸软,夜尿清长,急躁易怒,失眠多梦,辨证为(肾)阴虚(肝)阳亢,运用五行制定的治法为(   )。
   A. 泻南补北　　B. 滋水涵木　　C. 培土生金　　D. 培土制水　　E. 佐金平木
10. 以下不属于木系统的是(   )。
    A. 肝　　　　　B. 筋　　　　　C. 目　　　　　D. 胆　　　　　E. 舌
11. 以下是心的主要生理功能的是(   )。
    A. 主血脉　　　B. 主气　　　　C. 主水　　　　D. 主运化　　　E. 主疏泄
12. 以下不属于肝生理功能的是(   )。
    A. 统血　　　　B. 藏血　　　　C. 调节情志　　D. 助消化　　　E. 调节生殖
13. 娇脏指的是(   )。
    A. 心　　　　　B. 肝　　　　　C. 脾　　　　　D. 肺　　　　　E. 肾
14. 刚脏指的是(   )。
    A. 胃　　　　　B. 小肠　　　　C. 三焦　　　　D. 大肠　　　　E. 肝
15. 喜燥恶湿指的是(   )。
    A. 胃　　　　　B. 脾　　　　　C. 心　　　　　D. 心包络　　　E. 肾
16. 与肾相表里的腑是(   )。
    A. 胃　　　　　B. 大肠　　　　C. 膀胱　　　　D. 胆　　　　　E. 脑
17. 以下主纳气的是(   )。
    A. 肺　　　　　B. 脾　　　　　C. 肾　　　　　D. 心　　　　　E. 肝

18.以下是水火之脏的是（　　　）。

    A.肝　　　　　B.肾　　　　　　C.心　　　　　D.肺　　　　　E.胆

19.先天之本是（　　　）。

    A.肾　　　　　B.脾　　　　　C.脑　　　　　D.心　　　　　E.髓

20.主泌别清浊的是（　　　）。

    A.小肠　　　　B.大肠　　　　C.脾　　　　　D.胃　　　　　E.胆

21.以下不是肺的主要生理功能的是（　　　）。

    A.主气　　　　B.司呼吸　　　　C.主宣发肃降　　D.主治节　　　E.主水

22.与血液代谢无关的脏腑是（　　　）。

    A.肝　　　　　B.脾　　　　　C.肾　　　　　D.心　　　　　E.大肠

23.以下不属于土系统的是（　　　）。

    A.脾　　　　　B.鼻　　　　　C.涎　　　　　D.思　　　　　E.忧

24.与天癸关系最密切的是（　　　）。

    A.心　　　　　B.肝　　　　　C.脾　　　　　D.肺　　　　　E.肾

25.中正之官指的是（　　　）。

    A.肝　　　　　B.胆　　　　　C.筋　　　　　D.骨　　　　　E.脉

26.水之上源是（　　　）。

    A.肺　　　　　B.脾　　　　　C.肾　　　　　D.心　　　　　E.肝

27.具有受纳、腐熟水谷功能的是（　　　）。

    A.脾　　　　　B.胃　　　　　C.大肠　　　　D.胆　　　　　E.小肠

28.主津的是（　　　）。

    A.三焦　　　　B.胃　　　　　C.大肠　　　　D.胆　　　　　E.小肠

29.有名无形的是（　　　）。

    A.三焦　　　　B.胃　　　　　C.大肠　　　　D.胆　　　　　E.小肠

30.以下不属于奇恒之腑的是（　　　）。

    A.脑　　　　　B.髓　　　　　C.骨　　　　　D.脉　　　　　E.筋

31.以下不属于金系统的是（　　　）。

    A.肺　　　　　B.唾　　　　　C.大肠　　　　D.悲　　　　　E.鼻

32.心与肝的关系主要表现在（　　　）。

    A.血液方面　　　　　　　　B.气的生成方面　　　　　　C.气机升降方面

    D.水液代谢方面　　　　　　E.水火既济

33.乙癸同源指的是（　　　）。

    A.心肝　　　　B.肝肾　　　　C.心肺　　　　D.脾胃　　　　E.脾肾

34.生痰之源是（　　　）。

    A.心　　　　　B.肝　　　　　C.脾　　　　　D.肺　　　　　E.肾

35.人体最根本、最重要的气是（　　　）。

    A.元气　　　　B.宗气　　　　C.营气　　　　D.卫气　　　　E.精气

36.走息道,司呼吸的是（　　　）。

    A.元气　　　　B.宗气　　　　C.营气　　　　D.卫气　　　　E.精气

37.构成血的是（　　　）。

    A.精　　　　　B.气　　　　　C.神　　　　　D.卫气　　　　E.正气

38.与宗气关系密切的是（　　　）。

    A.心肝　　　　B.心肺　　　　C.肝肾　　　　D.心肾　　　　E.脾胃

39.质地清稀、分布于体表的是（　　）。

A.津　　　　　　B.液　　　　　　C.髓　　　　　　D.血　　　　　　E.胆汁

40.以下属于血的功能的是（　　）。

A.推动　　　　　B.温煦　　　　　C.保卫　　　　　D.固摄　　　　　E.营养

41.运行于脉外的是（　　）。

A.元气　　　　　B.宗气　　　　　C.营气　　　　　D.卫气　　　　　E.正气

42.津液的输布中,最为重要的脏腑是（　　）。

A.肝、心、胃　　B.肺、脾、肾　　C.心、肺、肝　　D.脾、肾、心　　E.肝、肺、胃

43.气机升降的枢纽是（　　）。

A.脾胃　　　　　B.肝肾　　　　　C.心肝　　　　　D.肺肾　　　　　E.心脾

44.中医治疗血虚证时,常配伍补气药,依据是（　　）。

A.气能生血　　　B.血能生气　　　C.血能载气　　　D.气能摄血　　　E.气能行血

45.患者,男,38岁,肝病日久,两胁胀满疼痛,舌有瘀斑,其病证属于（　　）。

A.气随血脱　　　B.气滞血瘀　　　C.气血两虚　　　D.气不摄血　　　E.气血失和

46.患者,女,28岁,可见爪甲软薄,面色萎黄,多是（　　）。

A.肝血虚　　　　B.心血虚　　　　C.肝阳亢　　　　D.肾精虚　　　　E.肺阳虚

47.患者,女,40岁,形寒肢冷,下利清谷,五更泄泻,水肿,其病证属于（　　）。

A.脾胃虚寒　　　B.脾肾阳虚　　　C.肝脾不和　　　D.肝阳上亢　　　E.肾气不固

48.患者,女,30岁,产后大出血,冷汗淋漓,晕厥,其病证属于（　　）。

A.气滞血瘀　　　B.气随血脱　　　C.津枯血燥　　　D.血瘀水停　　　E.气血两虚

49.李某,女,37岁,自幼多病,平素易感冒,近半年汗出较多,恶风,其病证属于（　　）。

A.气虚　　　　　B.血虚　　　　　C.阳虚　　　　　D.阴虚　　　　　E.阴阳两虚

50.患者,男,46岁,便溏3个月,近来心悸、失眠、舌淡、脉细,其病证属于（　　）。

A.心血不足　　　B.脾气虚弱　　　C.脾阳不足　　　D.脾肺气虚　　　E.心脾两虚

（郑丽）

病 因 病 机

学习引导

病因是指能破坏人体相对平衡状态而引起疾病的原因,又称致病因素。宋代陈无择把病因与发病途径结合起来,提出"三因学说",即六淫邪气为外因,七情所伤为内因,饮食劳倦、虫兽、刀刃等为不内外因。发病即疾病的发生。疾病发生的机制错综复杂,但概括起来,主要是正气与邪气两种力量的相互斗争。正气是决定发病的内在因素,邪气是发病的重要条件。

本章主要是讲病因和病机。

学习目标

1.掌握外感和内伤病因及发病机理和基本病机。
2.熟悉病理性因素的病因及内生"五邪"病机。
3.了解其他病因及发病类型。

第二章 PPT

第一节　病　　因

实例分析

患者李某,恶寒发热,头痛 3 天,舌淡苔白,脉浮紧。

问题:

1.此症状由哪种邪气引起?

2.该病因的致病特点有哪些?

病因是指能破坏人体相对平衡状态而引起疾病的原因,又称致病因素。人体是一个有机的整体,人体脏腑组织之间以及人体与外界之间经常处于相对平衡状态,以维持人体正常活动,即所谓"阴阳平衡"。当这种平衡因某些原因而受到破坏,发生紊乱且不能及时恢复时,就会导致"阴阳失调",人体就会发生疾病。

致病因素是多种多样的,汉代张仲景把病因按其传变概括为三个途径。宋代陈无择在张仲景分类基础上,把病因与发病途径结合起来,提出"三因学说",即六淫邪气为外因,七情所伤为内因,饮食劳倦、虫兽、刀刃等为不内外因。中医认识病因,除了从疾病的发生过程了解病因外,更主要的是根据疾病的临床证候表现,分析推断其发生的原因,为治疗用药提供依据,这种方法称为"辨证求因"。

一、外感病因

外感病因是指源于自然界而引起人体发病的原因,包括六淫与疠气。

（一）六淫

六淫，即风、寒、暑、湿、燥、火六种外感病邪的总称。通常情况下，风、寒、暑、湿、燥、火是自然界六种不同的气候变化，称为"六气"。正常情况下，六气不使人发病。但当气候变化异常，超过人体的适应能力时，或人体正气不足，对气候变化的适应能力和抵御病邪侵袭的能力下降时，六气就变成了六淫，导致疾病的发生。在这种情况下，六气称为致病因素，称为"六淫"。

六淫致病的共同特点如下。

（1）外感性　六淫病邪多从肌表、口鼻侵犯人体，故有"外感六淫"之称。

（2）季节性　六淫致病与季节气候密切相关。如冬天多寒病、长夏多湿病、深秋多燥病等。

（3）地区性　六淫致病常与居住地区和环境密切相关。如西北高原地区多寒邪、燥邪为病，东南沿海地带多热邪、湿邪为病。

（4）相兼性　六淫邪气既可单独侵袭人体发病，又可相兼致病。如风寒湿痹，为三种邪气相兼致病。

（5）转化性　六淫致病在一定条件下，其证候性质可发生转化。如寒邪入里可化热。

1.风邪的性质及致病特点　风邪是自然界中使人致病而产生具有开泄、善动、升发等特性病状的外邪。风为春季的主气，但四季皆有风，故风邪引起的疾病虽以春季为多，但不限于春季。

（1）风为阳邪　风性开泄，易袭阳位，具有升发、向上、向外的特性。风邪易致腠理疏泄而开张，风邪侵袭，常伤及人体的头面部和肌表，使皮毛腠理开泄，常出现头痛、发热、汗出、恶风、皮肤痒等症状。

（2）风性善行而数变　善行是指风邪致病具有病位游移、行无定处的特性。如风、寒、湿三气杂至引起的痹证，如游走性关节疼痛，痛无定处，便属于风气偏盛的表现，故又称为"行痹"。数变是指风邪致病具有发病迅速和变化快的特性。

（3）风性主动　风具有使物体摇动的特性，如风吹则树动，故风邪致病亦具有类似摇动的症状。临床上见到的眩晕、抽搐等均属于风邪所致。

（4）风为百病之长　风邪常为外邪致病的先导，寒、湿、燥、火等邪多依附于风而侵犯人体。

2.寒邪的性质及致病特点　寒为冬季主气，寒邪为病，多见于冬季。

（1）寒为阴邪，易伤阳气　寒为阴气盛的表现，即所谓"阴盛则寒"。寒邪致病易损伤人体阳气而呈现寒象。

（2）寒性凝滞　凝滞是凝结、阻滞不通之意。寒邪侵袭，阳气受损，气血凝滞，经络阻滞不通，不通则痛，故寒邪伤人多见疼痛症状。因此又说寒性凝滞而主痛。这类疼痛的特点是遇寒加重，得热减轻。

（3）寒性收引　收引是收缩、牵引之意。寒邪侵袭人体可使皮肤、肌腠、筋脉收缩而拘急。如寒邪侵袭肌表，则毛窍腠理闭塞，卫阳被郁不得宣泄，可见恶寒发热、无汗等症状。

3.暑邪的性质及致病特点　暑为夏季的火热之邪，是夏季的主气，具有明显的季节性。夏季的热病多为暑病。

（1）暑为阳邪，其性炎热　暑为夏日火热之气所化，其性炎热，故为阳邪。暑邪伤人，多出现一系列阳热症状，如恶热、心烦、面赤、舌红、脉象洪大等。

（2）暑性升散，耗气伤津　暑为阳邪，阳性升发，故暑邪侵犯人体，可致腠理开泄，加之暑热在内蒸迫津液外泄，故见大汗。汗出过多，则耗伤津液，津液亏损。

（3）暑多挟湿　暑季除气候炎热外，常多雨而潮湿，故暑邪为病，常兼湿邪而侵犯人体。其临床特征，除了发热、烦渴等暑热症外，常兼见四肢困倦、胸闷呕恶、大便溏泄而不爽等湿阻症状。

4.湿邪的性质及致病特点　湿为长夏主气，长夏时节湿气最盛。

（1）湿为阴邪　湿易阻遏气机，损伤阳气，湿性类水，故为阴邪。湿邪侵袭人体，留滞于脏腑经络，易阻遏气机，使气机升降失常。如湿阻胸膈，气机不畅则见胸闷。湿为阴邪，易损阳气而使脾阳不振，运化无权，水湿停聚，发为腹泻、水肿、腹水等症。

（2）湿性重浊　重即沉重或重着之意，是指感受湿邪，常可见头重如裹、周身困重、四肢酸懒沉重等症状。浊即秽浊,指分泌物或排泄物秽浊不清。

(3)湿性黏滞　黏即黏腻,滞即停滞。湿邪致病具有黏腻停滞的特点,主要体现在两个方面:一是指湿病症状多黏滞而不爽,如排出物及分泌物多腻滞而不畅;二是指湿邪为病,病程较长,缠绵难愈或反复发作。

(4)湿性趋下　湿性、水性趋下,湿类于水,其性重浊,故湿邪为病,易侵犯人体的下部。湿邪为病,多见下部症状。

5.燥邪的性质及致病特点　燥为秋季主气,秋天气候干燥,多为燥病。

(1)燥易伤津液　燥为水分缺乏的表现,故燥性干涩。燥邪侵袭人体,最易耗伤人体津液,造成阴津亏虚的病变,可见口鼻干燥、咽干口渴、皮肤干涩甚至干裂、毛发不荣、小便短少、大便干结等症。

(2)燥易伤肺　肺与外界大气相通,故燥邪伤人,最易耗伤肺津,影响肺的宣发、肃降功能,从而出现干咳少痰,或痰液黏稠难咳,或痰中带血,以及喘息胸痛等症。

6.火(热)邪的性质及致病特点　热为阳盛而生,热旺于夏季,一年四季均可发生。

(1)热为阳邪其性炎上　火热有燔灼、向上之性,故火热伤人,常可侵犯人体上部,多见阳热症状,如口舌生疮、咽喉肿痛等。

(2)火易耗气伤津　火热之邪,易伤津液,常伴有口渴喜饮、咽干舌燥、小便短赤、大便秘结等津伤液耗之症。火热迫津外泄,气随液耗,又可见少气懒言、肢倦乏力等气虚之症。

(3)火易生风动血　火热之邪侵袭人体,往往燔灼肝经,劫耗阴液,使筋脉失其滋养濡润,而致肝风内动,称为"热极生风",表现为高热、神昏谵语、四肢抽搐、目睛上视、颈项强直、角弓反张等症。同时,火热之邪入血分,可以加速血行,灼伤脉络,甚则迫血妄行,而致各种出血病证。

(4)火易致疮疡　火热之邪入血分,可聚于局部,阻碍气血的运行,腐蚀血肉发为痈肿疮疡。

(5)热易扰心神　火热之邪伤及人体,易扰乱心神。

(二)疠气

1.概念　疠气是一类具有强烈传染性的外感病邪。

2.疠气的致病特点

(1)特异性　疠气种类繁多,致病不一,每种疠气致病都有特定的临床表现,往往症状相似。

(2)发病急骤,传变迅速,病情危重　疠气致病力强,发病急骤,来势迅猛,病情危重,如不及时治疗,往往导致死亡。

(3)传染性及流行性　疠气通过空气与接触传染,通过口鼻等多种途径侵犯人体而在人群中传播,往往多人同时染病。

二、内伤病因

(一)七情

七情即喜、怒、忧、思、悲、恐、惊七种情志变化,是人体对外界客观事物的不同反应。在一般情况下,七情属于正常的情志活动,并不是致病因素。如果突然、强烈或长期持久的情志刺激,超过了人体生理所能调节的范围,则可引起阴阳失调、气血不和、经脉阻塞、脏腑功能紊乱,从而导致疾病的发生。七情致病直接影响内脏,故属内伤病因,即"内伤七情"。

七情的致病特点如下。

1.直接伤及内脏　情志活动以脏腑气血作为物质基础,是由脏腑功能活动产生的,因此情志异常直接作用于内脏,可导致内脏功能活动的异常。并且不同的情志异常,常作用于相应的内脏,造成不同的损伤。

2.影响脏腑气机　七情内伤亦常致气的升降出入异常。《素问·举痛论》概括为"怒则气上,喜则气缓,悲则气消,恐则气下,惊则气乱,思则气结"。

3.影响病情变化　情志波动,可使病情改变,情志异常波动加重,可使病情加重或迅速恶化。

（二）饮食

由于饮食依靠脾胃消化,故饮食不节主要损伤脾胃,导致脾胃升降失常,又可聚湿生痰。

1.饥饱失常 过饥则气血生化之源缺乏,气血得不到足够的补充,久之则气血衰少,正气虚弱,抵抗力下降,易使外邪入侵;过饱则食物阻滞,脾胃损伤,出现脘腹胀满、嗳腐吞酸、厌食、吐泻等食伤脾胃之证。

2.饮食不洁 可致多种胃肠疾病,引起胃肠紊乱,出现腹痛、吐泻等症状;或引起寄生虫病,如蛔虫病、蛲虫病等。

3.饮食偏嗜 可导致某些营养物质缺乏而发生疾病;过食生冷寒凉之物可损伤脾胃阳气,导致寒湿内生;偏嗜饮酒或肥甘,可内生湿热或痰湿。

（三）劳逸

劳动与休息的合理调节,是保证人体健康的必要条件,而过劳或过逸则可导致疾病的发生。

1.过劳 即过度劳累,包括劳力过度、劳神过度和房劳过度三个方面。劳力过度而积劳成疾,出现喘息气短、四肢困倦、神疲消瘦。劳神过度是指思虑太过、劳伤心脾,可出现心神失养所致的心悸、健忘、失眠、多梦及脾不健运的纳呆、腹胀、便溏等症。房劳过度是指房事过度伤及肾,临床常出现腰膝酸软、眩晕耳鸣、精神萎靡、性功能减退或遗精、早泄等症状。

2.过逸 即过度安逸。过度安逸可使脾胃功能减弱,气血化生不足,出现食少乏力、精神不振、肢体软弱等症状。日久则可影响气血运行和津液代谢,而致气滞血瘀或聚湿生痰之证。

三、病理产物因素

痰饮和瘀血是人体在疾病过程中所形成的病理产物,它们可直接或间接作用于某些脏腑组织而引起疾病,故又属致病因素。

（一）痰饮

痰饮是机体水液代谢障碍所形成的病理产物。一般稠浊的为痰,清稀的为饮。

1.痰饮的形成 外感六淫、饮食所伤或七情内伤,使肺、脾、肾及三焦等脏腑气化功能失常,津液代谢障碍,可导致水液停滞而形成痰饮。

2.痰饮的致病特点

(1)阻滞气机,阻碍气血 痰饮为有形之邪,易阻滞经脉,影响气血运行。若痰饮流注经络,则可致肢体麻木、半身不遂等症;若痰饮停滞于脏腑,则可影响脏腑功能和气机升降;如痰饮停滞于肺,可见咳喘咳痰、胸闷;若痰饮阻滞于心,心血不畅,可见胸闷、心悸。

(2)致病广泛、变化多端 痰饮停留于体内,可以产生多种多样的病证,尤其是痰造成的病证更为广泛,主要是由于痰可随气升降,无处不到,影响多个脏腑组织,症状表现各异,而且变化多端,故有"百病多由痰作祟"的说法。

(3)易扰乱神明 痰为浊物,易蒙清窍,或上扰神明,出现头昏目眩、精神不振,或神昏、狂病等。

(4)影响水液代谢 痰饮为水液代谢失常所形成的病理产物,一旦形成,可成为致病因素反过来作用于人体,影响肺、脾、肾等脏腑的功能活动,导致水液代谢障碍,使水液进一步停留于体内,加重水液代谢障碍。

（二）瘀血

瘀血是指体内血液停滞,包括离经之血积存体内,或血运不畅,阻滞于经脉及脏腑内的血液。

1.瘀血的形成 能影响血液正常运行,引起血液运行不畅,或致离经之血瘀积的内外因素,均可导致瘀血。如气虚、气滞、血寒、血热、外伤等。

2.瘀血的致病特点 瘀血形成后,停聚体内不散,不仅失去血液的濡养作用,而且可导致新的病变发生。瘀血的致病特点主要表现在以下几个方面:阻滞气机;影响新血生成;影响血脉运行;病位固定,病证繁多。

3.瘀血的临床表现特点 瘀血的病证虽多,但其临床表现主要有疼痛,多为刺痛,痛处固定不移,拒按,夜间痛甚;肿块,固定不移;出血,血色紫暗;面色、舌质紫暗,肌肤甲错,脉涩或结代等。

四、其他病因

其他病因主要有外伤、诸虫、毒邪、药邪等。

第二节　病　机

一、发病机理

发病即疾病的发生。疾病发生的机制错综复杂,但概括起来,主要是正气与邪气两种力量相互斗争的过程。正气是决定发病的内在因素,邪气是发病的重要条件。

(一)正气是决定发病的内在因素

正气是指人体的抗病能力和康复能力,是人体各种正常生理功能活动的总称,表现为机体的防御抗病能力、祛除病邪能力、修复调节能力和自我调控、适应能力等。

1.正气存内,邪不可干 正气充盛,足以抗邪,邪气不易侵犯机体,或虽有侵袭,亦因正能御邪而不致发病。如果正气不足,抗病能力低下,不足以抵御邪气,外邪趁虚而入,即正不胜邪而发病。

2.邪之所凑,其气必虚 正气虚弱是发病的必要条件。正气不足,机体脏腑组织的生理功能低下,抗邪防病和修复、再生能力不足,或邪气的致病力过强,超越了正气的抗病能力,使正气表现为相对虚弱,邪气均可入侵机体而发生疾病。

(二)邪气是发病的重要条件

邪气泛指各种致病因素。邪气作为发病的重要条件,与疾病发生的关系极为密切。

1.邪气是导致疾病发生的外因 疾病是邪气作用于人体而引起正邪交争的结果,若没有邪气侵袭,人体一般不会发病。

2.邪气影响发病的性质、特征、类型 不同的邪气侵犯人体,表现出不同的发病特点、证候类型。

3.邪气影响病位、病情及预后等 邪气的性质与致病特征、感邪的轻重与发病的部位、病势的轻重、预后的良好与否密切相关。

4.在某些特殊的情形中,邪气在发病中起主导作用 如果邪气的毒力或致病力特别强盛,即使正气不虚,也会发病,这时邪气在疾病的发生过程中起决定性作用。

(三)邪正盛衰与发病及预后

邪正斗争不仅关系到疾病的发生,还影响到疾病的发展和预后。正胜邪退则不发病,邪胜正虚则发病。在正邪相争的过程中:若正气充足,或抵御外邪入侵,或驱邪外出,或防止内生病邪产生,则不发病;若正气虚弱,抗邪无力,或邪气强盛,超过正气的抗邪能力,邪胜正虚,使脏腑、经络、气血等机能失常,则发生疾病。

二、发病类型

在疾病发生过程中,由于机体正气强弱及病邪的性质、种类、毒力轻重的不同,其发病类型也各异。常见的发病类型有感而即发、伏而后发、继发、徐发、复发等。

1.感而即发 机体受邪后立即发病,这是最常见的发病类型。多见于外伤、突感伤寒或温病、疫气,或情志剧烈变化,或毒邪伤人,或暴饮暴食所伤等疾病。

2.伏而后发 机体感受邪气后,没有立即发病,邪气潜伏在体内,经过一定时间,在一定诱因驱使下或无明显诱因而发病。潜伏于体内的邪气称为伏邪。

3.继发 原有的疾病尚未痊愈,又发生新的疾病。因而继发病是发生于原发病之后,其病机也是在原发病基础上产生的,或二者具有共同的发病基础。

4.徐发 感邪后发病徐缓,呈缓慢发病过程。徐发多见于内伤邪气致病,如思虑过度、房事不节等引起机体病理性改变,逐渐出现症状。

5.复发 疾病初愈或缓解期,在某些诱因下,又重新发作或反复发作。

三、基本病机

病机即疾病发生、发展、变化和转归的机制。基本病机主要包括邪正盛衰、阴阳失调和气血津液失常的病理变化。

(一)邪正盛衰

1.邪正盛衰与虚实变化 在疾病的发展过程中,机体正气与邪气之间相互斗争,必然导致正邪双方力量发生盛衰变化,而随着体内邪正的消长盛衰,在疾病过程中则相应地表现出虚实病理变化。

(1)虚证 以正气不足为主,而邪不亢盛的病理变化。正邪相争无力,难以出现剧烈的反应,表现出以衰退、虚弱、不固为特征的虚性病理变化。

(2)实证 以邪气亢盛为主,而正气未衰的病理变化。邪正剧烈相争,病理反应较强,表现出以亢奋、有余、不通为特征的实性病变。

(3)虚实夹杂 在疾病过程中,邪盛和正虚同时存在的病理状态。其中:以邪实为主,兼有正气不足者,称为"实中夹虚";以正虚为主,兼有痰饮、水湿、瘀血等实邪内生,或外感邪气者,称为"虚中夹实"。

(4)虚实真假 在某些特殊情况下,可以出现疾病的本质与现象不一致,即为虚实真假。实证之邪气深结不散,气血瘀积体内,经络阻滞,气血不能外达而出现四肢厥逆,即为"大实有羸状"的真实假虚证;本为虚证,由于正气虚弱,推动无力,功能活动失于鼓动而出现腹胀、喘满,即为"至虚有盛候"的真虚假实证。

2.邪正盛衰与疾病转归 在疾病的发生、发展及转归的过程中,邪正的消长盛衰,不是固定不变的。邪正双方在其相互斗争的过程中所产生的消长盛衰变化对疾病的转归起着决定性的作用。

(1)正盛邪退 正气比较充盛,抗御病邪能力较强,或经过及时正确治疗,正气日渐恢复,机体的阴阳两个方面趋于相对平衡,疾病趋于好转或痊愈。

(2)邪盛正衰 正气衰弱,抗邪无力,或邪气过于强盛,严重损伤正气,导致机体抗邪能力日渐降低,不能抵御邪气的致病作用,机体受到的病理性损害逐渐加重,则病情日趋恶化,甚至死亡。

(3)正虚邪恋 疾病后期,正气已虚,邪气未尽,正气一时无力抗邪,邪气留恋不去,病势缠绵的一种转归。常使疾病由急性转为慢性,或留下某种后遗症。

(4)邪去正虚 疾病后期,邪气已除,但正气耗伤,有待逐渐恢复。多见于急、重病的后期。

(二)阴阳失调

阴阳失调指机体阴阳双方失去相对的平衡状态,形成以阴阳偏盛或偏衰为核心的一系列病理变化。阴阳失调与疾病的寒热性质变化密切相关。

1.阴阳偏盛 阴或阳高于正常水平,出现"邪气盛则实"的病机变化,最终导致实热证或实寒证,即"阳盛则热,阴盛则寒"。

(1)阳偏盛 阳偏盛即阳胜,指机体在疾病过程中出现的一种以阳气偏盛、机能亢奋、阳热过剩为特点的病理状态。阳邪亢盛以热、动、燥为其特点,表现为壮热、面红、目赤、烦躁、口渴、脉数等,即"阳盛则热"。此外,阳偏盛的病变还有"阳胜则阴病"的发展趋势。

(2)阴偏盛 阴偏盛即阴胜,是机体在疾病过程中出现的一种以阴气偏盛、机能障碍、产热不足而以阴寒性病理代谢产物积聚为特点的病理状态。阴偏盛以寒、静、湿为其特点,阴偏盛时可出现形寒肢冷、水肿、身体蜷缩等,即"阴盛则寒"。此外,阴偏盛病变还有"阴盛则阳病"的发展趋势。

2.阴阳偏衰 阴或阳低于正常水平的病机变化,属于"精气夺则虚"的虚证。

(1)阳偏衰 阳偏衰即阳虚,是指机体在疾病过程中,阳气虚损,脏腑机能减退,温热作用下降,热能不足的病理状态。阳虚不能制阴,阴相对偏盛,以虚、寒、润为特点的虚寒证。

(2)阴偏衰 阴偏衰即阴虚,是指机体精血津液等物质基础不足,对机体滋润、濡养和宁静功能减退,阳热相对偏亢的病理状态。阴虚不能制阳,阳相对偏盛,以虚、热、燥为特点的虚热证。

3. 阴阳互损 阴或阳任何一方虚损到一定程度,影响到另一方,形成阴阳两虚的病机。多见于肾阴亏虚和肾阳亏虚之间的相互影响,最终使肾阴阳两虚。

(1)阴损及阳 阴液亏损,无阴则阳无以化,继而累及阳气,化生不足,或者气无所依附而耗散,从而在阴偏衰的基础上,又导致阳气亏虚,形成以阴虚为主的阴阳两虚的病理状态。

(2)阳损及阴 阳气亏损,无阳则阴无以生,累及阴液,使其化生不足,从而在阳偏衰的基础上又导致阴虚,形成以阳虚为主的阴阳两虚的病理状态。

4. 阴阳格拒 阴阳失调病机中比较特殊的一类病机变化。由于某些原因引起阴或阳某一方偏盛至极而阻遏于内,将另一方格拒、排斥于外,迫使阴阳之间不能维系,从而出现真寒假热、真热假寒的复杂病理现象。阴阳格拒属于疾病的危重阶段。

(1)阴盛格阳 阴寒之邪壅盛于内,逼迫阳气浮越于外,使阴阳不相维系,相互格拒而出现真寒假热的病理状态,阴寒内盛是疾病的本质。

(2)阳盛格阴 邪热极盛,深伏于里,阳气被遏,不得外达体表而格阴于外的真热假寒病理状态,阳热内盛是疾病的本质。

5. 阴阳亡失 机体内阴液或阳气突然大量亡失,导致全身机能严重衰竭而生命垂危的病理状态。

(1)亡阳 在疾病发展过程中,机体的阳气突然大量脱失,导致全身机能活动严重衰竭的一种病理状态。亡阳的病机特点是阳气突然大量脱失,精气不能内守而脏腑功能衰竭。

(2)亡阴 在疾病发展过程中,机体阴液突然大量亡失,从而导致全身机能活动严重衰竭的一种病理状态。亡阴的病机特点是阴液突然大量脱失导致脏腑功能衰竭。

(三)气血津液失常

气血失常是指气血生成不足,或运行失常以及气血关系失调的病理变化。津液失调是指津液生成、输布以及排泄障碍的病理变化。

1. 气血津液不足 先天禀赋不足、后天失养、脏腑功能失常以致生成不足,或久病不复、劳倦过度、汗多、失血、吐下过度等诸多因素,导致气血津液的耗损过多,具体包括气虚、血虚、津亏、液枯,或气血两虚、气津两虚、津枯血燥等。常出现脏腑功能减退,抗病能力下降,或脏腑、组织、官窍失于濡养,产生干燥枯涩等病理状态。

2. 气血津液运行失常 因外感六淫、内伤七情,或痰饮、湿浊、食积等导致机体阴阳失调、脏腑功能紊乱而引起气血津液运行失常。气的升降出入失常即气机失调,表现为气滞、气逆、气陷、气闭、气脱;血的运行失常表现为血瘀和出血;津液运行失常表现为痰饮、水湿等。

3. 气血津液关系失调 气血津液在生理上存在着相互依存、相互为用、相互制约的关系,在病理上必然相互影响。气血关系方面具体表现为气滞血瘀、气不摄血、气血两虚、气随血脱等病理变化;气津关系方面具体表现为津停气阻、气津两伤、气随津脱等病理变化;津血关系方面具体表现为津枯血燥、津亏血瘀等病理变化。

四、内生"五邪"病机

在疾病过程中,脏腑功能失调引起的风、寒、湿、燥、火分别称为内风、内寒、内湿、内燥、内火,即内生"五邪"。内生"五邪"并不是致病因素,而是脏腑经络及精气血津液的功能失调所引起的综合性病机变化。内生"五邪"属内伤病机。

1. 风气内动 又称"内风",是与外风相对而言的,是指脏腑气血失调,体内阳气亢逆而致风动之征的病理变化。由于"内风"与肝的关系较为密切,故又称肝风。在疾病发展过程中,阳盛,或阴虚不能制阳,阳升无制,出现动摇、眩晕、抽搐、震颤等类似风动的病理状态,都是风气内动的具体表现。风气内动病机主要有肝阳化风、热极生风、阴虚风动、血虚生风等。

2. 寒从中生 又称"内寒",是指机体阳气虚衰,温煦气化功能减退,虚寒内生,或阴寒之气弥漫的病理变化。阳气虚衰,不能制阴寒,故阴寒内盛。表现为阳热不足,温煦失职,虚寒内生,可见面色苍白、畏寒喜热、肢末不温、舌质淡胖、苔白滑润、脉沉迟弱等虚寒证。内寒的病机主要与脾肾阳虚有关。

3.湿浊内生 又称"内湿",是指脾气的运化水液功能障碍引起湿浊蓄积停滞的病理状态。内生之湿多因脾虚,故又称为脾虚生湿。内湿的产生,多因过食肥甘、嗜烟好酒、恣食生冷,内伤脾胃,致使脾失健运不能为胃行其津液,或喜静少动、素体肥胖、情志抑郁,致气机不利,津液输布障碍,聚而成湿所致。因此,脾的运化失职是湿浊内生的关键。

4.津伤化燥 又称"内燥",是与外燥相对而言的,是指体内津液耗伤而干燥少津的病理变化。多为久病伤津耗液,或大汗、大吐、大下,或亡血失精导致津液亏少,以及热性病过程中的热盛伤津等所致。津液亏少,不足以内溉脏腑,外润腠理孔窍,从而燥由内生,故临床上多见干燥不润等病变。内燥病变可发生于各脏腑组织,而以肺、胃及大肠为多见。内燥病变,临床上多见于津液亏少的枯竭之证。

5.火热内生 又称"内火",或"内热",是与外火相对而言的,是指脏腑阴阳失调,而致火热内扰的病理变化。火热内生有虚实之分,其病机主要有阳气过盛化火、邪郁化火、五志过极化火、阴虚火旺等。

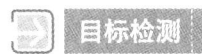 **目标检测**

目标检测答案

一、单项选择题

1.燥邪致病最易损伤人体( )。

A.津液 　　　　B.气血 　　　　C.精 　　　　D.阳气 　　　　E.阴气

2.疾病发生的内在因素是( )。

A.邪气强盛 　　B.正气不足 　　C.邪盛正衰 　　D.正盛邪衰 　　E.感邪轻重

3.风邪致病的特点是( )。

A.易伤津液 　　　　　　　B.病位不定 　　　　　　　C.病程迁延,缠绵难愈

D.易忧神明 　　　　　　　E.易致疮疡

二、多项选择题

1.内生"五邪"有哪些?( )

A.内风 　　　　B.内燥 　　　　C.内火 　　　　D.内湿 　　　　E.内寒

2.常见的发病类型有哪些?( )

A.有感而即发 　B.伏而后发 　　C.继发 　　　　D.徐发 　　　　E.复发

(任守忠)

诊断方法

中医临床常用的诊断方法包括望诊、闻诊、问诊和切诊四种基本方法。望诊是以目察病的诊病方法；闻诊是通过听声音和嗅气味了解病情的诊病方法；问诊是通过询问以了解病情的诊病方法；切诊是用手切脉或触按其他部位的诊病方法。临床诊断疾病必须坚持"四诊合参"的原则，全面收集症状、体征与了解病史，并经过综合辨析以准确审察疾病。

本章主要是讲望诊、闻诊、问诊及切诊。

1.掌握望舌和问诊。

2.熟悉闻诊及其他望诊。

3.了解切诊。

第三章 PPT

第一节　望　　诊

实例分析

患者李某，体形消瘦，五心烦热、盗汗，舌红少苔，脉细数。

问题：

根据上述症状及舌脉，李某属于什么证型？

望诊，是对患者的神、色、形、态、舌象以及分泌物、排泄物的色、质异常变化进行有目的的观察，以测知内脏病变，了解疾病情况的一种诊断方法。望诊分为全身望诊和局部望诊。全身望诊包括望神、色泽、形体、姿态等，局部望诊包括望舌、头面、五官、躯体、四肢、皮肤等。

一、全身望诊

（一）望神

神有广义和狭义之分，广义的神是指人体生命活动的外在表现，狭义的神是指人的精神、意识、思维活动。望神，是通过观察人体生命活动的外在征象，以判断脏腑阴阳气血的盛衰和疾病的轻重。根据神气的旺衰及病情的轻重，可分为得神、少神、失神、神乱和假神五种。

1.得神　又称有神，是精充气足神旺的表现。表现为两眼活动灵活，明亮有神，神志清楚，反应灵敏，语言清晰。得神显示的是健康状态，若病中有神则表示正气未伤，脏腑功能未衰。病多轻浅，预后较良。

2. 少神 又称神气不足,提示正气不足,精气轻度损伤,脏腑功能减退。症见精神不振,目光乏神,面色淡白少华,肌肉松弛,倦怠乏力,少气懒言等。多见于轻病或疾病恢复期,可见于素体虚弱者。

3. 失神 又称无神,分为精亏神衰、邪盛扰神两种,皆属病情危重。

(1)精亏神衰而失神 症见目光晦暗,目光呆滞,精神萎靡,反应迟钝,呼吸气微,循衣摸床,撮空理线,卒倒而目闭口开,遗尿等。显示精气大伤,脏腑功能衰竭,预后不良。

(2)邪盛扰神而失神 症见神昏谵语,卒倒神昏,两手握固,牙关紧闭。多因邪陷心包而内扰心神,肝风挟痰而蒙蔽清窍所致。

4. 神乱 即神志意识错乱失常,见于脏躁、癫病、狂病、痫病等。

5. 假神 久病、重病、精气极度衰弱的患者,原本精气极度衰竭,却突然出现短暂的好转假象。如:原来不欲言语,语声低弱,时断时续,突然转为言语不休者;原来精神极度衰颓,意识不清,突然精神转"佳"者;原不能食,突然欲食,且食量极大者。此为脏腑精气极度衰竭,正气将脱,阴阳欲将离决的征象,又称"回光返照"。

(二)望色

望色是指通过观察面部的颜色及光泽来诊察病情的方法。其中颜色指色调,光泽指明亮度。

1. 常色 健康人面部色泽。正常面色是红黄隐隐,明润含蓄。红黄隐隐为红黄隐现于皮肤之内,显示胃气充足、精气内含;明润含蓄为皮肤光明润泽,神采内含,显示精气充盛。常色又分为主色与客色。

(1)主色 又称本色,是指与生俱来,一生基本不变的肤色。

(2)客色 外界环境因素(如四时、气候、昼夜等)或工作环境不同,可导致面色相应变化的正常肤色。

2. 病色 病色为疾病状态下面部显现的色泽,病色的特点是晦暗枯槁。晦暗枯槁即面部肤色暗无光泽,提示脏腑精气已衰,胃气不能上荣。

(1)青色 主寒证、疼痛、气滞、瘀血、惊风。

(2)赤色 主热证(实热、虚热),亦主戴阳证。

(3)黄色 主虚证、湿证。

(4)白色 主虚证(血虚、气虚、阳虚)、寒证、失血证。

(5)黑色 主肾虚、寒证、水饮、瘀血、疼痛。

(三)望形态

肥胖之人多由痰湿积聚所为,属形盛气虚,即所谓"肥人多痰""肥人湿多";消瘦者多阴血不足,阴虚不能制阳,虚火内炽,故有"瘦人多火"之说。

(四)望姿态

面向里卧,体蜷缩为阴证;面向外卧,手足伸展为阳证。患者身体的某个部位不时颤动或振摇不定而不能自主者,或为热盛动风,或为虚风内动。患者手足蠕动,多为脾胃气虚或阴虚动风。患者四肢抽搐,是肝风内动。半身不遂者,多属中风。

二、局部望诊

望头面五官,是通过观察患者头面及五官的外形、动态、色泽等,以了解病情、诊察疾病的方法。

(一)望头

小儿头大、头小、方颅多因肾精不足所致。解颅(囟门迟闭)常由先天肾精不足或后天脾胃虚弱所致。

(二)望发

小儿头发稀疏黄软,多因先天不足;小儿发结如穗而枯黄无泽,多为小儿疳积;成人发黄干枯,稀疏易落,多属精血不足;青年人白发,多为肾虚或劳神伤血,亦可为先天禀赋所致。突然片状脱发,多为血虚受风;头皮多脂多屑,为血热化燥所致。

(三)望面

口眼歪斜(面瘫)为风邪中络所致;口眼歪斜兼见半身不遂,多为肝阳化风、风痰阻闭经络所致。

(四)望耳

主要观察耳的色泽与形态变化及耳内情况。耳轮淡白,多属气血亏虚;耳轮色黑,多是肾精亏虚;耳轮红肿,多为肝胆湿热,或热毒上攻;耳廓瘦薄,多是肾气不足;耳轮焦黑干枯,多属肾精耗竭。

(五)望鼻

望鼻,主要观察鼻的色、形、态及鼻道内分泌物的变化。鼻头红肿,或生红色丘疹,多属肺胃湿热。鼻柱溃陷,多见于梅毒、麻风。鼻翼扇动,初病气喘者,多见于肺热。久病鼻扇,喘而汗出者,多是肺肾精气衰竭。鼻流清涕,多为外感风寒。

三、望舌

望舌主要是观察舌质和舌苔两个方面的变化。正常舌象为舌体柔软,活动自如,颜色淡红,舌苔薄白均匀,苔质干湿适中,简称"淡红舌、薄白苔"。

(一)望舌质

望舌质对于诊察脏腑精气盛衰存亡,判断疾病预后转归具有重要意义。望舌质包括望舌色、望舌形、望舌态。

1.望舌色 主要观察舌质颜色的异常变化。

淡白舌:较正常舌色浅淡。主气血不足,阳虚。

红舌:舌色较正常加深,主热证。舌红苔黄为实热;舌红少苔,或无苔,或裂纹,为虚热。

络舌:舌色较红舌深,或略带暗红色。主内热深重,主热盛。温病中表示邪热深入营血;内伤杂病多属阴虚火旺。

紫舌:主气血瘀滞(寒凝或血热)。绛紫而干燥或起芒刺为实热证,淡紫而湿润为阴寒证。

2.望舌形

胖大舌:较正常舌体胖大。若舌体胖嫩而色淡,多由脾肾阳虚,津液不化,水饮痰湿阻滞所致;舌体肿胀满口,色深红,多是心脾热盛;舌肿胀色青紫而暗,多见于中毒。

裂纹舌:舌面上有明显的裂沟,多由阴液亏损不能荣润舌面所致。若舌质红络而有裂纹,多属热盛津伤,阴精亏损;舌色淡白而有裂纹,常为血虚不润;舌淡白胖嫩,边有齿痕而兼见裂纹,多为脾虚湿浸。

齿痕舌:舌体的边缘见牙齿的痕迹。舌淡胖大而润,边有齿痕,多属寒湿壅盛或阳虚水停;舌淡红而有齿痕,多为脾虚或气虚。

芒刺:舌高起如刺,摸之棘手。主热邪亢盛,且热盛则芒刺愈多。根据芒刺所生部位,可分辨邪热所在脏腑,如:舌尖有芒刺,为心火亢盛;舌边有芒刺,为肝胆火盛;舌中有芒刺,为胃肠热盛。

3.望舌态 主要是观察舌体运动的变化。

强硬:舌体强硬,运动不灵活,屈伸不便,或不能转动。主热入心包、热盛伤津、风痰阻络。

萎软:舌体软弱,伸卷无力,转动不便。主气血俱虚极、阴亏已极。

颤动:舌体震颤不定且不能自主。多主肝风内动。

吐弄:舌伸长,吐露出口外者为吐舌。多主心脾有热。

歪斜:舌体偏斜于一侧。多属中风或中风之先兆。

(二)望舌苔

正常舌苔是胃气蒸化食浊而成,病苔是胃气挟邪气上蒸而成。望舌苔,包括望苔色及苔质两个方面。

1.望苔色 苔色与病邪性质有关,察苔色可以推断疾病性质。

白苔：正常舌苔，亦主表证、寒证。苔薄白而滑，多为外感寒湿或阳虚水泛；苔薄白而干，多为外感风热或凉燥所致。

黄苔：主热证、里证。淡黄为热轻，深黄为热重，焦黄为热结。黄腻苔主湿热、痰热内蕴、食积化腐。

灰苔：主里热证、寒湿证。

黑苔：主里热炽盛、阴寒内盛。

2. 望苔质 主要观察舌苔的厚薄、润燥、腻腐、剥脱、有根无根等变化。

厚薄：透过舌苔能隐隐见到舌体的为薄苔，表明病邪表浅，多属表证；透过舌苔不能见到舌体的为厚苔，表明病邪深重，多属里证。

润燥：舌苔润而有津为润苔，表明津液未伤；舌面水分过多为滑苔，多是水湿内停；舌面干燥少津为燥苔，表明燥热伤津，或阴液亏耗。

腻腐：腻苔是舌面上覆盖着一层浊而滑腻的苔垢，颗粒细腻而致密，刮之难去，多见于湿浊、痰饮、食积等阳气被阴邪所抑的病变；腐苔是苔质颗粒较大，松软而厚，形如豆腐渣堆积舌面，刮之易脱，多由阳热有余，蒸腾胃中腐浊邪气上升而成，常见于食积、痰浊等证。

剥脱：舌苔剥脱，剥脱处光滑无苔，为胃气不足、胃阴损伤所致；若舌苔全部剥落，舌面光洁如镜，即为光剥舌，是胃阴枯竭、胃气大伤的表现。

四、望排出物

排出物包括分泌物、排泄物及呕吐物等病理产物。

排出物色白质稀者，多为寒证、虚证；色浊质稠者，多属热证、实证。

1. 痰涎 痰色白而清稀，多为寒证；痰色黄而稠者，多属热证；痰少而黏，难以排出者，多属燥痰；痰白易咳出而量多者，为湿痰；咳吐血如米粥状，为热毒蕴肺，多是肺痈证；痰中带血，或咳吐鲜血，多为热伤肺络。

2. 呕吐物 呕吐痰涎，质清稀者，属于寒饮；呕吐物清稀并夹有食物、无酸臭味者，多为胃气虚寒；呕吐物秽浊酸臭，多为胃热或食积；吐血鲜红或暗红，夹有食物残渣，多为肝火犯胃；呕吐物带有血色，味腥臭者，多为内痈。

3. 望大便 大便稀溏，色深黄而黏者，主肠道湿热；大便稀薄如水样，夹有不消化食物者，多主寒湿；便如黏冻，夹血，是为痢疾，色白者为病在气分，色赤者为病在血分，赤白相杂者多属气血俱病。先便后血，其色黑褐者为远血；先血后便，其色鲜红者为近血。

4. 望小便 小便清澈而量多者，多属虚寒；小便量少而黄赤者，多属热证；小便混浊不清，多为湿浊下注，或为脾肾气虚；尿血者，多属热伤血络；尿有砂石者，主石淋，多为湿热；尿如膏脂者，主膏淋，多为下焦湿热，或肾气亏虚。

五、望小儿指纹

望小儿指纹是指观察三岁以内小儿食指掌侧前缘浅表脉络形色变化的诊病方法。小儿指纹的正常形色为色泽浅红，隐现于风关之内，不浮不沉，隐约不显，单枝斜形，粗细适中。

第二节 闻 诊

闻诊是通过听声音和嗅气味来诊断疾病的方法。由于声音和气味都是在脏腑生理活动和病理变化中产生的，所以通过闻声音与嗅气味的异常变化可诊察病情。

一、听声音

（一）声音异常

声音高亢洪亮，多言而躁动者，属实证、热证；声音低微无力，少言而沉静者，属虚证、寒证。声音重浊,常见于外感,亦见于湿浊阻滞,为肺气不宣、气道不畅所致。若发不出音,称为"失音",亦有虚实之分,外感病感邪后又伤于饮食,多属实证;内伤病肺肾阴虚,津液不能上承者,多属虚证。

(二)语言异常

1.谵语 神志模糊,胡言乱语,声高有力,常属于热扰心神。

2.郑声 神志不清,语言重复,时断时续,声音低弱,属心气大伤、精神散乱。

3.狂言 言语粗鲁,狂妄叫骂,失去理智控制,是痰火扰心所致。

4.独语 喃喃自语,见人便止,首尾不续,多是心气虚、精不养神所致。

(三)呼吸异常

1.气微与气粗 呼吸微弱,多是肺肾之气不足,属于内伤虚损;呼吸有力,声高气粗,多是热邪内盛,气道不利,属于实热证。

2.哮喘 呼吸困难,短促急迫,甚则鼻翼扇动,或张口抬肩不能平卧者称为喘。喘气时喉中有哮鸣音者称为哮。若喘息气粗,声高息涌,以呼出为快者属实喘,多因肺有实邪、气机不利所致;若喘声低微息短,呼多吸少,气不得续,属虚喘,乃肺肾气虚、出纳无力所致。

(四)咳嗽

咳声重浊,多属实证;咳声低微气怯,多属虚证。呈阵发性,咳而气急,连声不绝,终止时作鸳鸳叫声的,称为顿咳;咳声如犬吠,多为白喉。干咳无痰,或只有少量稠痰,多属燥邪犯肺或阴虚肺燥。

(五)呃逆、嗳气、呕吐

呃逆、嗳气:呃声高亢而短,响亦有力,多属实热;呃声低沉而长,气弱无力,多属虚寒。若久病胃气衰败,出现呃逆,声低无力,则属危证。

嗳气,多见于饱食后,可由宿食不化、肝胃不和、胃虚气逆等原因引起。食后嗳出酸腐气味,多为宿食停积,或消化不良;无酸腐气味的,为肝胃不和或胃虚气逆所致。

二、嗅气味

嗅气味包括嗅患者体内发出的各种气味及分泌物、排泄物等的气味。

第三节 问 诊

问诊是医生通过对患者或陪诊者进行有目的的询问,了解疾病的起始、发展及治疗经过、现在症状和其他与疾病有关的情况,以诊察疾病的方法,为中医诊察疾病的基本方法之一。问诊的内容主要包括基本情况、主诉、现病史、既往史、个人生活史、家族史等。

一、问基本情况

基本情况包括姓名、性别、年龄、婚否、民族、职业、籍贯等。询问基本情况有两个方面的临床意义。一方面便于与患者或家属进行联系和随访,对患者的诊断和治疗负责。另一方面可使医生获得与疾病有关的资料,为诊断、治疗提供一定依据。年龄、性别、职业、籍贯等不同,则有不同的多发病。水痘、麻疹、顿咳等病,多见于小儿;青壮年气血充盛,抗病力强,患病多属实证;老年人气血已衰,抗病力弱,患病多为虚证;癌症、胸痹、中风等病,多见于中老年患者。妇女有月经、带下、产育等疾病;男子可有遗精、滑精、阳痿等病变。长期从事水中作业者,易患寒湿痹证;矽肺、铅中毒等病,常与所从事的职业有关。

二、主诉

主诉是患者就诊时最感痛苦的症状、体征。主诉往往是疾病的主要矛盾所在,一般只有一两个症状是主症。通过主诉常可初步估计疾病的范畴和类别,以及病势的轻重缓急。因此,主诉具有重要的诊断价值,是调查、认识、分析和处理疾病的重要线索。

三、问现在症状

(一)问寒热

患者有冷感,分为恶寒、畏寒。恶寒是患者的主观感觉,凡感觉怕冷,加盖衣被、近火取暖仍觉寒冷者,称为恶寒。若虽怕冷,但加盖衣被或近火取暖而有所缓解者,称为畏寒。发热除指体温高于正常者外,还包括患者自觉全身或某一局部发热的主观感觉,如"五心烦热""骨蒸潮热"等。

1.恶寒发热 疾病初起即有恶寒发热,多见于外感表证。

(1)恶寒重发热轻 为外感风寒表证。寒邪束表伤及机体阳气,故而恶寒重;寒性收引凝滞,卫阳郁而不宣,郁久化火,因而发热。

(2)恶风而发热轻 恶风为遇风觉冷、避之可缓,为外感风邪所致。因风性开泄,腠理疏松,阳气郁遏不甚,正邪交争不剧所为。

(3)发热重恶寒轻 为外感风热表证。因风热为阳邪,阳邪致病则阳盛,故发热重。风热袭表,卫外不固,腠理开泄,所以微恶风寒。

2.但寒不热 新病恶寒,主里实寒证。寒邪直中脏腑、经络,机体失于温煦。久病畏寒,主里虚寒证。多属阳气虚衰,不能温煦肌肤。

3.但热不寒

(1) 壮热 患者高热不退(39 ℃以上),不恶寒反恶热,主里实热证。多见于风寒入里化热,或风热内传,正盛邪实,正邪相搏,里热炽盛,蒸达于外。常见于伤寒阳明经证或温病气分证。

(2)潮热 发热如潮汐之有定时,或按时而发或按时而热更甚。

阴虚潮热:午后或入夜即发热,以五心烦热、骨蒸为特征,又称"骨蒸潮热"。

湿温潮热:以午后热甚、身热不扬为特征,其病多在脾胃,病机多因湿遏热伏,热难透达所致。

阳明潮热:日晡(申时,下午 3—5 时)阳明经气血旺时而热甚,又称"日晡潮热",是胃肠燥热内结(阳明腑实)所致。

(3)长期低热 指发热日期较长,而热度仅较正常体温稍高,或仅患者自觉发热而体温并不高者。长期低热的病机复杂,可见于阴虚潮热、夏季发热、气虚发热等多种情况。

4.寒热往来 恶寒与发热交替而作,多见于半表半里证。

(1)伤寒少阳证 寒热往来,发无定时。此为邪气不太盛,正气也不强,邪气既不能侵入于里,正气也不能驱邪外出,正邪交争于半表半里的表现。

(2)疟疾 寒战与壮热交替,发有定时,一日一次或两三日一次者,疟邪伏藏于半表半里之间,入与阴争则寒,出与阳争则热。

(二)问汗

汗是津液在阳气的蒸化下出体表而成,即所谓"阳加于阴谓之汗"。

1.表证辨汗

(1)表证无汗 多属外感风寒邪之伤寒表实证,因寒性收引,使腠理致密,汗孔闭塞而无汗。

(2)表证有汗 多属外感风邪,或卫阳虚弱,复感外邪的表证,因风性开泄,其性升散,易袭阳位,可使腠理疏松而汗出。

2.里证辨汗

(1)自汗 日间经常汗出不止,活动后更甚,多因气虚卫阳不固所致。

(2)盗汗 入睡则汗出,醒后则汗止,多因阴虚火旺。睡时卫阳入里,里热亢盛,蒸发阴津而致汗出,醒时卫阳达表,固护肌肤,腠理固密,故而汗止。

(3)绝汗 大汗出,并见高热、烦渴饮冷、脉洪大等症,是为阳热内盛迫津外泄的实热证;冷汗淋漓,伴有呼吸喘促、神疲气弱、四肢厥冷、脉微欲绝等症,则为阳气将绝,元气欲脱,津随气泄的危候,即亡阳证;若汗热而结如油,烦躁口渴,脉细数或疾,则为枯竭之阴津外泄之危象,即亡阴证。

3.局部汗出

(1)头汗出　仅头部汗出或头颈部汗出较多,多为上焦热盛、中焦湿热蕴结之湿郁热蒸、元气将脱之阴阳离决。

(2)手足心汗　多为阴虚内热而迫津外泄、阳明燥热内结、中焦湿热郁蒸。

(3)阴汗　多为下焦湿热郁蒸所致。

(三)问疼痛

1.问疼痛的性质　胀痛,多属气滞;重痛,即疼痛并有沉重的感觉,多为湿滞经脉所致;刺痛,疼痛如针刺,痛处固定,夜间痛甚,主瘀血;绞痛,痛如绞割,多因有形实邪闭阻气机而成;灼痛,痛有灼热感而喜凉,由火邪导致;痛有冷感而喜暖,实寒多因寒邪阻络,气血运行不畅,不通则痛,虚寒则为阳气不足,终致脏腑、经络失于温养,不荣则通;隐痛,疼痛不剧烈,隐隐而痛却绵绵不休,持续时间较长,一般多是气血不足,阴寒内生,气血运行不畅所致。

2.问疼痛部位　主要问胸痛、胁痛、胃脘痛、腹痛、腰痛等,对了解病变所在的脏腑经络有一定的意义。

(四)问饮食、口味

1.口渴与饮水　口渴多饮,常见于热证;大渴喜冷饮,为热盛伤津;渴喜热饮,饮量不多或口渴欲饮,水入即吐,小便不利,多为痰饮内停,水津不能上承;口渴而不多饮,常见于急性热病,多属热入营血。

2.食欲与食量　食少见于久病,兼有面色萎黄、形瘦、倦怠者,属脾胃虚弱;食少伴有胸闷、腹胀、肢体困重、舌苔厚腻者,则多是脾湿不运;食后胃痛减轻者,属虚证;食后胃痛加重者,属实证,为内有积滞或气滞血瘀之证。

3.口味异常　口苦,多见于热证,特别是见于肝胆实热的病变;口甜而腻,多属脾胃湿热;口中泛酸,多为肝胃蕴热。

(五)问二便

询问患者二便次数、便量、性状、颜色、气味以及便时有无疼痛、出血症状,以了解患者食物消化、水液代谢的情况。

1.问大便

(1)大便次数　大便干燥坚硬,排出困难,便次减少,实则多因热结肠道,虚则多因阴虚液少,或气液两亏,或气虚失运,或血虚失运;大便稀软不成形,甚至呈水样,便次增多,称为清泄或泄泻,常见于脾失健运;大便水粪夹杂,下利清谷或五更泄泻,多为脾肾阳虚、寒湿内盛;腹痛则泻,泻后痛减者多是肝郁脾虚;大便夹有不消化食物,酸腐臭秽,多是伤食积滞。

(2)便质异常　完谷不化多为脾胃虚寒、肾阳虚衰或伤食所致;大便时干时稀,多为肝郁脾虚、肝脾不和;大便先干后稀,多属脾胃虚弱;便血多为胃肠热盛、迫血妄行、脾不统血等病因所为。

(3)便感异常　排便时肛门有灼热感,多是热迫直肠;大便滑脱不禁,肛门有下坠感甚至脱肛,多见于脾虚下陷的久泄;里急后重,多见于痢疾。

(4)便色异常　大便黄而臭,多属大肠湿热;大便灰白,多为肝失疏泄。

2.问小便

(1)尿量异常　尿量增多为肾虚;尿量减少为实热证、伤津证、水肿病。

(2)尿次异常　小便频数为湿热蕴结下焦;小便癃闭则为湿热下注或年老气虚、肾阳不足所致。

(3)排尿感异常　小便涩痛为湿热蕴结,膀胱气化不利;余沥不尽、小便失禁、遗尿均为肾气不固,膀胱失约所致。

(4)尿色异常　小便清长为虚寒证;小便短黄为实热证;尿中带血,为热伤血络或脾不统血所致;尿有砂石为湿热内蕴,日久煎熬尿液结成。

（六）问睡眠

1.失眠 失眠为阳不入阴、神不守舍的病理表现。不易入睡多为心肾不交；睡后易醒多为心脾两虚；睡后时时惊醒多为胆郁痰扰；夜卧不安多为饮食积滞。

2.嗜睡 昏沉而嗜睡者，多由痰湿困遏，清阳不升所致；神疲欲寐，闭眼即睡，呼之即醒或朦胧迷糊，似睡非睡，似醒非醒者，称为"但欲寐"，是心肾阳虚之证；若昏睡见于急性热病者，多属邪入心包，热盛神昏之象。

（七）问经带

1.问月经 包括期、量、色、质等方面的内容。

（1）经期 月经周期指上次月经来潮至本次月经来潮之间的时间。

月经先期：连续两个月经周期，月经提前八九天者。实证见于肝气郁滞，疏泄功能异常，或瘀血内阻，血液不循常道，或里热炽盛，热邪迫血妄行。虚证见于气虚不能摄血。

月经后期：连续两个月经周期，月经错后八九天者。实证多因寒凝、痰阻、瘀血；虚者多因血少，任脉不充。

月经不定期：周期错乱，或前或后，经行无定期，多为肝气郁滞，或为脾肾虚损。

（2）经量 月经过多，多为血热、冲任受损，或气虚不能摄血所致。月经过少，多为血虚生化不足，或为寒凝、血瘀、痰湿阻滞等。闭经（停经超过三个月），多为生化不足，气虚血少，或血瘀不通，或血寒凝滞等。

（3）色质 经色淡红质稀，多为血少不荣，属虚证；若经色深红质稠，属血热内炽，为实证。若经色紫暗有块，乃寒凝血滞；暗红有块，则为血瘀。

（4）行经腹痛 行经时腰腹作痛，甚至剧痛不能忍受，并随月经周期持续发作。经前或经期小腹胀痛者，多属气滞血瘀；小腹冷痛，遇暖则缓者，多属寒凝；行经或经后小腹隐痛、腰酸痛者，乃气血亏虚，胞脉失养所致。

2.问带下 主要了解色、量、质、气味等变化。若带下量多色白，清稀如涕，多属脾虚湿注；带下色黄，黏稠臭秽，或伴有外阴瘙痒疼痛，多属湿热下注；带下晦暗，质稀薄而多，腰腹酸冷，多属肾虚。

第四节 切 诊

切诊，包括脉诊和按诊两部分。脉诊是指医生用手切按患者脉搏，根据脉动应指的形象，以了解病情、辨别病证的诊察方法。按诊是指医生用手触摸或按压患者的某些部位，以了解局部冷热、润燥、软硬、压痛、肿块或其他异常变化，从而推断疾病部位、性质和病情轻重的一种诊病方法。

一、脉诊

脉诊又称"切脉"，是医生用手指触按患者的动脉，探查脉象，以了解病情变化的一种诊病方法。

（一）脉诊部位

脉诊部位是"寸口"（又称"气口"），即切按患者桡动脉腕后表浅部位。

"寸口"分寸、关、尺三部。掌后高骨的部位为"关"，关前为"寸"，关后为"尺"。三部脉分候不同的脏腑，现临床常用的划分方法是，右寸候肺，右关候脾胃，右尺候肾，左寸候心，左关候肝，左尺候肾。

（二）脉诊方法

1.体位 脉诊时让患者取坐位或仰卧位，手臂与心脏近于同一水平位，直腕仰掌，以使血流畅通。医生用左手切患者右手脉、右手切患者左手脉。

2.布指 用三指定位切成人脉，即先以中指按在掌后高骨定关，然后用食指按在关前定寸，用无名指按在关后定尺。三指应呈弓形,指头齐平,以指腹按触脉体。布指的疏密应与患者的身长相适应,身材高大布指宜疏,身材矮小布指宜密。小儿寸口脉部位甚短,可用"一指(拇指)定关法"。

3. 指法 脉诊时常运用三种不同的指力以体察脉象,用轻力按在皮肤上为浮取,名曰"举";用重力按至筋骨为沉取,名曰"按";不轻不重,中等度用力按到肌肉为中取,名曰"寻"。

(三)正常脉象(平脉)

平脉:一息脉来四至,脉象和缓有力、从容有节、不快不慢。

(四)常见病脉和主病

1. 浮脉 轻取即得,重按稍减而不空,举之有余。主表证,亦主虚阳外越。

2. 沉脉 轻取不应,重按始得。主里证,有力为里实,无力为里虚。

3. 迟脉 脉来缓慢,一息脉动不足四至。主寒证,无力为阳气,有力为冷积。

4. 数脉 脉来急促,一息脉来五至以上。主热证,有力为实热,无力为虚热。

5. 虚脉 举之无力,按之空虚,应指软弱。主虚证,多见于气血两虚。

6. 实脉 脉来坚实,三部有力,来去俱盛。主实证。

7. 弦脉 形直体长,如按琴弦。主肝胆病、诸痛、痰饮等。

8. 滑脉 往来流利,应指圆滑,如盘走珠。主痰饮、食积、实热。

9. 洪脉 脉形宽大,状如波涛,来盛去衰。主气分热盛。

10. 紧脉 脉来绷紧有力弹指,状如牵绳转索。主寒证、痛证、宿食。

11. 濡脉 浮而细软。主诸虚。

12. 细脉 脉细如线,应指明显,按之不绝。主气血两虚、诸虚劳损,又主湿证。

13. 涩脉 脉细行迟,往来艰涩不畅,如轻刀刮竹。主气滞血瘀、伤精血少、痰食内停。

14. 结脉 脉来缓中时止,止无定数。主阴盛气结、寒痰瘀血、气血虚衰。

15. 代脉 脉来迟缓力弱,时发歇止,止有定数。主脏气衰微,痛证,或为七情内伤、跌打损伤等。

16. 促脉 往来急促,数而时止,止无定数。主阳热亢盛、气血塞滞、痰食停滞。

二、按诊

按诊是医生用手直接触摸或按压患者某些部位,以了解局部冷热、润燥、软硬、压痛、肿块或其他异常变化,从而推断疾病部位、性质和病情轻重等情况的一种诊病方法。按诊是切诊的重要组成部分,在辨证中起着至关重要的作用。其手法主要是触、摸、按、叩。

(一)按肌肤

按肌肤主要了解冷热、润燥、肿块等内容。肌肤灼热为热证;清冷为寒证。湿润多为汗出或津液未伤;干燥多为无汗或津液已伤。肌肤甲错,为内有瘀血。按之凹陷,应手而起者为气胀,不能即起者为水肿。

(二)按手足

按手足诊手足的冷暖,可判断阳气的盛衰。手足冷凉者属寒证,多为阳虚或阴盛;手足俱热者属热证,多为阴虚或阳盛。手足心热甚于手足背者,多为内伤发热。

(三)按脘腹

主要审察有无压痛及包块。腹部疼痛,按之痛减,局部柔软者为虚证;按之痛剧,局部坚硬者为实证。右少腹疼痛拒按为肠痈。腹中包块固定不移,痛有定处,按之有形者,称为积,病在血分。若包块往来不定,痛无定处,聚散无常,称为聚,病属气分。

目标检测

目标检测答案

单项选择题

1.面色随四季时令不同而微有变化,秋天面色相应为(   )。

A.稍赤   B.稍白   C.稍青   D.黄色   E.稍黑

2.下列哪项不属于四诊的内容?(   )

A.望色   B.诊舌   C.切脉   D.诊病   E.听呼吸

3.舌红的临床意义是(   )。

A.主阳虚   B.主寒证   C.主热证   D.主表证   E.主虚证

4.望苔色中,黄苔的临床意义是(   )。

A.主虚证   B.主寒证   C.主表证   D.主热证   E.主里证

5.有关正常脉象的特点,正确的是(   )。

A.脉沉   B.脉浮   C.脉细   D.脉粗   E.脉不沉不浮

(任守忠)

辨 证

→ 学习引导

八纲辨证,是表里、虚实、寒热、阴阳八个辨证纲领,是依据疾病的原因、部位、性质和正邪斗争消长情况,进行分析归纳判断为不同证候的辨证方法。八纲辨证是各种辨证方法的总纲,适用于各种疾病的辨证,其中阴阳又为八纲的总纲。

→ 学习目标

1.掌握八纲辨证、脏腑辨证方法。
2.熟悉八纲辨证、气血津液辨证及脏腑辨证主要内容。

第四章 PPT

第一节 八 纲 辨 证

案例分析

刘某,女,22岁。患者就诊前一天没休息好,外加工作劳累,出现恶寒重、发热轻、无汗、头身疼痛、鼻塞、流清涕、咳嗽、吐稀白痰、口渴喜热饮、苔薄白等症。

请您完成以下任务。

1.此患者病位在表还是在里?

2.是寒证还是热证?

3.是实证还是虚证?

一、表里

表里是辨别病位浅深和病势趋向的一对纲领。表证病变在皮毛、肌腠、经络;里证病变在脏腑、气血、骨髓。病若在表,病位浅、邪气轻,多为疾病的初期阶段,预后较好;病若在里,病位深、邪气重、病程较长。

(一)表证

表证是六淫、疫疠等外邪经皮毛、口鼻入侵机体,正气(卫气)抗邪于肌表所表现的轻浅证候的概括。多见于外感病初期阶段。特点是起病急、病程短。表现为恶寒、发热、头痛、有汗或无汗,苔薄白,脉浮。

因外感邪气性质有寒热的不同,故表证又分为表寒证与表热证(表4-1)。

表 4-1　表寒证与表热证的鉴别要点

	临床表现	舌象	脉象
表寒证	恶寒重,发热轻	苔薄白	浮紧
表热证	恶寒轻,发热重	苔薄白或薄黄	浮数

(二)里证

里证,是病变部位在内,由脏腑、气血、骨髓等受病所致的一类证候。里证的来源有三:一是外邪袭表,表证未解,病邪传里,而成里证;二是外邪直入脏腑,脏腑受病而成里证;三是情志内伤,饮食劳倦等,直接损伤脏腑气血,以致脏腑气血功能紊乱而表现为里证。表证与里证鉴别要点:主要审查患者的寒热、舌象和脉象表现,凡不具备发热恶寒、脉浮等表证,以及寒热往来、脉弦等半表半里证者,均属里证。

(三)半表半里证

半表半里证,是指正邪相搏于表里之间的一类特殊证候。表现为寒热往来,胸胁苦满,心烦喜呕,口苦咽干,不欲饮食,沉默不欲言语,脉弦等。多见于肝炎和胆道感染等疾病。

二、寒热

寒热辨证是辨别疾病性质的一对纲领,可直接反映人体阴阳的偏盛与偏衰。一般来说,寒证是阴盛或阳虚的表现;热证是阳盛或阴虚的表现。

(一)寒证

寒证是由外感寒邪、过食生冷或久病阳气受损所引起的机体阴盛或阳虚,本质属于寒性的一类证候。表现为恶寒怕冷,喜温,口不渴,尿清,便溏,面白,苔白,脉迟或紧等。寒证包括表寒、里寒、实寒、虚寒。

(二)热证

热证是由外感火热之邪,或外感寒湿等邪郁而化热,或五志过极化火,或过服辛辣温热之品,或素体阳热之气偏亢等引起的机体阴虚阳盛,本质属于热性的一类证候。表现为发热,恶热,喜凉,口渴,尿黄,便结,面赤,苔黄,脉数等。热证包括表热、里热、实热、虚热(表 4-2)。

表 4-2　寒证与热证的鉴别要点

	寒热喜恶	面色	口渴	四肢	神态	小便	大便	舌象	脉象
寒证	恶寒喜暖	白	不渴	冷	蜷卧	清长	稀溏	舌淡苔白而润	迟或紧
热证	恶热喜冷	红	渴喜冷饮	热	躁动	短赤	秘结	舌红苔黄而干	数或滑

三、虚实

虚实辨证是辨别邪正盛衰的一对纲领,反映病变过程中人体正气的强弱和致病邪气的盛衰。邪气亢盛多表现为实证;正气虚弱多表现为虚证,即"邪气盛则实,正气夺则虚"。

(一)虚证

虚证是对人体正气虚弱或不足为主所产生的各种虚弱证候的概括,特点是正气不足,邪气亦不盛。多由先天不足,后天失调,失治误治以及病后失养所致。一般久病、体质衰弱、老年患者,多为虚证。虚证可分为气虚、血虚、阴虚、阳虚四大类型,可表现为精神萎靡,面色苍白,肢体乏力,声低气微,疼痛喜按,大便溏薄,或五心烦热,颧红盗汗,心烦失眠,口燥咽干,舌质胖嫩少苔或无苔,脉细无力等。

(二)实证

实证是邪气亢盛,正邪斗争引起的病理反应较为激烈的一类证候的概括,特点是邪气充斥、停聚。多由感受外邪(六淫、疫疠)或内生病邪(痰、饮、水湿、瘀血、脓、宿食、结石等)蓄积。一般新病、体质素健及青壮年患者,多为实证。可表现为精神烦乱,声高气粗,身热面赤,胸腹胀满,疼痛拒按,小便短涩或尿时疼痛,大便秘结。舌质苍老,舌苔厚,脉实有力等(表4-3)。

表 4-3 虚证与实证的鉴别要点

	病程	精神	声息	胸腹胀满	疼痛	发热恶寒	体质	舌象	脉象
虚证	长	萎靡	声低息微	胀满时减	喜按	长期低热,畏寒	弱	质嫩少苔	无力
实证	短	亢奋	声高气粗	胀满不减	拒按	蒸蒸壮热,恶寒	壮	苍老苔厚腻	有力

四、阴阳

阴阳辨证是辨证的总纲。表里、寒热、虚实分别从不同角度来概括病情,只能说明疾病的某一方面的特点,要对病情进行全面归纳,让复杂的证候纲领化,就可以用阴阳来概括表里、虚实、寒热六纲。

(一)阴证与阳证

阴证是机体阳气虚衰,阴寒内盛所致,在疾病过程中表现出晦暗、抑制、衰退、沉静、向下、向内,属于里证、寒证、虚证的一类证候。

阳证是机体阳气亢盛,脏腑功能亢进所致,在疾病过程中表现出明亮、亢进、兴奋、躁动、向上、向外,属于表证、热证、实证的一类证候。

(二)亡阴证与亡阳证

亡阴证与亡阳证均为疾病危重阶段出现的证候,是最严重的阴虚证和阳虚证。

亡阴证是指体内阴液大量耗损或丢失,阴液严重亏乏枯竭的危重证候。表现为身体灼热,虚烦躁扰,汗出,汗热而黏,口渴喜冷饮,舌干红,脉细数疾。

亡阳证是指机体阳气极度消耗,以致阳气欲脱的危重证候。表现为手足厥逆,肌肤不温,大汗淋漓,汗冷而清稀,口淡不渴,气微,舌淡暗,脉微欲绝。

八纲辨证中的各证候,都不是孤立无援、绝对对立、静止不变的,而是互相联系、相互交错的。如表证与里证,既有属寒、属热的区别,又有实与虚的不同;热证与寒证,是在表还是在里,在区别病变部位的前提下,又有虚实之差异。此外,在一定条件下,表里、寒热、虚实是可以相互转化的,如由表证入里,由里证出表,寒证化热,热证化寒,虚证转实,实证转虚等。当疾病发展到严重阶段,病势趋于极点时,还会出现真寒假热、真热假寒等表现与疾病本质相反的假象。总之,疾病是千变万化的,八纲辨证须灵活使用。

第二节 脏 腑 辨 证

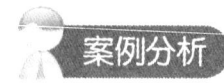

李某,男,28岁。近一年来反复胃脘疼痛,劳累,饥饿时发作。7天前感觉身倦乏力,有时心悸,大便色黑,上腹疼痛频频,喜按,神疲,懒言,口干,纳减,无明显恶心呕吐,面色淡白少华,舌淡白,苔薄白,脉缓乏力。

请试分析:

1.此患者病位在表还是在里?

2.是实证还是虚证?

3.脏腑证型是什么?

脏腑辨证,是在认识脏腑生理功能与病变特点的基础上,运用四诊收集患者的症状、体征及相关病情资料,进行综合分析,判断疾病所在的脏腑部位、病因病机、病性等,确定证候类型的一种辨证方法。简言之,以脏腑为纲,对疾病进行辨证。脏腑辨证是中医辨证体系的重要组成部分,也是临床各科诊断疾病的基本方法。

一、心与小肠病辨证

(一)心气虚证

心气虚证是指心气不足,推动无力所致的证候,表现为心悸怔忡、胸闷气短、自汗神疲,活动后诸症加重,面白,舌淡,脉虚。

(二)心阳虚证

心阳虚证是指心阳虚衰,温运失司,虚寒内生所致的证候,表现为心悸怔忡,胸闷憋痛,神疲乏力,畏寒肢冷,气短自汗,面色㿠白,舌淡胖,苔白滑,脉细或结代。多由心气虚发展而来。

(三)心血虚证

心血虚证是心血不足、心神失养所致的证候,表现为心悸怔忡,失眠多梦,眩晕,健忘,面色苍白或萎黄,口唇爪甲色淡,脉细弱无力。

(四)心阴虚证

心阴虚证是心阴亏损,心神失养,虚热内扰所致的证候,表现为心悸怔忡,五心烦热,潮热盗汗,失眠多梦,口干咽燥,舌红苔少,脉细数。

(五)心脉痹阻证

心脉痹阻证是指某些致病因素痹阻于心,脉络不通所致的证候,表现为心悸怔忡,胸骨后憋闷疼痛,痛引肩背或手臂,时发时止。若痛如针刺,胸闷较甚,兼见舌紫暗或有瘀斑、紫点,脉细涩或结代,为瘀阻心脉;若胸闷痛,身重困倦,痰多体胖,舌苔白腻,脉沉滑,为痰阻心脉;若疼痛剧烈,突然发作,遇寒加重,得温痛减,伴畏寒肢冷、舌淡苔白、脉沉迟或沉紧,为寒凝心脉;若疼痛且胀,胁胀,善太息,脉弦,发作多与情绪变化有关,多为气滞。

(六)心火亢盛证

心火亢盛证是指心火内炽,扰乱神明,迫血妄行的实热证候。表现为心烦失眠,面赤身热,口渴,便秘溲赤,舌尖红绛,苔黄,脉数;或口舌赤烂疼痛,或小便赤涩灼痛,或见吐血、衄血,甚则狂躁谵语,神识不清。

(七)痰蒙心窍证

痰蒙心窍证是指痰浊蒙蔽心包,以神志异常为主症的证候。表现为意识模糊,言语不清,甚则昏不知人;或精神抑郁,举止失常,表情淡漠,神志痴呆,喃喃自语;或突然昏仆,不省人事,喉中痰鸣,口吐涎沫,手足抽搐,两目上视,口中如猪羊叫声;兼见面色晦滞,胸闷呕恶,苔白腻,脉滑。

(八)小肠实热证

小肠实热证是心火移热小肠,小肠邪热炽盛的证候。表现为口舌生疮,心烦口渴,小便赤涩,尿道灼痛,或尿血,舌红苔黄,脉数。

二、肺与大肠病辨证

(一)肺气虚证

肺气虚证是指肺气不足、卫外不固、宣降无力所致的虚弱证候。表现为咳喘无力,气短,动则益甚,咳痰清稀,面色淡白,声低气怯,或有自汗畏风,易于感冒,神疲体倦,舌淡苔白,脉虚弱。

(二)肺阴虚证

肺阴虚证是指肺阴不足,虚热内生所致的证候。表现为干咳无痰,或痰少而黏,不易咳出,或痰中带血,口咽干燥,声音嘶哑,形体消瘦,五心烦热,或午后潮热,盗汗,颧红,舌红少津,脉细数。

(三)外邪袭肺证

外邪袭肺证是指风寒、风热、燥邪侵袭肺,肺卫失宣所致的证候。风寒袭肺表现为咳嗽,咳痰清稀色白,微有恶寒发热,或见身痛无汗,鼻塞,流清涕,舌苔薄白,脉浮紧;风热袭肺表现为咳嗽,咳痰黄稠,鼻塞,流黄浊涕,发热,微恶风寒,或咽痛,口微渴,舌尖红,苔薄黄,脉浮数;燥邪犯肺表现为干咳无痰,或痰少而黏,难以咳出,或咳时胸痛、痰中带血,并伴口、鼻、唇、咽干燥,或见鼻衄,便干尿少,或发热,微恶风寒,无汗或少汗,苔薄而干燥,脉浮数或浮紧。

(四)痰浊阻肺证

痰浊阻肺证是指痰浊阻滞于肺,肺失宣降所致的证候。表现为咳嗽,痰多色白,质黏易咳,或痰鸣气喘,胸闷,舌淡苔白腻,脉滑。

(五)痰热壅肺证

痰热壅肺证是指痰热交结,壅塞于肺,肺失宣肃所致的证候。表现为咳喘,呼吸气粗,甚则鼻翼扇动,壮热,胸痛,痰黄稠量多,或咳腥臭脓血痰,大便秘结,小便黄赤,舌红苔黄腻,脉滑数。

(六)大肠湿热证

大肠湿热证是指湿热下注于大肠,大肠传导失司所致的证候。表现为腹痛,里急后重,下痢赤白脓血,或腹泻不爽,粪质黏稠腥臭,或暴注下迫,色黄而臭,伴有身热口渴,小便短赤,舌红苔黄腻,脉滑数或濡数。

(七)大肠实热证

大肠实热证是指邪热与糟粕互结于大肠所致的实热证。表现为日晡潮热或壮热,腹满胀痛拒按,口渴,大便秘结,或热结旁流,小便短赤,舌红苔黄而焦燥,脉沉实而有力。

三、脾与胃病辨证

(一)脾胃气虚证

脾胃气虚证是指脾气不足,运化失司所致的证候。表现为纳少腹胀,面色萎黄,倦怠乏力,胃痛喜按,食后痛减,大便稀溏,舌质淡有齿痕,苔白,脉濡无力。

(二)中气下陷证

中气下陷证是指脾气虚弱,清阳不升所致的病证。表现为脘腹坠胀,或便意频数,肛门坠重,或久泻久痢不止,甚至脱肛;或小便混浊如米泔;或子宫下垂;伴有头晕目眩,肢体倦怠,声低懒言,舌淡苔白,脉弱。

(三)脾不统血证

脾不统血证是指脾气虚弱,不能统摄血液所致的慢性出血的证候。表现为齿衄、便血、尿血、肌衄,或妇女月经过多、崩漏等,伴面色萎黄,气短懒言,神疲乏力,食少便溏,舌淡苔白,脉细无力。

(四)脾阳虚证

脾阳虚证是指脾胃阳气亏损,不得温运,阴寒内生所致的里虚寒证。表现为脘腹隐痛,喜温喜按,形寒肢冷,食少腹胀,大便稀薄,甚则完谷不化,面白少华,口淡不渴,或肢体浮肿,或妇女带下清稀、量多,舌体淡胖或有齿痕,苔白滑,脉沉迟弱。

(五)寒湿困脾证

寒湿困脾证是指寒湿内盛,困遏脾阳,脾失健运所致的证候。表现为纳呆,泛恶欲吐,脘腹胀闷,腹痛便溏,头身困重,口淡不渴,或肢体浮肿,小便不利,或身目发黄,黄色晦暗,或妇女带下量多,舌淡胖,苔白滑或白腻,脉濡缓或沉细。

(六)湿热蕴脾证

湿热蕴脾证是指湿热内蕴中焦,脾失健运所致的证候。表现为纳呆呕恶,口中黏腻,脘腹痞闷胀满,肢体困重,渴不多饮,或身热不扬,汗出热不退,或面目、肌肤发黄,黄色鲜明,或皮肤发痒,便溏不爽,小便短赤,舌红苔黄腻,脉濡数或滑数。

(七)食滞胃脘证

食滞胃脘证是指饮食不化,停滞于胃脘,胃失和降所致的证候。表现为胃脘部胀痛,拒按,厌食嗳气,或呕吐酸腐食物,吐后觉舒,或腹痛肠鸣,排便不爽,粪便臭秽如败卵,或大便秘结,舌苔厚腻,脉滑。

(八)胃热炽盛证

胃热炽盛证是指火热壅滞于胃,胃失和降所致的证候。表现为胃脘灼痛,拒按,渴喜冷饮,或见口臭,或消谷善饥,或牙龈肿痛溃烂,齿衄,小便短黄,大便秘结,舌红苔黄,脉滑数。

(九)胃阴虚证

胃阴虚证是指胃阴不足,胃失濡降所致的证候。表现为胃脘隐隐灼痛,时作时止,似饥而不欲食,或干呕呃逆,或胃脘嘈杂,或脘痞不舒,口燥咽干,小便短少,大便干结,舌红少津,脉细而数。

四、肝与胆病辨证

(一)肝郁气滞证

肝郁气滞证是指肝气不得升发,气机郁滞所致的病证。表现为情志抑郁,或急躁易怒,胸胁少腹胀闷或窜痛,喜太息,或自觉咽中有物吐之不出,咽之不下,或颈部瘿瘤,或妇女乳房作胀结块,月经不调,痛经,闭经,脉弦。

(二)肝火上炎证

肝火上炎证是指肝火炽盛,肝经气火上逆所致的病证。表现为急躁易怒,面红目赤,头痛眩晕,胁肋疼痛,耳鸣耳聋,甚至吐血、衄血,口苦,苔黄,脉弦数。

(三)肝阳上亢证

肝阳上亢证是指肝肾阴虚,阴不制阳,肝阳上亢所致的病证。表现为头胀头痛,面红目赤,眩晕耳鸣,急躁易怒,失眠或多梦,头重足轻,腰膝酸软,或五心烦热,面部烘热,舌红少津,脉弦有力或弦细数。

(四)肝血虚证

肝血虚证是指肝血亏虚,机体失养所致的病证。表现为两目干涩,视力下降或夜盲,眩晕耳鸣,面色淡白无华或萎黄,手足麻木震颤,或筋脉拘急,爪甲不荣,月经量少,色淡或闭经,唇舌色淡,苔薄,脉细。

(五)肝阴虚证

肝阴虚证是指肝的阴液亏虚,阴不制阳,虚火内生所致的病证。表现为眩晕耳鸣,两目干涩疼痛,口干舌燥,面部烘热,胁肋灼痛,或五心烦热,或潮热盗汗,或手足蠕动,舌红少津,脉弦细数。

(六)肝风内动证

肝风内动证是指在肝肾阴血亏虚、肝阳上亢的基础上,患者出现眩晕欲仆、震颤、抽搐等"动摇不定"特征的病证。表现为头痛头摇、眩晕欲仆、肢体震颤,项强肢麻,或突然昏倒,兼见神志模糊,半身不遂,语言不清,口眼歪斜,甚至昏迷,舌红,脉弦数有力。

(七)肝胆湿热证

肝胆湿热证是指湿热内蕴肝胆,疏泄失职所致的病证。表现为口苦,纳差,恶心呕吐,腹胀,胁肋灼热胀痛,或胁下有痞块按之疼痛,身黄,色鲜明如橘色,目黄,小便黄,发热,大便或闭或溏,舌红,苔黄腻,脉弦数或弦滑。

五、肾与膀胱病辨证

(一)肾阴虚证

肾阴虚证是指肾阴不足,失于濡养,虚火上扰所致的病证。表现为眩晕耳鸣,失眠或多梦,腰膝酸软或疼痛,咽干舌燥,形体消瘦,潮热盗汗,五心烦热,女子经少、经闭,男子阳强易举,遗精早泄,舌红苔少,脉细数。

(二)肾阳虚证

肾阳虚证是指肾的阳气亏虚,失于温煦,虚寒内生的病证。表现为腰膝酸冷而痛,形寒肢冷,下肢为甚,面色㿠白或黧黑,神疲乏力,或久泄不止、完谷不化、五更泄泻,或男子阳痿、早泄、滑精、精冷,或女子性欲低下、宫寒不孕,或小便频数清长、夜尿频多,舌淡苔白,脉沉细无力,两尺为甚。

(三)肾精不足证

肾精不足证是指肾精亏损,髓海空虚,表现为生长发育以及生殖功能低下的证候。表现为小儿发育迟缓,囟门迟闭,身材矮小,骨骼萎软,智力低下,成人未老先衰,健忘恍惚,反应迟钝,发脱齿摇,耳鸣耳聋,性功能减退,男子精少不育,女子经闭不孕,舌淡,脉虚弱。

(四)肾气不固证

肾气不固证是指肾气不足,下元失固所致的病证。表现为神疲乏力,腰膝酸软,小便频数清长,夜尿增多,甚或小便失禁、遗尿,女子带下清稀,胎动易滑,男子滑精早泄,舌淡苔白,脉沉细弱。

(五)肾虚水泛证

肾虚水泛证是指由肾阳虚衰,气化失权,水液泛滥所致的证候。表现为身体浮肿,腰以下为甚,按之没指,腰膝冷痛,形寒肢冷,腹部胀满,或心悸气短,或咳嗽气喘,痰涎清稀,不得平卧,舌淡胖有齿痕,苔白滑,脉沉迟无力。

(六)膀胱湿热证

膀胱湿热证是指由于湿热下注,蕴结膀胱,膀胱气化不利所致的证候。表现为小便频急,滴淋涩痛,尿道灼热,小腹胀痛,小便黄赤混浊或尿血,或尿有砂石,或发热、腰部胀痛,或少腹拘急,舌红苔黄,脉滑数。

六、脏腑兼病辨证

(一)心肾不交证

心肾不交证是指心肾阴虚火旺,水火既济失调所致的证候。表现为心烦少寐,惊悸多梦,健忘,头晕耳鸣,口咽干燥,腰膝酸软,或潮热盗汗,或遗精,五心烦热,舌红少苔或无苔,脉细数。

(二)心脾两虚证

心脾两虚证是指由于心血不足,脾虚气弱所致的证候。表现为心悸怔忡,头晕健忘,失眠多梦,面色萎黄,倦怠乏力,食欲不振,腹胀便溏,或见皮下出血,女子月经量少色淡,淋漓不尽,舌质淡嫩,脉细弱。

(三)心肝血虚证

心肝血虚证是指由于心肝两脏血亏,以心神及所主官窍组织失养为主的证候。表现为头晕目眩,两目干涩,视物模糊,心悸健忘,失眠多梦,面白无华,爪甲不荣,或肢体麻木,震颤拘挛,或女子月经量少色淡,甚则经闭,舌淡白,脉细。

(四)脾肺气虚证

脾肺气虚证是指由于脾肺两脏气虚,以脾失健运,肺失宣降为主的证候。表现为食欲不振,腹胀便溏,面白无华,乏力少气,声低懒言,气短而喘,久咳不止,或吐痰清稀而多,或见面浮肢肿,舌质淡,苔白滑,脉细弱。

(五)肺肾气虚证

肺肾气虚证是指由于肺肾两脏气虚,降纳无权所致的证候。表现为喘息短气,呼多吸少,动则尤甚,语声低怯,乏力自汗,腰膝酸软,或喘息加剧,冷汗淋漓,肢冷面青,舌淡脉弱,脉大无根。

（六）肺肾阴虚证

肺肾阴虚证是指肺肾两脏阴液亏虚,虚火内扰所致的证候。表现为咳嗽少痰,或痰中带血,口燥咽干,或声音嘶哑,或见骨蒸潮热,盗汗颧红,形体消瘦,腰膝酸软,男子遗精,女子月经不调,舌红少苔,脉细数。

（七）肝火犯肺证

肝火犯肺证是指由于肝火上逆犯肺,肺失清肃所致证候,亦称"木火刑金"。表现为咳嗽阵作,甚则咯血,痰黄稠黏,急躁易怒,头胀头晕,胸胁灼痛,面红目赤,烦热口苦,舌红,苔薄黄,脉弦数。

（八）肝郁脾虚证

肝郁脾虚证是指肝郁乘脾,脾失健运所致的证候,又称肝脾不和证。表现为情志抑郁,或急躁易怒,纳呆腹胀,胸胁胀满窜痛,善太息,便溏不爽,或腹痛欲泻,泻后痛减,或大便溏结不调,舌苔白,脉弦或缓弱。

（九）肝胃不和证

肝胃不和证是指由于肝失疏泄,横逆犯胃,胃失和降所致的证候,又称肝气犯胃证、肝胃气滞证。表现为胃脘、胁肋胀痛,或为窜痛,纳呆,呃逆嗳气,吞酸嘈杂,情志抑郁,或烦躁易怒,善太息,舌苔薄白或薄黄,脉弦或脉数。

（十）脾肾阳虚证

脾肾阳虚证是指脾肾阳气亏虚,温化失权,阴寒内生所致的证候。表现为形寒肢冷,面色㿠白,腰膝或下腹冷痛,久泄久痢,或五更泄泻,完谷不化,粪质清稀,或面浮身肿,小便不利,甚则腹胀如鼓,舌质淡胖,舌苔白滑,脉沉迟无力。

第三节 气血津液辨证

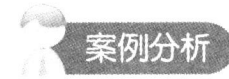

> 患者常某,女,35 岁。半年来心悸,气短,多梦。伴身倦乏力,纳少腹胀,月经正常,白带量多,舌淡胖有齿痕,苔薄白,脉细弱。
>
> 试分析:该患者为何证型?

气血津液辨证,是运用气血津液的相关理论,依据疾病的不同临床表现,判断气、血、津液的病变,及其证候的辨证方法。由于气血津液本身是脏腑功能活动的物质基础,而其生成及运行又有赖于脏腑的功能活动,故气血津液病变与脏腑病变相互影响,气血津液辨证应与脏腑辨证互参。

一、气病辨证

（一）气虚证

气虚证是指全身或局部气的减少,脏腑组织功能减退所致的证候。表现为少气懒言,神疲乏力,自汗,头晕目眩,活动后诸症加剧,舌淡苔白,脉虚无力。各脏腑的气虚证还有其各自特定的表现,参见脏腑辨证。

（二）气陷证

气陷证是指气虚而升举无力,清阳下陷所致的证候。表现为头晕眼花,少气倦怠,久泄久痢,腹部有坠胀感,子宫脱垂或脱肛等,舌淡苔白,脉弱。

（三）气滞证

气滞证是指人体全身或某一脏腑、部位气机阻滞，运行不畅所致的证候。表现为局部或全身的胀、闷、痛等自觉症状，且症状时轻时重，走窜不定，按之无形，叩之如鼓，随情绪变化加重或减轻，脉多弦，舌苔可无明显变化。

（四）气逆证

气逆证是指气机升降失常，下降不及或生发太过，逆而向上所引起的证候。临床上以肺胃之气上逆和肝气升发太过的病变为多见。肺气上逆，则表现为咳嗽喘息；胃气上逆，则表现为呃逆、嗳气、恶心、呕吐；肝气上逆，则表现为头痛、眩晕、昏厥、呕血。

（五）气脱证

气脱证是指元气衰微而气欲外脱的危急证候。表现为呼吸微弱不规则，大汗不止，口开目合，神情淡漠或者昏聩无知，手撒身软，二便失禁，面色苍白。气脱为全身功能极度衰竭的病理变化，若不能及时抢救，便会气绝身亡。

（六）气闭证

气闭证是指由人体某些脏腑及其官窍闭塞不通所致的危急证候。表现为突然昏仆或者神昏，喘急窒息，四肢厥冷，胸闷腹胀，头胸腰腹等处剧痛或者绞痛，二便不通，舌暗苔厚，脉沉实或涩。

二、血病辨证

（一）血虚证

血虚证是指血液亏虚，脏腑百脉失养所致的证候。表现为面白无华或萎黄，唇色淡白，头晕眼花，心悸失眠，爪甲苍白，手足发麻，妇女经血量少色淡，经期错后或闭经，舌淡苔白，脉细无力。相关脏腑血虚证还须参见脏腑辨证。

（二）血瘀证

血瘀证是指瘀血内阻所致的一些证候。表现为疼痛如针刺刀割，痛有定处，拒按，夜间加剧。肿块在体表者，呈青紫色；肿块在腹内者，坚硬按之不移，称为癥积；出血量少、反复不止，色泽紫暗，中夹血块，或大便色黑如柏油。肌肤甲错，面色黧黑，口唇、爪甲紫暗，皮下紫斑，或肤表丝状如缕；或腹部青筋外露，或下肢青筋胀痛等。妇女常见经闭，舌质紫暗，或见瘀斑瘀点，脉象细涩。

（三）血热证

血热证是指脏腑火热炽盛，侵入血分，迫血妄行所致的证候。表现为吐血、咯血、衄血、尿血、便血，妇女月经先期、量多，心烦、口渴，或疮疡红肿热痛，舌红绛，脉滑数。

（四）血寒证

血寒证是指寒邪凝滞局部脉络，血行不畅所致的证候。表现为手足或少腹冷痛，喜暖恶寒，得温痛减，肤色紫暗发凉，妇女月经后期，经色紫暗，夹有血块，痛经，舌紫暗，苔白，脉沉迟涩。

三、津液病辨证

（一）津液不足证

津液不足证是指津液亏少，不得濡润滋养脏腑、组织、形体、官窍所致的以干燥为特征的证候。表现为口渴咽干，唇燥而裂，皮肤干枯无泽，大便干结，小便短少，舌红少津，脉细数。

（二）水液停聚证

水液停聚证是指水液输布，排泄障碍所致的痰饮水肿等病证。

1. 水肿 体内水液停聚，泛溢肌肤所致的面目、肢体、胸腹甚至全身水肿的病证。若眼睑先肿，继而头面、四肢、胸腹，继则遍及全身，来势迅速，小便短少，皮肤薄而光亮，或兼恶寒发热，无汗，苔薄白，脉象浮紧，或兼咽喉肿痛，舌红，脉浮数，或全身水肿，来势较缓，按之没指，肢体沉重而困倦，脘闷纳呆,呕恶欲吐,舌苔白腻,脉沉,为阳水。若身肿以腰以下为甚,按之凹陷不易恢复,纳呆食少,脘闷腹胀,面色㿠白,神疲肢倦,大便溏稀,小便短少,舌淡,苔白滑,脉沉缓,或水肿日益加剧,小便不利,四肢不温,畏寒神疲,腰膝冷痛,面色白,舌淡胖,苔白滑,脉沉迟无力,为阴水。

2. 痰饮 由脏腑功能失调,水液停滞所产生的痰和饮停聚于局部所致的病证。痰证表现为咳嗽咳痰,痰质黏稠,纳呆呕恶,胸脘满闷,头晕目眩,或喉中痰鸣,神昏癫狂,或肢体麻木,或瘰疬、瘿瘤、乳癖、痰核等,苔白腻,脉滑;饮证表现为咳嗽气喘,痰多清稀,甚或倚息不能卧,胸闷心悸,或脘腹痞胀,水声漉漉,泛吐清水,或小便不利,头晕目眩,肢体浮肿,沉重酸困,苔白滑,脉弦。

(三)内湿证

内湿证是指脾失健运,津液停聚所产生的呈渗透、弥散状态的无形之邪,停滞于脾、胃、胸腹、肠等所致的证候。表现为恶心呕吐,脘腹痞胀,食少纳呆,口淡不渴,或渴而不欲饮,肢体沉重,嗜卧思睡,肠鸣泄泻,小便短少,或下肢微肿,痰涎、白带量多而质稠浊,苔白腻,脉濡缓。病程长,病势缠绵。

四、气血津液兼病辨证

(一)气滞血瘀证

气滞血瘀证是指由于气滞不行,血运障碍,既有气滞又有血瘀的复合证候。表现为胸胁胀满,走窜疼痛,或痞块刺痛拒按,性情急躁,妇女乳房胀痛,经闭或痛经,经色紫暗夹有血块等症,舌质紫暗或有紫斑,脉弦涩。

(二)气虚血瘀证

气虚血瘀证是指气虚运血无力,血液瘀滞于体内所致的证候。表现为面色淡白或晦滞,少气懒言,身倦乏力,疼痛常见于胸胁,刺痛,痛处不移,拒按,舌淡暗或有紫斑,脉沉涩。

(三)气血两虚证

气血两虚证是指气虚与血虚同时存在的证候。表现为头晕目眩,少气懒言,自汗乏力,心悸失眠,面色淡白或萎黄,舌淡而嫩,脉细弱等。

(四)气不摄血证

气不摄血证是指气虚而不能统摄血液,气虚与失血并见的证候。表现为吐血,便血,皮下瘀斑,崩漏,面色白而无华,气短,倦怠乏力,舌淡,脉细弱等。

(五)气随血脱证

气随血脱证是指大出血时所引起的阳气虚脱的证候。表现为大出血时突然四肢厥冷,面色苍白,大汗淋漓,甚至晕厥,舌淡,脉微欲绝,或浮大而散。多由肝、胃、肺等脏器本有宿疾而致脉道突然破裂,或由外伤引起,或因妇女崩中、分娩等而引起。

 目标检测

目标检测答案

单项选择题

1. 表证的特点是(　　)。

A. 但寒不热　　　B. 但热不寒　　　C. 寒热交替　　　D. 恶寒发热　　　E. 午后潮热

2. 属表热证的表现是(　　)。

A. 腹泻与便秘　　　　　　　B. 口渴与不渴　　　　　　　C. 头痛与腹痛

D. 恶寒轻发热重　　　　　　E. 有汗与无汗

3. 寒热是(　　)。

A. 辨别病位的一对纲领　　　　B. 辨别病因的一对纲领　　　　C. 辨别病性的一对纲领

D. 辨别邪正盛衰的一对纲领　　E. 辨别疾病预后的一对纲领

4.下列哪项不是实证的临床表现？（　　　）

A.神昏谵语　　　B.小便不通　　　C.五心烦热　　　D.大便秘结　　　E.痰涎壅盛

5.下列哪项是亡阳证的表现？（　　　）

A.热汗如油　　　B.肤热肢温　　　C.气促　　　D.脉细疾数　　　E.口淡不渴

6.心气虚的症状是（　　　）。

A.形寒肢冷　　　B.心悸怔忡　　　C.心胸刺痛　　　D.舌质青紫　　　E.脉迟无力

7.肺气虚咳喘的特点是（　　　）。

A.咳喘无力　　　B.咳喘痰多　　　C.咳痰多沫　　　D.干咳少痰　　　E.咳痰黄稠

8.赵某,女,面色无华,视物模糊,肢体麻木,经量减少,舌淡脉细,为（　　　）。

A.心气虚　　　B.心阴虚　　　C.心血虚　　　D.肝血虚　　　E.心脾两虚

9.李某,头晕目涩,胁肋隐痛,潮热盗汗,面部烘热,舌红少苔,脉细数,属（　　　）。

A.肝火上炎　　　B.肝风内动　　　C.肝胆湿热　　　D.肝阴亏虚　　　E.肝阳上亢

10.气逆证常见的脏腑有（　　　）。

A.肝胃肺　　　B.脾胃肝　　　C.肺胃肾　　　D.心肝脾　　　E.肝脾肾

（李鸾）

疾病防治

学习引导

疾病防治,就是采取一定的措施,防止疾病的发生与发展。中医学的预防医学思想源远流长,早在《黄帝内经》中就明确提出"预防为主"的观点,如《素问·四气调神大论》所云:"圣人不治已病治未病,不治已乱治未乱……夫病已成而后药之,乱已成而后治之,譬犹渴而穿井,斗而铸锥,不亦晚乎。"中医学将预防称为"治未病",其内容包括未病先防和既病防变两个方面。

本章主要是讲预防原则和治疗原则以及临床常用的八种治法。

学习目标

1. 掌握治病求本、扶正祛邪、调整阴阳、三因制宜的治疗原则。
2. 熟悉未病先防及既病防变等中医预防思想。
3. 了解八法。

第五章 PPT

预防,就是采取一定的措施防止疾病的发生与发展。《黄帝内经》中将预防称为"治未病",其内容包括未病先防和既病防变两个方面。

第一节　预 防 原 则

实例分析

生活中冒雨涉水后常用到生姜红糖水,另外还有冬季手脚冰凉的人常服用姜枣茶。大家知道这里面生姜有什么用途吗?

问题:

1. 用途一样吗?
2. 如果不一样有什么不同?

一、未病先防

未病先防,即在疾病发生之前,采取一些措施防止疾病的发生。中医学认为,任何疾病的发生和发展都是正气与邪气矛盾双方斗争的结果,正气不足是疾病发生的内在根本原因,邪气入侵则是疾病发生的重要条件。做好"未病先防"必须重视增强人体正气和防止病邪入侵两个方面的因素。

(一)养生

生就是保养生命,通过采取各种方法来提高人体正气,增强抗病能力,预防疾病的发生,延年益寿。

1. 顺应自然　天人相应是中医学整体观念的集中体现。人与自然界是息息相通的,人体依靠自然界提供物质条件的同时,还要适应四时的阴阳变化。顺应自然,要求人的生命活动遵循自然界变化的客观规律,顺应自然界的变化而主动采取各种措施,以适应自然界的变化,从而避邪防病,保健延年。

2. 形神共养　形,人的形体;神,人的精神活动。形与神既相互依存,又相互影响,是对立统一的。形神共养不仅要注重形体的保养,同时还要注意精神的调摄,从而形体健壮,精神健旺,生命才能健康长寿。其中,养神为首务,神明则形安。中医养生学认为,静以养神,动以养形。通过清净养神、修性怡神、气功练神等方式来静以养神,从而保持神气的恬淡虚无,摒除一切不良的情绪波动,保持安静乐观、平和的精神状态。动以养形则是通过形体锻炼、劳动、散步、按摩、导引等方式,运动形体,疏通经络,促进气血运行。锻炼形体需注意三点:一是要适度,做到形劳而不倦;二是因人而异选择运动方式;三是持之以恒,坚持不懈。如此动静结合,形神共养,延年益寿。

3. 饮食有节　注意规律饮食,饥饱适度,五味调和,清洁卫生,不可饥饱无常,暴饮暴食,或偏嗜五味,损伤脾胃。

4. 起居有常　生活要保持一定的规律性,做到起居有常,劳逸结合。顺应四时气候变化安排作息时间,养成规律的起居习惯,定时睡眠和起床,定时工作和学习,定时锻炼等,从而提高机体对自然环境变化的适应能力,防止外邪入侵。

5. 药物预防　早在《黄帝内经》中就记载药物预防传染病,目前临床上常用中草药来预防一些疾病,如茵陈、栀子预防肝炎,板蓝根、大青叶预防流感、流脑,大蒜预防痢疾等。用药物来杀灭或驱除病邪,如佩戴药囊、烟熏等。还有人工免疫方面,如接种疫苗、菌苗、类毒素等,从而使人体产生主动免疫,可预防某些疾病的发生。

(二)防止病邪侵害

病邪既是导致疾病发生的重要外部条件,又是直接因素,因此应从各个方面做好措施,防止病邪侵害以达到未病先防的目的,如注意保护环境,讲究个人卫生,防止空气、水源以及食物的污染,依据气候的变化,适时添减衣服,注意病患的消毒隔离,瘟疫流行期间,避免出入公共场所,减少感邪的机会等,是防止病邪侵害的有效办法。

二、既病防变

既病防变,是在疾病发生后应做到早期诊断、早期治疗,防止疾病的发展和传变。

(一)早期诊治

疾病的发生、发展、传变是一个连续变化的过程。若不能早期发现和治疗,病情会由轻到重,病位会由浅入深,甚至会由一脏累及他脏,病情越复杂,治疗越困难。因此,既病之后,及早诊断和治疗为当务之急。

(二)控制传变

应根据不同疾病的传变途径与发展规律,先安未受邪之地。《金匮要略》指出:"见肝之病,知肝传脾,当先实脾。"以肝病治疗举例,治肝常配合健脾和胃的方法,通过调理脾胃,使脾气健旺而不受邪,以防肝病传脾,达到控制肝病传变的目的。所以,在既病之后,密切观察病情的变化,可以掌握疾病传变的规律和途径,以便及时采取有效的治疗措施,将疾病控制在早期阶段,防止病情的进一步发展。

知识链接

　　《素问·上古天真论》说:"夫上古圣人之教下也,皆谓之虚邪贼风,避之有时,恬惔虚无,真气从之,精神内守,病安从来。"古代深懂养生之道的人在教导普通人的时候,总要讲到对虚邪贼风等致病因素应及时避开,心情要清静安闲,排除杂念妄想,以使真气顺畅,精神守持于内,这样疾病就无从发生。

第二节 治疗原则

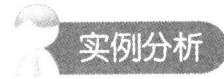 实例分析

　　章某,女,28岁。两胁胀闷不舒已一个多月,近半月来更觉右胁疼痛,肝功能等检查并无异常,唯叹气后觉舒。细问其有无工作生活压力,答:因为近期变换工作,思想情绪较重,同时伴有头晕、失眠、不欲食、口微苦,大便欠爽,脉弦,苔薄白。

　　问题:
　　1.此患者病在何脏?
　　2.确定适宜的治法。

　　治疗原则,简称治则,是治疗疾病时必须遵循的基本原则。它是在中医学的整体观念和辨证论治思想指导下制定的,对临床上确定治法、处方、遣药具有重要指导意义。

一、治病求本

　　治病求本,是指在治疗疾病时,必须辨析疾病的根本原因,抓住并针对疾病的本质进行治疗。疾病在其发展过程中,都会出现许多症状和体征,这是疾病过程中反映于外的征象。探求疾病的本质,须通过四诊收集患者的症状和体征,运用各种辨证方法,将疾病的症状、体征以及患者的体质、天时、地利等与疾病相关的因素加以分析,辨清疾病的原因、病变部位、病理性质、邪正关系,透过表面现象找出疾病的本质,针对其本质进行治疗。如常人感冒,疾病本质是外邪犯表而出现的卫表不和,治疗时针对本质就须解表达邪。但感冒又有风寒、风热、风燥和暑湿四种证型,虽都可解表达邪,但风寒感冒治以辛温解表,风热感冒治以辛凉解表,风燥感冒治以润燥解表,暑湿感冒治以祛暑化湿解表。

　　治病求本,必须掌握"正治与反治""治标与治本""病治异同"三个方面。

(一)正治与反治

　　正治与反治,是指所用药物性质的寒热、补泻作用与疾病本质、现象之间的逆从关系。一般而言,疾病发生和发展过程中所表现的表象与本质是一致的。但是个别情况下疾病变化是错综复杂的,有时候会出现疾病的表象与疾病本质相反,如真实假虚、真虚假实、真热假寒、真寒假热等。因此,治疗时就会有正治与反治的不同。

　　1.正治 正治是逆其证候性质而治的一种治疗原则,又称"逆治"。主要适用于疾病的表象与疾病本质相一致的病证。正治有以下四种情况。

　　(1)寒者热之 寒证表现为寒象,治用温热药。如表寒证用辛温解表类方药,里寒证用温里散寒类方药等。

　　(2)热者寒之 热证表现为热象,治用寒凉药。如表热证用辛凉解表类方药,里热证用苦寒清里类方药等。

　　(3)虚者补之 虚证表现为虚象,治用补益类方药。如阳气虚证用温阳益气类方药,阴血虚证用滋阴养血类方药等。

　　(4)实者泻之 实证表现为实象,治用泻邪类方药。如水饮停聚证用逐水类方药,血瘀证用活血化瘀类方药等。

　　2.反治 顺其疾病表现的假象而治的一种治疗原则,所用方药的性质与疾病表现的假象相同,因此也称"从治"。其本质也是在治病求本法则指导下,针对疾病的本质而进行治疗。反治有以下四种情况。

（1）寒因寒用　用寒性药物治疗假寒证。适用于真热假寒证。如里热盛极而致阳气郁闭于内,格阴于外,突然出现四肢逆冷的假象,治疗上应顺从其外在的假寒,而用寒凉药治其真热。表面上看是以寒治寒,但从病因病机上讲,仍为以寒治热。

（2）热因热用　用热性药物治疗假热证。适用于真寒假热证。如阴盛格阳证,阴寒盛于内则有下利清谷、四肢厥逆、脉微欲绝等真寒之征,阳气被格拒于外则有身热、面赤等假热之象。此时应用温热药温其真寒,里寒消散,阳气自然得复,而表现于外的假热亦随之消失。表面上看是以热治热,但从病因病机上讲,仍为以热治寒。

（3）通因通用　用通利的药物治疗具有通泄症状的实证。适用于真实假虚之候,如食积泄泻,治以消导泻下;瘀血阻滞所致的崩漏,治以活血化瘀等,这种以通治通的方法称为通因通用。

（4）塞因塞用　用补益的药物治疗具有闭塞不通症状的虚证。适用于真虚假实之候。如脾胃虚弱,气机升降失司而致的脘腹胀满病证,治疗时应补益脾胃,脾升胃降得复,气机升降正常,脘腹胀满自除。这种以补开塞之法称为塞因塞用。

（二）治标与治本

"标",指现象;"本",指本质。标本是一个相对的概念,借以概括事物的本质与现象、因果关系以及病变过程中各种矛盾的主次关系等。在正邪方面,正气为本,邪气为标;在病因与症状方面,病因为本,症状为标;在疾病先后方面,先病为本,后病为标,旧病为本,新病为标;在疾病的现象本质方面,本质为本,现象为标。这种标本主次关系在复杂多变的病证中,不是绝对的,而是相对的,是不停地运动变化的,所以临床上运用标本关系分析疾病的主次先后和轻重缓急,常用的有"急则治标""缓则治本""标本兼治"。

1. 急则治标　在标病危急的情况下,如不先治其标病,会影响本病的治疗,甚至危及患者生命,故必须采取急救措施先治其标。如多种原因引起大出血,严重危及患者生命,当先止血以治其标,而后针对病因再治其本。急则治标是一种应急性治则,就是为治本创造条件,更好地治本。

2. 缓则治本　与急则治标相对而言,在病情不急的情况下,针对疾病本质进行治疗。如阴虚发热咳嗽,发热咳嗽为标,阴虚为本,治以滋阴润肺,为治其本,待阴虚改善后,发热、咳嗽不治自愈。治标只是应急时的权宜之计,而治本才是治病的根本方法。

3. 标本兼治　在标病本病并重时采用标本兼治。若单治本病就不能顾其标,或单治标病就不能治其本,皆不能适应该病证的治疗要求,就须标本兼治。如气虚感冒,本为气虚,标为感冒,此时若单纯补气,则邪气滞留,表证不解,病程延长。若单纯解表则汗出伤气,气虚更甚。故采用益气解表,标本兼顾,提高疗效,缩短病程。

二、扶正祛邪

"邪",泛指各种致病因素;"正",是对人体的生理功能及抗病、康复能力的概括。邪与正是矛盾双方,邪正之间的消长盛衰,决定着疾病的发生、发展变化及其转归。因此扶助正气、祛除邪气是改变邪正矛盾双方力量的对比,可使疾病向痊愈方向转化,是指导临床治疗的重要法则。

（一）扶正

扶正是指扶助机体正气,以增强体质,提高机体抗病能力,即"虚则补之"。适用于正虚邪气不实的虚证。扶正的方法很多,既可采用扶助正气的药物、针灸推拿,也可采用适当的营养、调摄精神和功能锻炼等方法。如气虚、阳虚证,治以补气、助阳;血虚、阴虚证,治以补血、滋阴。

（二）祛邪

祛邪是指祛除病邪,邪去正安,恢复健康,即"实则泻之"。适用于邪实正气未虚的实证。祛邪的方法很多,既可采用药物祛除邪气,也可采用针灸推拿的方法。如外感病用发汗法,实热证用清热泻火法,气滞证用理气行滞法等。

临床上运用扶正祛邪时,须正确分析正邪双方力量的对比情况,分清主次,以此决定扶正祛邪的单用或兼施,或扶正祛邪的先后。一般而言,单纯正虚用扶正,单纯邪实用祛邪;若虚实错杂,则应扶正祛邪并举,但须分清虚实的主次缓急,从而确定扶正祛邪的主次和先后,做到"扶正不留邪,祛邪不伤正"。

三、调整阴阳

中医学认为,疾病发生和发展的根本原因是阴阳失调,是阴阳偏盛或偏衰的结果。因此疾病治疗中须调整阴阳,使其重新恢复相对平衡,做到"以平为期"。调整阴阳也是中医治疗疾病的重要法则。

(一)损其有余

损其有余是指对于阴或阳的一方偏盛有余的病证,运用"实则泻之"的治疗方法。如:由"阳盛则热"所致的实热证,治以清泄阳热;对"阴盛则寒"所致的实寒证,治以温散阴寒。

(二)补其不足

补其不足是指对于阴或阳的一方偏衰不足的病证,运用"虚则补之"的治疗方法。如阴虚证、阳虚证以及阴阳两虚证,可分别治以滋阴、补阳、阴阳双补。

在阴或阳偏衰的疾病中,一方的不足,也可能导致另一方的相对亢盛。如阳气虚衰,阳不制阴,则阴相对偏盛,形成阳虚则寒的虚寒证,治以"益火之源,以消阴翳"。相反,若阴精亏损,阴不制阳,则阳相对偏亢,形成阴虚则热的虚热证,治以"壮水之主,以制阳光"。若阴阳皆虚,则应阴阳双补。由于阴阳互寓互藏、互根互用,在治疗阴或阳偏衰的病证时,还须运用"阳中求阴"或"阴中求阳"的方法。

四、三因制宜

三因制宜又称因人因地因时制宜。疾病发生、发展过程常与人体本身、时令气候、地理环境密切相关,因此在治疗时要依据患者的性别、年龄、体质以及地理环境、季节气候等不同情况,制定出适宜的治疗方法。

(一)因人制宜

因人制宜是依据患者年龄、性别、体质、生活习惯等不同特点,指导临床用药。治疗疾病时不能孤立地看待疾病,而是要全面观察患者的整体情况。如小儿生机旺盛,但由于气血未充,脏腑娇嫩,须慎用峻剂和补剂,且药量要轻。而老年人气血衰少,生机减退,患病则多虚证或正虚邪实,治疗时,虚证宜补,实证宜泻,虚实夹杂则攻补兼施,以免损伤机体正气。女性有经、带、胎、产等特殊情况,治疗须慎重用药。如妊娠期,禁用峻下、破血、滑利之品,产后又要考虑气血亏虚及恶露、哺乳的情况。由于每个人的先天禀赋和后天调养不同,个体质会有强弱和偏寒偏热之分,形体亦有高大和瘦小之别,所以治疗同一疾病,处方用药当有所区别。如素体阳旺之人慎用温热药,素体阴盛之体慎用寒凉药物等。

(二)因时制宜

因时制宜是根据不同季节气候的特点,指导临床用药的原则。如春夏季节,气候由温渐热,阳气升发,人体腠理随之逐渐疏松开泄,即使外感风寒之邪,也须慎用发汗力强的麻黄、桂枝等辛温发散之品,以免开泄太过,耗气伤阴。秋冬季节,人体腠理随之致密,则应慎用寒凉之品,以防苦寒伤阳。再如暑天多雨,暑湿交蒸,病多挟湿,因此治暑必兼除湿;秋季气候干燥,慎用香燥之剂,以防劫伤阴津。

(三)因地制宜

因地制宜是根据不同地域环境特点,指导临床用药的原则。不同的地区环境、气候及生活习惯不同,人的生理病理变化也有差别,因此治疗用药须考虑地域特点。如风寒感冒须治以辛温解表,由于西北气候寒冷,人体腠理致密,常用辛热发散之麻黄、桂枝等;而东南气候温热,人体腠理多疏松,多用微温之荆芥、防风等。

三因制宜充分体现了中医学的整体观念和辨证论治在临床应用中的灵活性和原则性。在临床治疗中,须全面、动态地看待问题,具体情况具体分析,确定适宜的治法和方药,从而提高治疗效果。

第三节 治 法

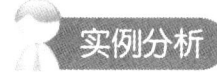

患者王某,女,38岁。患者4天来发热,无恶寒,尿急,尿频,尿痛,排尿时有灼热感,小便黄少,伴小腹胀痛,口渴喜饮,纳差,大便略干,舌红苔黄腻,脉象滑数。

试分析:选择何种治疗方法?

治疗方法简称治法,是在治则的指导下确立的具体治法。历代医家经过长期的医疗实践,归纳出汗、吐、下、和、温、清、消、补八种基本治疗大法,在临床上具有普遍指导意义。

一、汗法

汗法,又称为解表法,是指用发汗解表的药物来开泄腠理,以祛邪外出,解除表证的一种治法。适用于外感表证,以及水肿初起、某些疮疡和麻疹透发不畅而兼有表证者。外感病邪的性质有寒热之别,人的体质有阴阳气血的盛衰,因此,其病证有风寒、风热、正虚外感的区别,临床上应用时分别治以辛温解表、辛凉解表、扶正解表等。

汗法当以汗出邪去为度,不可过度发汗,以免耗伤津液。对于表证已解,疮疡已溃,麻疹已透,或自汗、盗汗、失血、吐泻、热病津伤者,均不宜使用。

二、吐法

吐法,又称涌吐法,是指用涌吐方药催吐,以使病邪或有毒物质从口中吐出的一种治法。适用于饮食停滞胃脘,痰涎阻塞咽喉,顽痰阻滞胸膈,或误食毒物尚在胃中等病证。

吐法属治标之法,多用于急救,用之得当,收效迅速,但易伤正气,因此必须慎用。对病势危笃、年老体弱、气血虚弱者及孕妇、产妇,均不宜使用。

三、下法

下法,又称泻下法,是指运用具有泻下作用的方药,使之泻下通便,以攻逐体内积滞、肠道燥屎等里实证的一种治法。适用于胃肠积滞,实热内结,胸腹腔积液,瘀血内停,阴寒痼积,虫积等病证。依据病情的缓急、性质的寒热、病邪的兼夹等不同,临床应用时分别治以寒下、温下、攻下、润下、逐水、攻瘀等。

下法易伤人体正气,须以祛邪为度,不可过量或久服。对脾胃虚弱、年老体弱者及孕妇、产妇应慎用或禁用。

四、和法

和法,又称和解法,是指运用具有和解、疏通作用的药物,调理脏腑、气血,以祛除病邪的一种治法。适用于少阳之半表半里证,脏腑失调的肝脾不和、肝胃不和证,以及疟疾等。依据病邪的性质和部位,以及脏腑功能失调的不同,临床常治以和解少阳、调和肝脾、调和肠胃。

凡邪气在表,在表之邪已解而入里,以及脏腑极虚,气血不足之寒热均不宜使用,以免贻误病情。

五、温法

温法,又称祛寒法,是指运用温热性质的方药,补益阳气,祛除寒邪,用于治疗里寒证。根据寒邪所在部位及正气强弱之别,临床上常治以温中散寒、回阳救逆、温肺化饮、温经散寒等。

温法所用药物性质多燥热,易耗伤阴血,凡阴血亏虚、血热妄行者及孕妇均当慎用或禁用。

六、清法

清法,又称清热法,是指运用寒凉性质的方药,清热泻火,凉血解毒,以清除热邪,用于治疗热性病证。适用于里热证。依据热邪所犯脏腑之别以及病情发展阶段的差异,临床上常治以清热泻火、清热凉血、清热解毒、清热养阴、清脏腑热等。

清热性质的药物,多具有寒凉之性,易损伤脾胃之阳气,不宜久用;素体脾胃阳虚者慎用。

七、消法

消法,又称消散法或消导法,是指用具有消导、消散、行气、软坚、化痰、化积等作用的方药,以祛散病邪,消除体内积滞、痞块、癥瘕等病证的一种治法。适用于饮食积滞或癥瘕痞块等病证。依据临床证候的不同,临床常治以消食导滞、行气散瘀、软坚散结、消痰化饮、消痈溃脓等。

消法专为祛邪而设,凡属正虚邪实,祛邪同时还须兼以扶正,做到攻补兼施,以免损伤正气。

八、补法

补法,又称补益法,是指运用具有补益作用的方药,补益人体气血阴阳之不足,消除虚弱类证候的一种治法。适用于各种虚证。依据人体气血阴阳虚弱的不同,临床上常治以补气、补血、补阴、补阳等。

补益药大多具有滋腻之性,易于壅阻中焦之气,可适当配伍理气健脾药,使补而不滞。临床上应用时,切记不可滥用补法,以免"闭门留寇"。

以上治疗八法,依据病情的需要,既可单独应用,也可相互配合使用。

目标检测

目标检测答案

单项选择题

1．"见肝之病,知肝传脾,当先实脾"的治法属于(   )。
A．控制疾病传变   B．提高抗邪能力   C．避免病邪侵入
D．防止疾病发生   E．治疗本证

2．如患者标病甚急,危及生命或影响本病的治疗,应采取(   )。
A．缓则治本   B．标本同治   C．治病求本   D．急则治标   E．预防为主

3．以下适用"通因通用"治法的病证是(   )。
A．食积腹泻   B．气虚崩漏   C．胃虚呕吐   D．脾虚泄泻   E．气虚便秘

4．患者渴喜冷饮,烦躁不安,便干尿黄,舌红苔黄,同时又见四肢厥冷、脉沉等症,应采用的治疗方法是(   )。
A．虚则补之   B．急则治标   C．寒因寒用   D．寒者热之   E．缓则治本

5．顺从疾病假象而进行治疗的方法为(   )。
A．扶正法   B．祛邪法   C．正治法   D．反治法   E．扶正祛邪法

6．属于"正治"法的是(   )。
A．以寒治寒   B．热因热用   C．用寒远寒   D．寒者热之   E．以热治热

7．属于"反治"法的是(   )。
A．寒者热之   B．热因热用   C．以寒治热   D．以热治寒   E．热者寒之

8．寒因寒用适用于(   )。
A．真寒假热证   B．表热里寒证   C．真热假寒证   D．寒热错杂证   E．发热恶寒证

9．脾虚运化无力引起的腹部胀满,治疗上应选用下列哪项方法?(   )
A．通因通用   B．寒因寒用   C．热因热用   D．塞因塞用   E．寒者热之

10．运用疏通、和解作用的药物,以祛除病邪,调理脏腑气血的治法,称为(   )。
A．汗法   B．下法   C．和法   D．消法   E．吐法

(李鸾)

中药基础

中药学是人类在生存过程中与疾病不断斗争,逐步积累总结而形成的知识结晶,人类对药物的认识经历了一个漫长的过程。植物药与其生长环境的关系,动物药的应用无一不告诉我们,只有尊重自然、尊重生命,才能收获最好的药性。这是天人相应、和谐统一的整体观。本章将带领同学们一起进入中药基础知识的学习,掀开中药学部分的篇章。

学习目标

1.掌握中药的概念、中药炮制的目的、中药的性能、中药七情、用药禁忌。

2.熟悉中药的产地及采集。

3.了解中药的炮制方法。

中药是指在中医药理论指导下认识和使用的药用物质及其制剂,包含中药材、中药饮片和中成药等。

中药是在西方医学传入我国时,为与西药区分而对我国传统药物的总称,中药反映了我国历史文化、自然资源的特点,中药是在中医药理论指导下应用的药物。中药的来源包括植物药、动物药、矿物药,亦包括人工制品等。由于中药的来源以植物类药材居多,使用也最普遍,因此历史上有"本草""草药"或"中草药"等名称,也把记载中药的相关典籍称为"本草学"。

第六章 PPT

第一节　中药的产地和采集

实例分析

想一想周边都有哪些中药?分别是在什么时候采收的?

一、中药产地

中药主要来源于天然的植物、动物和矿物。药物的分布离不开自然环境,动植物在生长过程中,对生态环境产生特殊的依赖性,其中尤以植物最为明显。自然环境对植物体内化学物质的生物合成、代谢和积累过程具有显著的影响,进而影响药物中有效成分的种类和含量,最后表现为药材品质的优劣。古人也早已认识到产地对药材质量的影响,如《神农本草经》中有"土地所处,真伪新陈"的记载,《本草经集注》中亦有"诸药所生,皆有境界……自江东以来,小小杂药,多出近道,气势性理,不及本邦"的记载,《千金翼方》中有"药出州土"的记载,提出"用药必依土地"。唐宋以来,逐渐形成了"道地药材"的概念。

道地药材又称"地道药材",是指经过中医临床长期应用优选出来的,产在特定地域,与其他地区所产同种药材相比,品质和疗效更好,且质量稳定,具有较高知名度的药材,是优质药材的专有名词。如云南产的三七、马钱子、重楼,河南产的地黄、山药、牛膝、菊花,浙江产的菊花、麦冬、白芍、白术、玄参、延胡索、郁金、浙贝母,东北产的人参、五味子、鹿茸等。

二、中药采集

(一)植物药的采集

1. 全草类 多数全草类入药的药材,一般在地上部分充分生长,茎叶茂盛的花前期或花初开时采收;大多数药材采收时割取地上部分,如益母草、荆芥、广藿香等;但蒲公英、败酱草等则可带根使用;夏枯草、薄荷需用带叶花梢;茵陈则是以幼嫩全草入药。

2. 叶类 多数在开花前或花盛开时采收,此时植物生长旺盛,叶中有效成分含量高,最适宜采收,如枇杷叶、艾叶、大青叶、荷叶等,但个别特定规格的品种,则根据具体情况采收,如霜桑叶需在深秋或初冬经霜后采收。

3. 花类 花类药材一般在处于花蕾状或刚开放时采收,如金银花、槐花、辛夷、菊花等;以花粉入药的,则应在花朵盛开时采收,如蒲黄;而红花则宜于花冠由黄色变为橙红色时采摘。

4. 果实、种子类 果实类药材多在果实自然成熟时或接近成熟时采摘,如枸杞子、山楂、川楝子等,若果实的成熟期不一致,则随熟随采;亦有需采收未成熟果实者,如枳实、青皮、藏青果等;对于浆果容易变质的药材,如枸杞子、桑椹、女贞子,多在果实略成熟时期的清晨或傍晚采收。

种子类药材要在果实成熟时采收,如沙苑子、菟丝子、车前子等;如部分药物在种子成熟后易脱落或外壳易裂开致种子散失,则应在刚成熟时采收,如牵牛子、小茴香等。

5. 根、根茎类 根及根茎类药材一般在秋、冬二季采收,待植物地上部分将枯萎时及春初发芽前或刚露苗时采收,此时植物根或根茎中贮藏的营养物质最为丰富,所含有效成分也较高,如牛膝、党参、黄连、大黄、防风等。也有少数药材因植株枯萎较早,宜在夏季采挖,如半夏、延胡索、浙贝母等。

6. 树皮、根皮类 树皮类药材一般在清明至夏至之间采收。此时植物生长旺盛,体内浆液充沛,树皮易于剥离,如黄柏、杜仲、厚朴等。但肉桂则多在油多易剥离的10月采收。对有些生产周期长的草本植物,要避免伐树取皮或环剥树皮,尽量做到药材资源的可持续利用,保护生态环境。

根皮类药材多在秋后苗枯或早春萌发前采收,如地骨皮、牡丹皮、桑白皮等。

(二)动物药的采集

动物类药材因品种和药用部位不同,采收时间没有明显规律性。在保证药效和可持续发展的前提下,根据其生长活动习性捕捉即可;但潜藏于地下的昆虫类药材,宜在处于活动期时捕捉。如:土鳖虫、蕲蛇、乌梢蛇、蟾酥宜在夏、秋两季捕捉;桑螵蛸为了避免卵蛸孵化,应在3月中旬前采收;露蜂房在蜂巢形成后采集;牡蛎、海蛤壳等海生贝壳类药材,多在夏、秋季捕采。

(三)矿物药的采集

矿物药类的采收大多没有时间限制,全年可采挖。部分药物需结合开矿采掘或兴修工程获取,如石膏、滑石、雄黄、自然铜、龙骨等;还有一部分系经人工冶炼等方法制得,如密陀僧、轻粉、红粉等。

知识链接

动物药蜈蚣的采收与加工

蜈蚣,蜈蚣科动物少棘巨蜈蚣,有毒,主产于华中、华南、华东、西南及陕西等地。夜行性肉食动物,喜栖息于阴暗潮湿的地方。野生蜈蚣在春、夏、秋三季均可捕捉,但多在春季谷雨前后捕捉,此时的蜈蚣出蛰不久,身体肥壮,活动迟缓,易于捕捉,且加工后的药材折干率较高,质量较好。人工养殖的蜈蚣,除雌蜈蚣在产卵孵化期不得采收外,其余蜈蚣原则上四季均可采收。

采收后加工时先用开水把蜈蚣烫死,捞出后挤出粪便,再按以下方法固定、干燥。一种方法是取长度比虫体稍长,两端削尖的薄竹片,一端插入蜈蚣尾端的末节,另一端戳入头部与躯干部第1节之间,借竹片的弹力使虫体伸直。10条为一排,用薄竹片夹好晒干或烤干,以足、躯干、头、尾齐全,有光泽,无虫蛀、霉变者为佳。另一种方法是,将头部用大头针钉在木板上,用手轻轻拉尾部,使其伸长,然后用大头针钉住尾部。以10条为一排,置日光下晒干即为成品。上述两种加工过程,如不小心有断肢脱落,也可以收集起来,一并销售,其药用价值一样。

第二节 中药的炮制

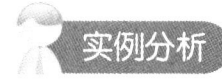 **实例分析**

吴某,女,慢性腹泻20余年,每天腹泻四五次,多则七八次,便前腹痛,无黏液,无里急后重,手足易汗出,苔白滑腻,质胖多津。初诊用了附子炭15克,乏效;二诊附子炭用到25克,还是乏效;三诊诉大便仍不成形,一天仍有四五次,口不干,舌不燥,附子炭加重至45克,同时配用炮姜炭、肉豆蔻炭、煨诃子、鹿角霜等,结果收到了前所未有的效果。

问题:

附子炒炭有什么样的功效?

中药炮制是指中药材在应用或制成各种剂型前,根据医疗、调剂、制剂等的需要,进行加工处理的过程。炮制在古代文献中又称"炮炙""修事""修治"。中药材采收后,绝大多数需要经过炮制才能用于配方和制剂。合理的炮制可以增强疗效、降低毒性。反之,不合理的炮制会使疗效降低,甚至产生毒性,从而直接影响到临床用药的有效性和安全性。如《本草蒙筌》谓:"凡药制造,贵在适中,不及则功效难求,太过则气味反失。"可见炮制是否得当对保障药效,安全用药,便于调剂和制剂都是十分重要的。

有些药材的炮制还要加用适宜的辅料,并且注意操作技术和火候的把控。中药炮制的应用与发展,有着悠久的历史,是我国传统的制药技术之一。

一、目的

中药炮制主要是为了达到增强疗效、降低毒性、便于临床用药的目的,将其归纳起来主要为以下几点。

(一)增强药物作用,提高药物临床疗效

通过恰当的炮制处理,可增加药物活性物质含量,或提高其溶出率,或使溶出物易于吸收,从而增强临床疗效。如:醋炙延胡索,可增加其生物碱在水中的溶解度,使其止痛作用增强;蜜炙百部,可增强百部润肺止咳作用;采用煅、淬等方法来处理矿物、贝壳类药材,可使药材质地变得疏松,有效成分溶出率提高。

(二)降低或消除药物毒副作用,确保用药安全

某些药物,因其毒性或副作用太大,则可通过炮制降低或消除其毒性或副作用,以保证临床用药安全。如:川乌、草乌生用内服易致中毒,炮制后其毒副作用降低,在正常用法用量下保障服药者安全;巴豆制霜后可缓解其泻下作用。

(三)改变药物的性能,以适合病情需要

某些药物通过炮制,使其药性发生变化,更适合病情需要。如:生天南星原本药性辛温,不宜治疗

热痰证,但将其与胆汁(牛、羊、猪的胆汁)一起炮制后,其药性转变为苦寒,具有清热化痰之效,可用于热痰咳嗽等热痰证的治疗;何首乌生用泻下通便,制熟后则补肝肾益精血,用于治疗精血亏虚证;生荆芥祛风解表,炒炭则止血,可用治多种出血证。

(四)改变药材的性状,便于储存、运输与制剂

对药材进行适当的炮制便于储存、运输与制剂,如:植物类药材通过干燥处理降低药材含水量,可避免霉烂变质;矿物、贝壳、动物甲壳及某些种子类药材需粉碎处理,提高有效成分溶出率,并便于制剂。某些药材需经过炮制才能储存和运输,如:马齿苋需焯后才能干燥;桑螵蛸、五倍子需经蒸制杀死虫卵,才能储存。

(五)纯净药材,便于用量准确

常采用挑、选、刮、刷等方法处理药材中混有的沙土、杂质、霉烂品及非药用部位,采用净选、清洗等处理方法,除去植物药根及根茎的泥沙、杂质,使药物纯净,用量准确。如人参、沙参需去芦头;枇杷叶需刷去绒毛;蝉蜕需除去头足。

(六)矫臭矫味,便于服用

某些具有特殊气味的药材,如地龙、僵蚕、五灵脂等;具有刺激性的药材,如乳香、没药等,需要通过适当的炮制,矫臭矫味,减轻不适反应,便于服用。

另外,同一味药物,若采用不同的炮制方法,起到的效果亦不同。如酒炙大黄可以增强其活血作用,炒炭则增强止血作用。同时,采用相同的炮制方法来炮制不同药物,所达到的目的也不尽相同。如醋炙延胡索是增强疗效,而醋炙甘遂、京大戟、芫花则是降低毒性。

二、方法

药物炮制的应用在我国已有悠久的历史,并且后人在前人的基础上不断总结和提升。在此主要介绍以下几种常用的炮制方法。

(一)修制

修制是最简单的炮制方法,也是炮制的初始阶段。主要包括净制、切制、粉碎三种。

1.净制 采用挑、筛、簸、洗等方法,去掉泥土和杂质,除去非药用部分,使药物纯净。如:五灵脂、乳香等除去木屑、泥沙;枇杷叶、石韦刷去绒毛;厚朴、肉桂刮去粗皮;丹参、龙胆草去残茎,莲子去心;山茱萸去核;党参、桔梗去芦头。

2.切制 将净制加工后的药材,根据医疗的需要,切制成片、丝、段、块等规格,以利于干燥、储存、称量、调剂。如槟榔宜切薄片,桑白皮宜切丝,白茅根宜切段,葛根宜切块等。

3.粉碎 通过捣、碾、镑、锉等方法,使药物粉碎到一定程度,以符合制剂和其他使用要求。如:石决明、珍珠母捣碎便于煎煮;琥珀研末便于吞服;犀角(水牛角代)、羚羊角镑成薄片,或锉成粉末,便于制剂或服用。

(二)水制

用水或液体辅料处理药材的方法称为水制法。目的是清洁药物、软化药材、去除杂质、调整药性等。常用的方法有淋、洗、泡、漂、润、水飞等。

1.淋法 将质地疏松的药材,用少量清水浇洒喷淋,使其清洁和软化。

2.洗法 将药材放在清水中或液体辅料中快速翻动搓洗。除去杂质,使其清洁软化。

3.泡法 将质地坚硬的药材,在保证药效的前提下,放入水中浸泡,使其变软。泡的时间应根据具体情况而定。如根茎类一般泡1~4小时,皮类一般泡1~2小时,全草类一般泡30分钟至1小时。

4.漂法 将药物置于宽水或长流水中浸泡一段时间,并反复换水,以去掉腥味、盐分及毒性成分的方法。漂时须根据季节、气候和药物的体积、质量,适当地掌握浸泡的时间、换水次数或漂药的位置。

5.润法 将经过清水或液体辅料处理的药材,置容器内,使其表面所吸附的水分向内渗透,达到全部湿润变软的润药方法。根据情况,将润分为浸润、伏润(闷润)、盖润等多种方法。润药的时间须

根据药材的坚硬程度、体积大小以及季节、气候而定,一般以润透变软为准。

6.水飞法 将药物与水共研,利用水的悬浮作用和粗细粉末在水中的悬浮性不同,分离出细粉的方法。水飞的目的是制出极细粉,除去水溶性杂质,避免研磨时的飞扬损耗,如朱砂、雄黄、玛瑙、滑石、炉甘石等。

(三)火制

火制是用火直接加热药物或加入辅料拌炒药物的加工方法。常用的火制法包括炒、炙、煅、煨、烘焙五种。

1.炒法 炒在炮制中是比较常用的方法,炒法的目的是增强疗效,缓和或改变药性,降低毒性或减少刺激作用,矫臭矫味,便于储存和制剂等。根据炒法的操作及添加辅料与否,分为清炒、加辅料炒等。清炒根据炒制程度不同可分为炒黄、炒焦、炒炭,加辅料炒又可根据所加辅料不同分为麸炒、米炒、土炒、砂炒(砂烫)、蛤粉炒和滑石粉炒等。

1)清炒 不加辅料的炒。

(1)炒黄 将药物炒至表面微黄或能嗅到药物固有的气味为度。如炒白芥子、炒紫苏子、炒牛蒡子等。

(2)炒焦 将药物炒至表面呈焦黄色或焦褐色,内部颜色加深,并有焦香气味为宜。如焦山楂、焦槟榔、焦神曲、焦大黄等。

(3)炒炭 将药物炒至表面焦黑色、内部焦黄色或至规定程度,但仍保留药物固有气味,即"炒炭存性"。如地榆炭、艾叶炭、槐花炭等。

2)加辅料炒 将某些固体辅料放入炒制容器内加热至一定程度,然后投入净制或切制后的药物共同拌炒的炮制方法。

(1)麸炒 将药物用麦麸熏炒的方法,称为麸炒法,又称"麦麸炒"或"麸皮炒"。多用于补脾胃、作用强烈或有腥味的药物。如白术、枳实、僵蚕等。

(2)米炒 将药物与适量的米共同拌炒的方法,称为米炒法。多用于炮制补益脾胃和某些有毒性的昆虫类药物。如党参、斑蝥等。

(3)土炒 将药物与适量灶心土(伏龙肝)拌炒的方法。常用于炮制补脾止泻的药物。如山药、白术等。

(4)砂炒 将药物与热砂共同拌炒的方法,亦称砂烫。常用于炮制质地坚硬的药物。如马钱子、鳖甲、鸡内金等。

(5)蛤粉炒 将药物与适量蛤粉共同拌炒的方法,又称蛤粉烫。常用于烫制动物胶类药物。如阿胶、鹿角胶等。

(6)滑石粉炒 将药物与适量的滑石粉共同拌炒的方法,又称滑石粉烫。常用于炮制韧性大的动物类药物。如水蛭、黄狗肾等。

2.炙法 将药材与液体辅料拌炒,使辅料逐渐渗入药材内部的方法。炙法可以改变药性、增强疗效或减少副作用。常用的液体辅料有蜂蜜、黄酒、米醋、姜汁、盐水等。

1)酒炙 将药物加入定量酒(以黄酒为主)拌炒的方法。多用于活血散瘀、祛风通络的药物及动物类药物。如川芎、大黄、乌梢蛇等。

2)醋炙 将药物加入定量的米醋拌炒至规定程度的方法。多用于疏肝解郁、化瘀止痛、攻下逐水的药物。如柴胡、甘遂、乳香等。

3)盐炙 将药物加入定量食盐水溶液拌炒的方法。多用于补肾固精、泻火、利尿和行疝止痛的药物。如杜仲、黄柏、车前子等。

4)姜炙 将药物加入定量姜汁拌炒的方法。多用于祛痰止咳、降逆止呕的药物。如竹茹、厚朴等。

5)蜜炙 将药物加入定量蜂蜜或一定比例的蜂蜜水拌炒的方法。多用于止咳平喘、补脾益气的药物。如百部、甘草、麻黄等。

6）油炙 将药物与定量的食用油（一般使用食用标准的植物油或动物油）共同加热处理的方法，又称酥炙法。如羊油炙淫羊藿等。

3.煅法 煅是将药物直接放于炉火中或耐火容器内煅烧的方法。药物经煅制后，质地松脆，易于粉碎，便于有效成分的煎出。煅法分为明煅和焖煅。

1）明煅法 将药物直接放于明火或适宜的耐火容器内不隔绝空气进行煅烧的方法。如白矾、石膏等。

2）焖煅法 将药物在高温缺氧条件下煅烧成炭的方法，又称扣锅煅法。适用于煅制质地疏松、炒炭易灰化的药物。如血余炭、荷叶炭等。

4.煨法 将药物包裹置于热火灰中缓慢加热的炮制方法，称为煨法。根据包裹的物料不同分为面裹煨、隔纸煨等。但目的均是除去药物中的刺激性成分，以缓和药性、降低副作用、增强疗效等，如面裹煨肉豆蔻、诃子、葛根；麦麸煨肉豆蔻、诃子、葛根；纸煨木香；滑石粉煨肉豆蔻等。

5.烘焙法 将药物用文火直接或间接加热，使之干燥的方法。焙后可降低毒性，消除腥臭气味，便于粉碎。如蜈蚣、鸡内金等。

（四）水火共制

水火共制法包括蒸、煮、燀、淬等。

1.蒸法 将净制后的药物加辅料或不加辅料装入蒸制容器内隔水加热至一定程度的方法，称为蒸法。蒸法依据药物在蒸制时是否加辅料，分为清蒸法和加辅料蒸法。

1）清蒸法 将药物净制并大小分档，置蒸制容器内直接蒸制至所需程度，取出，趁热切片或干燥。如人参。

2）加辅料蒸法 将药物净制并大小分档，与辅料拌匀或用辅料润透后置于蒸制容器内，密闭，隔水蒸制至一定程度，凉后取出干燥。如何首乌、地黄等。

2.煮法 将药物在加入辅料后或不加辅料直接加适量清水同煮的方法。煮法可降低药物毒性或烈性，增强药物的疗效。如川乌、附子、远志等。

3.燀法 将药物置沸水中短暂浸煮后，立即捞出的方法。常用于种子类药物除去非药用部分。如苦杏仁、桃仁、白扁豆等。

4.淬法 将药物煅烧红后，迅速投入冷水或液体辅料中，使其酥脆的方法。淬后不仅易于粉碎，且辅料被其吸收，可发挥预期疗效等。如鳖甲、磁石等。

（五）其他制法

1.发芽 将净选后的新鲜成熟果实或种子，在一定的温度和湿度条件下，促使萌发幼芽的方法。如麦芽、谷芽等。

2.发酵 将药物在一定的温度和湿度条件下，利用真菌和酶的催化分解作用，使药物发泡、生衣的方法。如淡豆豉、神曲等。

3.制霜 药物经过去油制成松散粉末或析出细小结晶或升华、煎熬成粉渣的方法。制霜法根据操作方法不同分为去油制霜、渗析制霜、升华制霜及煎煮制霜等。如巴豆霜、西瓜霜、鹿角霜等。

4.复制 将净选后的药物加入一种或数种辅料中，按规定操作程序，反复炮制的方法。如半夏、天南星等。

5.干馏 将药物置于适宜的容器内，以文火烤灼或慢熬，使其产生汁液的方法。如竹沥、蛋黄油。

知识链接

伏龙肝

伏龙肝，又名灶心土、釜下土、釜月下土、灶中土、灶内黄土等，为久经柴草熏烧的灶底中心的土块。在拆修柴火灶（或烧柴的窑）时，将烧结的土块取下，用刀削去焦黑部分及杂质即得。伏龙肝具有温中止血，止呕，止泻的功效，用于虚寒失血，呕吐，泄泻。

第三节 中药的性能

中药性能,是对中药作用的基本性质和特性的高度概括,是中药基础理论的核心和基础,也是中药药性理论的简称。中药性能主要内容包括四气、五味、升降浮沉、归经、毒性等。

中药性能的认知,是前人在长期医疗实践过程中,根据中药作用于机体所产生的生物效应(即中药对机体的作用),不断总结、充实、发展而逐步形成的一套体现中医药特色的理论体系。它以中医阴阳、藏象、经络等学说为理论基础,以治则治法为指导思想,以药物的作用为依据而加以认识和概括的中药理论,是学习、研究、运用中药所必须掌握的基本理论知识。

一、四气

早在《神农本草经》中就有"药有酸咸甘苦辛五味,又有寒热温凉四气"的描述。《神农本草经》既是重要的本草专著,又是临床用药治疗疾病最早的依据。每味药物具有自身特定的"味""气",故而产生特定的"功能"。

(一)四气的含义

四气,又称四性,是指药物的温、热、寒、凉四种药性。有的药物温凉之性不明显,作用缓和,称为平性。虽述平性,只是偏性不明显而已,绝对的平性是没有的,所以药性只有四种,为四性或四气。温热属阳,寒凉属阴。温与热或寒与凉,只是程度轻重不同。有些药物还标有大热、大寒、微温、微寒等,以进一步说明药性程度的差异。

(二)四气的作用及适应证

药物四气,是从药物作用于机体所发生的反应概括出来的,是与疾病的寒热属性相对而言的。一般而言,能够减轻或消除热证的药物属于凉寒性;能够减轻或消除寒证的药物属于温热性。寒凉药多具有清热泻火、凉血解毒等功效,适用于热证、阳证。温热药多具有温中散寒、补火助阳等功效,适用于寒证、阴证。

(三)四气的临床意义

(1)需根据病证的寒热,选择相应的药物。治热性疾病当用寒凉药物,治寒性疾病当用温热药物,即《素问·至真要大论》所讲的"寒者热之,热者寒之"之意,这是临床必须遵循的用药原则。

(2)需根据病证寒热程度的差别,分别选用相应的药物。如:当用热药而用温药,或当用寒药而用凉药,则出现病重药轻而不能达到治愈疾病的目的;当用温药而用热药则反伤其阴,当用凉药而用寒药则易伤其阳。

(3)对于寒热夹杂之证,应寒药与热药并用,以寒热并除,孰多孰少,则根据病情而定。

(4)出现真寒假热之证,当以热药治本,必要时反佐以寒药;若为真热假寒之证,当寒药以治本,必要时反佐以热药。

二、五味

"五味"最初是源于人类味觉对药物真实滋味的感知。而对药性五味的认识,则是基于长期的医疗实践,通过药物被机体吸收后对机体产生的某些作用特性加以总结概括形成的。西汉时期的《黄帝内经·素问》对五味的作用特点、阴阳五行属性以及与归经的关系均有大量论述,如《素问·至真要大论》所讲的"夫五味入胃,各归所喜。故酸先入肝,苦先入心,甘先入脾,辛先入肺,咸先入肾",是将五味与五脏进行联系的归经理论。

(一)五味的含义

五味即辛、甘、酸、苦、咸五种药味,简称五味。此外还有淡、涩两种,古人认为淡附于甘,涩为酸之余味,故药味只有五种,即五味。确定药味的依据是真实滋味和药物的功效。

(二)作用及适应证

1. 辛 "能行、能散"，具有发散、行气、活血等功效，适用于表证、气滞、血瘀等证，如：麻黄、桂枝、薄荷等解表药能发散表邪，改善表证；枳实、陈皮等行气药和川芎、丹参等活血化瘀药能改善气滞证和瘀血证。

2. 甘 "能补、能和、能缓"，具有补益、和中、调和药性、缓急止痛等功效，适用于虚证、脾胃不和、拘急疼痛等证，如甘草、大枣、蜂蜜等。

3. 酸(涩) "能收、能涩"，具有收敛固涩的功效，适用于虚汗、久泻、遗精、遗尿、肺虚久咳等各种耗散滑脱之证，如山茱萸、麻黄根、乌梅、五味子等。

因历来有习惯将实际滋味为酸又能收敛的乌梅、五味子标以酸味；对滋味不酸，但有收涩功效的龙骨、牡蛎等药，标以涩味。故有"涩附于酸"之说，故常将酸、涩味并提。此外，酸味还有生津功效，如乌梅、五味子等。

4. 苦 "能泄、能燥"，"泄"有通泄、降泄、清泄之分。通泄是指泻下通便，用治热结便秘，如大黄、芦荟等；降泄是指降泄肺气，用治咳嗽气喘，如苦杏仁、葶苈子等；清泄是指清热泻火，与寒性结合，如黄芩、栀子等。"燥"指燥湿，用治湿证。温性的苦药，用治寒湿证，如苍术、草果等；寒性的苦味药，用于治疗湿热证，如黄连、龙胆等。

5. 咸 "能软、能下"，具有软坚散结或泻下的功效。有软坚散结功效的咸味药，可用于治疗瘰疬、痰块等，如牡蛎、海藻、昆布等。

6. 淡 "能渗、能利"，具有渗湿利尿的功效，适用于水湿内停或小便不利之证，如茯苓、猪苓、薏苡仁等。

(三)五味的临床意义

知晓五味并在临证时正确使用药物，还需要将药物的气和味结合起来，因为药物的气和味是反映药物性能的两个重要因素，只有把药物性味与其他性能结合起来，才能全面而准确地认识药物的功效。如：同为辛味之品的生姜和薄荷均能发散表邪，但前者性温长于发散风寒，后者性凉长于疏散风热；同为苦味，均可燥湿，但若与四性结合，又有苦寒清热燥湿和苦温燥湿之别，前者适宜于湿热病证，而后者适宜于寒湿之证。

三、升降浮沉

升降浮沉理论，早在《黄帝内经》中就有描述。如《素问·阴阳应象大论》曰："其高者，因而越之；其下者，引而竭之；中满者，泻之以内；其有邪者，渍形以为汗；其在皮者，汗而发之。"这是说应根据升降出入所产生疾病的病势和病位的不同，采取相应的治疗方法，为中药升降浮沉理论的产生和发展奠定了理论基础。

(一)升降浮沉的含义

升降浮沉是针对药物作用的趋向而言的，升与降、浮与沉是相对的。升即上升，降即下降，浮是发散上行，沉是泻利下行。

升降浮沉是药物作用的定向概念，也是药物作用的理论基础之一。药物的作用趋向是通过药物对病证的治疗效应加以认识和概括的用药理论。

(二)作用及适应证

具有向上、向外趋势的药物，称为升浮药；具有向下、向内趋势的药物，称为沉降药。升浮药属阳，沉降药属阴。升浮药具有升阳、解表、催吐、开窍等功效，适用于中气下陷证、表证，如痰涎壅盛、窍闭神昏等；沉降药具有清热泻火、泻下通便、降逆止呕、止咳平喘、利水渗湿等功效，适用于里热证，如实热便秘、呕吐呃逆、咳喘、水肿。

除此之外，具有升浮和沉降双重趋势的药，称其存在着双向性。如麻黄既能发汗，又能平喘、利尿；川芎既能上行头目，又能下行血海。

（三）影响药物升降浮沉的因素

1. 药物性味　主升浮的药物性多温热，味多辛甘；主沉降的药物性多寒凉，味多酸苦咸。如黄芪、麻黄主升浮；大黄、黄连主沉降。

2. 药物质地　一般质重的药物主沉降；质轻的药物主升浮。如桑叶质轻主升浮，能疏散风热、清肺润燥、平肝明目；而质重的芒硝能泻下通便、润燥软坚、清火消肿。个别药物亦有特殊，如旋覆花虽质轻但主沉降，具有降气、消痰、行水、止呕的功效。

3. 药物炮制　药物的炮制方法可转变药物升降浮沉的性能，如酒炒则性升，姜汁炒则性散，醋炒则收敛，盐水炒则下行。

4. 药物配伍　配伍可制约药物升降浮沉的性能，如少量升浮药配伍于大量沉降药中，升浮之性受到制约；少量沉降药配伍于大量升浮药中，沉降之性受到制约。

（四）升降浮沉的临床意义

1. 逆病势选药　常规情况下，可利用药物的升降浮沉性能，逆病势而选药，以调节或纠正人体气机升降出入失调，使其恢复正常。即病势向下向内，选择升浮性药；病势向上向外，选择沉降性药。

2. 升降配合应用　人体气机升降出入周而复始，将升浮药与沉降药同用，以调节气机升降。如黄龙汤用性沉降的大黄、芒硝、枳实等，佐少量性升浮的桔梗。

3. 顺病势通因通用　顺病势而用药，如食积胃胀呕吐，选用涌吐药瓜蒂，祛除积滞；治湿热泻痢，配大黄、槟榔泻出湿热积滞，以"通因通用"。

四、归经

归经相应的理论，前人早有描述，如《素问·宣明五气篇》云："五味所入，酸入肝、辛入肺、苦入心、咸入肾、甘入脾，是谓五禁。"《素问·至真要大论》云："五味入胃，各归所喜，故酸先入肝，苦先入心，甘先入脾，辛先入肺，咸先入肾。"《灵枢·五味》亦云："五味各走其所喜，谷味酸，先走肝，谷味苦，先走心，谷味甘，先走脾，谷味辛，先走肺，谷味咸，先走肾。"可见归经是以临床为根，以中医藏象、经络学说理论为本，以药物所治具体病证的病位为主要依据，经过长期实践总结出来的用药理论。

（一）归经的含义

归经是指药物对机体某一部分或某些部位（脏腑或经络）的选择性作用，用以表示药物作用部位、作用范围的一种性能，有"定位"特点，也是中药性能的重要组成部分，是指导中医临床用药的药性理论之一。

（二）归经的意义

掌握归经理论，有助于提高临床用药的准确性及合理性。临床辨证审因，诊断出病变所在脏腑经络的部位，再按照归经理论选用归经药物，根据脏腑传变规律选择相关归经药物有助于区别功效相似药，并对相似药进行鉴别。在应用时，把归经与四气五味、升降浮沉等性能结合起来，才能指导我们正确掌握药物的功效。

五、毒性

（一）毒性的含义

毒性的含义主要包括两方面：一是指药物毒副作用的大小或药物对机体的损害强弱，与现代医学所指毒性概念相似；二是指药物的偏性，每一种药物都有一定程度的偏性，这些偏性导致其产生"毒性"，而药物也变成了"毒物"，如《周礼·天官冢宰》有"医师掌医之政令，聚毒药以供医事"的记载。

（二）中药中毒的常见因素

中药毒性的大小，从古至今没有统一标准。中药中毒的因素大致如下：一是剂量，如乌头、蟾酥、洋金花等毒性较大的药物，剂量过重，或用药时间过长导致中毒；二是煎服方法不对，如附子煎煮时间太短而致中毒；三是炮制方法不对，如生乌头、生马钱子未经炮制而使用，或炮制方法出错误中毒；四是配伍不当,如芫花与甘草相反(见配伍禁忌"十八反")而致中毒;五是将正品与伪品混合,误服伪品,如误以商陆代人参使用而中毒;六是所使用中药与治疗的病证不合或个体差异等因素而引起中毒。

在知晓引起中毒的常见因素后,在使用中需注意合理使用中药,确保中药能最大限度地发挥防治疾病的功效,保障人民身体安康。

第四节 中药的配伍

由于病情的复杂性和证候的多样性,单味药往往难以满足临床治疗实际的需要,因此,为增强疗效、降低或消除毒副作用、扩大应用范围、全面照顾病情,需要将两种或两种以上的中药合理地联合使用。反之,若配伍不合理,轻则降低药效,重则增加毒副作用,会严重影响临床用药的安全性、有效性,故中药配伍是中药合理用药的重中之重。

在中医药理论指导下,依据病情需要和药物的特性,按照一定的法则,把单味药的应用同药与药之间的配伍关系总结为七个方面,称为药物的"七情"。

"七情"最早记载于《神农本草经》,如:"药有阴阳配合……有单行者,有相须者,有相使者,有相畏者,有相恶者,有相反者,有相杀者,凡此七情,合和视之,当用相须相使者良,勿用相恶相反者。若有毒宜制,可用相畏相杀者,不尔,勿合用也。"这里提出的"七情",即单行、相须、相使、相畏、相杀、相恶、相反。详细如下。

1. 单行 单用一味药物即可治疗某种疾病,且能获得较好疗效。如独参汤。

2. 相须 两种及以上功效类似的药物配合应用,能明显增强其原有疗效。相须配伍一般是同类药物合用,它构成了复方用药的配伍核心,是中药配伍应用的主要形式之一。如石膏配知母,能明显增强其清热泻火的作用。

3. 相使 功效方面有某种共性的药物,以一类药为主,另一类药为辅,主辅结合后能提高主药的疗效。相使配伍不必是同类药物,一主一辅,相辅相成。如大黄配伍厚朴治疗热结便秘;大黄泻热通便为主,厚朴下气宽胸为辅,可增强大黄的攻下作用。

4. 相畏 一种药物的毒副作用能被另一种药物减轻或消除。相畏是临床使用有毒、作用峻猛或有副作用的药物时常用的配伍方法。如大枣与甘遂配伍,大枣可将甘遂峻下逐水易伤正气的峻烈之性减轻或消除。

5. 相杀 一种药物能减轻或消除另一种药物的毒副作用。相杀与相畏实际上是对同一配伍关系从两个不同角度的叙述,是药物配伍之间相互对应而言的。如生姜能减轻或消除生半夏的毒副作用,所以称为生姜能杀生半夏的毒性。

6. 相恶 两种药物合用后,一种药物能使另一种药物的原有疗效降低甚至丧失。如莱菔子能消除人参的补气作用,所以称为人参恶莱菔子。

7. 相反 两种药物合用后,能产生毒性反应或副作用。这属配伍禁忌,原则上不能同用。在后面的配伍禁忌中会提及。

第五节 用 药 禁 忌

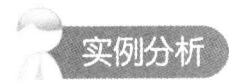

实例分析

试分析如下处方。

处方1:京大戟1 g,芫花1 g,甘遂1 g,大枣5枚,半夏6 g,甘草3 g。

处方 2：川乌 30 g，甘草 90 g，人参、白豆蔻 30 g，苍术 60 g，白术 30 g，水牛角 30 g，小茴香 39 g（盐炒），茯苓 30 g，熟地黄 30 g，沉香 15 g，枸杞子 90 g。

问题：

1. 处方 1 中配伍的不恰当之处在哪里？
2. 处方 2 中配伍的不恰当之处在哪里？

一、配伍禁忌

凡药物配伍使用后会减弱或丧失药效、增强原有毒副作用或产生新的毒副作用均属于配伍禁忌，原则上应避免合用。关于中药的配伍禁忌，目前中医药界普遍沿用认可度较高的"十八反""十九畏"。

（一）十八反

"十八反"歌诀最早见于张子和《儒门事亲》："本草明言十八反，半蒌贝蔹芨攻乌，藻戟遂芫俱战草，诸参辛芍叛藜芦。"即乌头反半夏、瓜蒌、贝母、白蔹、白芨（白及）；甘草反海藻、大戟、甘遂、芫花；藜芦反人参、丹参、玄参、沙参、细辛、芍药。

（二）十九畏

"十九畏"歌诀首见于刘纯《医经小学》："硫黄原是火中精，朴硝一见便相争，水银莫与砒霜见，狼毒最怕密陀僧，巴豆性烈最为上，偏与牵牛不顺情，丁香莫与郁金见，牙硝难合京三棱，川乌、草乌不顺犀，人参最怕五灵脂，官桂善能调冷气，若逢石脂便相欺，大凡修合看顺逆，炮爁炙煿莫相依。"

即硫黄畏朴硝，水银畏砒霜，狼毒畏密陀僧，巴豆畏牵牛子，丁香畏郁金，牙硝畏三棱，川乌、草乌畏犀角，人参畏五灵脂，官桂畏石脂。

二、妊娠禁忌

凡在妊娠期间对母体和胎儿产生严重不良影响的药物，均属于妊娠用药禁忌。因此只要能引起妊娠期妇女堕胎，对母体不利，对胎儿生长发育不利，对产程不利，不利于优生优育的药物，均应当禁止或慎重使用。

根据药物对妊娠损害程度不同，可将妊娠禁忌药分为禁用药与慎用药两类。禁用药大多毒性较强或药性峻猛，如马钱子、轻粉、雄黄、斑蝥、甘遂、芫花、巴豆、牵牛子、大戟、商陆、麝香、三棱、莪术、水蛭等；慎用药包括具有较强活瘀通经、行气破滞、辛热滑利之性的药物，如桃仁、红花、牛膝、枳实、大黄、番泻叶、芒硝、附子、炮姜、肉桂、滑石等。凡禁用药物，妊娠期禁止使用，慎用药物，则可根据孕妇病情，酌情使用。使用时应注意辨证准确，把握好剂量和疗程，尽量减少药物对妊娠的危害。若无特殊必要，也应尽量避免使用慎用药，以保证用药安全。

妊娠禁忌药物导致的堕胎是药物的副作用，并非传统意义上的治疗效应。中药的堕胎效应不稳定，故不可以将妊娠禁忌药物作为堕胎药使用。

三、证候禁忌

凡用药与病证不符，均属于病证用药禁忌。某些药物对某种病证不宜，使用不当反助病势或产生新的病理损害而加重病情，故应避免使用。如通常寒证忌用寒药，热证忌用热药；出血证忌用破血药；体虚汗多者忌用发汗药；邪实正不虚者，忌用补虚药，正虚邪不实者，忌用攻邪药等。

证候用药禁忌是用药禁忌中涉及面最广的内容，除药性极为平和的药物无明显禁忌外，一般药物都有证候用药禁忌。

四、饮食禁忌

中医自古有"药食同源"之说，因此药物与食物在某些方面是具有共性的。在治疗疾病过程中，若食性与病性相符，则有利于病情；反之，若食性与病性不合，则反助病势。

服药期间，凡是会降低药效或增强毒性，或与病情不符，反助病势的食物则应当避免服食，属于用药饮食禁忌，又称"食忌""忌口"。一般来讲，服药期间，凡有碍消化吸收或影响药物吸收，或与药物存在类似相反和相恶配伍关系的食物，都应根据情况避免食用。如：服用补益类药物时，忌食萝卜，萝卜会降低补益药的滋补作用;热性病忌辛热、油腻、有刺激性的食物;寒性病忌生冷瓜果、清凉饮料;虚性病忌清泄耗气食物;实性病忌温补食物。

目标检测

单项选择题

1. 怀山药指产自(　　　)的山药。

A. 湖南怀化 　　B. 河南焦作 　　C. 吉林长春 　　D. 甘肃陇南 　　E. 山东青岛

2. 产于某一地区,质量最佳、疗效最好,而被普遍重视的中药材是(　　　)。

A. 特产药材 　　B. 多产药材 　　C. 道地药材 　　D. 贵重药材 　　E. 稀有药材

3. 以叶作为药用部位的中药采收时间一般在(　　　)。

A. 春季萌芽时 　B. 叶类茂盛时 　C. 秋季枯萎时 　D. 冬季少有时 　E. 霜降后

4. 矿物类中药的采收时间为(　　　)。

A. 春季 　　B. 夏季 　　C. 秋季 　　D. 冬季 　　E. 四季均可

5. 根据归经学说,用辅料炮制药物,盐炙入(　　　)。

A. 胃 　　B. 肝 　　C. 胆 　　D. 肾 　　E. 肺

6. 羊脂油炙淫羊藿的作用是(　　　)。

A. 增强清热凉血之功效 　　B. 增强滋阴补血之功效 　　C. 增强温肾壮阳之功效

D. 增强解郁除烦之功效 　　E. 利于储存

7. 酒大黄的作用主要是(　　　)。

A. 清下焦实热 　B. 清中焦实热 　C. 收敛止血 　D. 清上焦实热 　E. 清热凉血

8. 下列各项属于寒凉药适用范围的是(　　　)。

A. 宫冷不孕 　　B. 温毒发斑 　　C. 亡阳虚脱 　　D. 寒疝作痛 　　E. 阴寒水肿

9. 按照药性理论,五味中大多具有收敛固涩功效的味是(　　　)。

A. 辛 　　B. 甘 　　C. 酸 　　D. 苦 　　E. 咸

10. 一种药物能够消除另一种药物的不良反应,这种配伍关系称为(　　　)。

A. 相须 　　B. 相使 　　C. 相畏 　　D. 相杀 　　E. 相恶

11. 属于妊娠期禁用的药物是(　　　)。

A. 活血化瘀之品 　　B. 攻下通肠之品 　　C. 破气行滞之品

D. 辛热及滑利之品 　　E. 剧毒或性能峻猛之品

12. 水飞法适用的药材是(　　　)。

A. 质地坚硬的药材 　　B. 不溶于水的矿物药 　　C. 皮类动物药

D. 含结晶水的矿物药 　　E. 质地疏松的植物药

(王东伟)

常 用 中 药

→ 学习引导

数千年来,中药一直是我国人民预防、治疗疾病和强身健体的重要武器,它对中华民族的繁衍昌盛发挥了巨大的作用。鼓励学生弘扬中华民族优秀传统文化、增强救死扶伤的使命感,传播中药的来源、性味与归经、功效、应用、用法用量及使用注意等知识。培养学生严谨求实的职业精神、自信发展的创新精神、和谐统一的整体观和不同的辩证思想,达到立德树人、提高教学效果和社会影响力的目的。

本章主要按药物功效进行分类,介绍临床常用中药。

→ 学习目标

1. 熟悉各类药物的概念、功效、适用范围、分类及使用注意。
2. 掌握重点中药的来源、性味与归经、功效、应用、用法用量及使用注意。
3. 熟悉一般中药的来源、性味与归经、功效与应用。
4. 了解其他中药的来源与功效。

第七章 PPT

第一节 解 表 药

实例分析

九九重阳节那天,华佗带着徒弟到镇上一个酒铺里饮酒,只见几个少年在比赛吃螃蟹。哪知过了一个时辰,那伙少年忽然都喊肚子痛,有的痛得额上冒汗珠,喊爹喊妈地直叫,有的先是吐又紧接着腹泻。华佗便对徒弟说:"不用回家,就在这酒店外的洼地里采些紫草叶给他们吃。"华佗和徒弟很快从洼地里采回一抱紫草叶(紫苏),请酒铺老板熬了几碗汤,少年服用后,不一会儿,肚子不痛了,刚才的症状好多了。

问题:

1. 紫苏有哪些功效?
2. 生活中有哪些妙方可治疗上述症状?

凡以发散表邪、解除表证为主要功效,用以治疗表证的药物,称为解表药。

本类药物多辛味,其性轻扬,主入肺经、膀胱经,能使肌表之邪外散或随汗而解,具有发散解表之功效,兼能宣肺、利水、透疹、祛风除湿等。主要适用于外感表证所致的恶寒、发热、头痛、身痛、无汗(或有汗)、脉浮等表证。部分解表药还可用于水肿、咳喘、疹发不畅、疮疡初起、风湿痹痛等兼有表证者。

根据其性能特点和功效主治的不同,解表药可分为发散风寒药(辛温解表药)、发散风热药(辛凉解表药)两类。

使用发汗力强的解表药,要注意掌握用量,中病即止,不可使之出汗过多,以免损伤阳气和津液;汗为津液,血汗同源,故体虚汗出、疮疡日久、淋证及失血患者慎用;入汤剂不宜久煎,以免有效成分挥发过多,从而降低疗效。

一、发散风寒药

以发散风寒表邪为主要功效,用以治疗风寒表证的药物,称为发散风寒药。因其性温味辛,故又称辛温解表药。主治风寒表证,症见恶寒重、发热轻、无汗、头身疼痛、鼻塞、苔薄白、脉浮紧等;部分药物兼有止咳、止痛、祛风除湿、通鼻窍、止呕等作用,用于治疗咳喘、头痛、风湿痹痛、鼻渊以及呕吐等。

麻黄《神农本草经》

【来源】本品为麻黄科植物草麻黄、中麻黄或木贼麻黄的干燥草质茎。秋季采割绿色的草质茎,晒干。

【性味与归经】辛、微苦,温。归肺、膀胱经。

【功效】发汗散寒,宣肺平喘,利水消肿。

【应用】

(1)风寒表实证 本品辛温散寒,善于宣肺气、开腠理、透毛窍而发汗解表,发汗力强,为发汗解表之要药。适宜于外感风寒所致的恶寒重、发热轻、无汗、头痛身重、鼻塞流涕、脉浮紧等表实证,常与桂枝相须为用,如麻黄汤。

(2)咳嗽气喘 本品辛散苦泄,温通宣畅,入肺经,外能发散风寒,内能开宣肺气,有良好的宣肺平喘之功,适用于风寒外束、肺气壅遏的喘咳实证,常与苦杏仁、甘草同用,如三拗汤。此外,本品配伍细辛、干姜、半夏等,还可治寒痰停饮、咳嗽气喘、痰多清稀,如小青龙汤。若肺热壅盛、高热喘急者,多与石膏、苦杏仁、甘草配用,以清肺平喘,如麻杏石甘汤。

(3)风水水肿 本品上宣肺气、发汗解表,可使肌肤之水湿从毛窍外散,并通调水道、下输膀胱以助利尿之力,故适用于风邪袭表、肺失宣降的水肿、小便不利兼有表证者,可与生姜、白术等配伍。

此外,取麻黄散寒通滞之功,也可用于治疗风寒痹证,以及阴疽的漫肿无头、皮色不变、痰核等证。

【用量用法】2～10 g,煎服。生麻黄发汗力强,适用于外感风寒者;炙麻黄长于平喘,适用于喘咳而不宜发汗者;麻黄绒作用和缓,发汗力弱,适用于小儿、年老体弱者。

【使用注意】本品发汗宣肺力强,表虚自汗、阴虚盗汗、肾虚咳喘及心血管病患者慎用;本品有中枢兴奋作用,故头痛失眠者不宜使用。

知识链接

麻黄碱与伪麻黄碱

麻黄中主要有效成分为麻黄碱和伪麻黄碱,麻黄碱能兴奋中枢、收缩血管、升高血压、松弛支气管平滑肌,伪麻黄碱具有收缩鼻黏膜血管和利尿作用。麻黄碱和伪麻黄碱都是合成苯丙胺类毒品的重要原料,我国各地加强了对含麻黄碱类复方制剂的监管,购买新康泰克、白加黑等含麻黄碱类复方制剂时需提供身份证。

桂枝《名医别录》

【来源】本品为樟科植物肉桂的干燥嫩枝。春、夏二季采收,除去叶,晒干,或切片晒干。

【性味与归经】辛、甘,温。归心、肺、膀胱经。

【功效】发汗解肌,温通经脉,助阳化气,平冲降气。

【应用】

(1)风寒表证 本品辛甘温煦,善于宣阳气于卫分,畅营血于肌表,故有助卫实表、发汗解肌、外散风寒之功。凡外感风寒表证,无论表实和表虚均可应用。表实无汗者,常与麻黄等配伍,以开宣肺气、发散风寒,如麻黄汤;表虚有汗者,常与白芍等同用,以调和营卫、发汗解肌,如桂枝汤。

(2)寒凝血滞诸痛证 本品辛散温通,能温通一身之阳气,通行血脉而止痛。治疗胸阳不振、心脉瘀阻、胸痹心痛,常与枳实、薤白同用,如枳实薤白桂枝汤;治疗中焦虚寒、脘腹冷痛,常与白芍、饴糖同用,如小建中汤;治疗脘腹冷痛,血寒瘀阻之月经不调、痛经、产后腹痛等寒凝血滞之痛证,多与当归、吴茱萸同用,如温经汤;治疗风寒湿痹、肩臂疼痛,可与附子同用,如桂枝附子汤。

(3)心悸,痰饮,蓄水证 本品温心阳,通血脉,止悸动,助阳化气,以行水湿痰饮之邪。治疗心阳不振所致的心悸动、脉结代,与甘草、党参、麦冬同用,如炙甘草汤;治疗阳虚气化不利所致的痰饮、蓄水证,常与白术、茯苓配伍,如苓桂术甘汤;治疗膀胱气化不行、水肿小便不利者,与猪苓、泽泻等同用,如五苓散。

此外,本品能平冲降气,与茯苓、吴茱萸等同用,可用于治疗寒水上逆型奔豚气,如桂枝加桂汤。

【用量用法】3～10 g,煎服。

【使用注意】本品辛温助热,易伤阴动血,故外感热病、阴虚火旺及血热妄行者均当忌用。孕妇及月经过多者慎用。

紫苏叶《名医别录》

【来源】本品为唇形科植物紫苏的干燥叶(或带嫩枝),夏季枝叶茂盛时采收,除去杂质,晒干。

【性味与归经】辛,温。归肺、脾经。

【功效】解表散寒,行气和胃。

【应用】

(1)风寒感冒,咳嗽痰多 本品辛散性温,发汗解表散寒之力较为缓和,宜治外感风寒之轻证。兼有气喘咳嗽,与前胡、苦杏仁等化痰止咳药同用,如杏苏散;兼有气滞胸闷,常配伍香附、陈皮等药,如香苏散。

(2)脾胃气滞证,胸闷呕吐 本品味辛能行,为醒脾宽中,行气止呕之良药,且兼有理气安胎之功,凡外感、湿浊、妊娠等原因所致的脾胃气滞,胸闷呕吐均可配伍应用;治外感风寒、内伤湿滞、气机不畅、胸闷呕吐、寒热头痛者,与藿香、陈皮、半夏等配伍,如藿香正气散;治胎气上逆、胸闷呕吐、胎动不安者,常与陈皮、砂仁等理气安胎药配伍使用;治七情郁结、痰凝气滞之梅核气证,常与半夏、厚朴、茯苓等同用。

(3)鱼蟹中毒,腹痛吐泻 可单用本品煎汤服,或配伍生姜、陈皮、藿香等药同用。

【用量用法】5～10 g,煎服。本品不宜久煎。

【附药】

紫苏梗,为唇形科植物紫苏的干燥茎。秋季果实成熟后采割,除去杂质,晒干,或趁鲜切片,晒干。具有理气宽中,止痛,安胎的功效。用于胸膈痞闷,胃脘疼痛,嗳气呕吐,胎动不安。

紫苏子,为唇形科植物紫苏的干燥成熟果实。秋季果实成熟时采收,除去杂质,晒干。具有降气化痰,止咳平喘,润肠通便的功效。用于痰壅气逆,咳嗽气喘,肠燥便秘。

荆芥《神农本草经》

【来源】本品为唇形科植物荆芥的干燥地上部分。夏、秋二季花开到顶、穗绿时采割,除去杂质,晒干。

【性味与归经】辛,微温。归肺、肝经。

【功效】解表散风,透疹,消疮。

【应用】

(1)外感表证 本品药性平和,表寒、表热均可配伍使用。用于治疗风寒感冒引起的恶寒发热、头痛无汗者,常与防风、羌活、独活等药同用,如荆防败毒散;治疗风热感冒引起的发热头痛者,常与辛凉解表药金银花、连翘等配伍,如银翘散。

(2)麻疹不透,风疹瘙痒　本品质轻透散,祛风止痒,宣散疹毒。用于治疗表邪外束、麻疹初起、疹出不畅,常与蝉蜕、薄荷等药同用,如透疹汤;治疗风疹瘙痒,多与苦参、防风等药配伍,如消风散。

(3)疮疡初起而有表证　本品能祛风解表,透散邪气,宣通壅结而达消疮之功。偏于风寒者,常配伍羌活、川芎、独活等药同用,如败毒散;偏于风热者,与金银花、连翘、柴胡等药配伍,如银翘败毒散。

此外,本品炒炭,其性味已由辛温变为苦涩平和,长于理血止血,可用于吐血、衄血、便血、崩漏等多种出血证。

【用量用法】5～10 g,煎服,不宜久煎。祛风解表止痒宜生用,止血宜炒炭用。

【使用注意】无风邪或表虚多汗者慎用。

【附药】

(1)荆芥炭　荆芥的炮制加工品。具有收敛止血的功效。用于便血、崩漏、产后血晕。

(2)荆芥穗　唇形科植物荆芥的干燥花穗。夏、秋二季花开到顶、穗绿时采摘,除去杂质,晒干。具有解表散风、透疹、消疮的功效。用于感冒、头痛,麻疹,风疹,疮疡初起。

(3)荆芥穗炭　荆芥穗的炮制加工品。具有收涩止血的功效。用于便血,崩漏,产后血晕。

知识链接

荆芥的现代研究

荆芥主要含挥发油,各部位含油量以荆芥穗中最高。炒炭后,挥发油含量显著降低,油中成分也发生了变化。药理研究表明,荆芥炭混悬液和荆芥炭挥发油乳剂有明显的止血作用,生品则无此作用。荆芥炭止血的活性部位为脂溶性提取物,可明显缩短出血时间和凝血时间。以荆芥挥发油为主药制成的荆白合剂,临床用于治疗变应性接触性皮炎。

羌活《神农本草经》

【来源】本品为伞形科植物羌活或宽叶羌活的干燥根茎和根。春、秋二季采挖,除去须根及泥沙,晒干。

【性味与归经】辛、苦,温。归膀胱、肾经。

【功效】解表散寒,祛风除湿,止痛。

【应用】

(1)风寒表证,头痛身痛　本品辛温,气雄而散,发表力强,主散太阳经风邪及寒湿之邪,有散寒祛风、胜湿止痛之功,故善治风寒湿邪袭表、恶寒发热、肌表无汗、头痛项强、肢体酸痛者,常与防风、细辛、苍术、川芎等药同用,如九味羌活汤;寒湿偏重、头痛身重者,可配伍独活、藁本、川芎等药,如羌活胜湿汤。

(2)风寒湿痹,肩背酸痛　本品辛散祛风、味苦、性温燥,性温散寒,燥能祛风寒湿邪,通利关节而止痛,且作用部位偏上,故善治腰以上风寒湿痹,尤宜于肩背肢节疼痛者。常与防风、姜黄等配伍。

【用量用法】3～10 g,煎服。

【使用注意】用量过多,易致呕吐,脾胃虚弱者不宜服。血虚痹痛、阴虚头痛者慎用。

知识链接

鉴别用药:羌活与独活

羌活、独活,均善解表,祛风湿,止痛,主治风寒表证、风寒湿痹、表证夹湿及头风头痛等证。羌活药性较强,发散力强,常用于风寒湿痹,痛在上半身者,治太阳经头痛及项背痛;独活药性缓和,发散力较羌活弱,多用于风寒湿痹在下半身者,治少阴伏风头痛。若风寒湿痹,一身尽痛,两者常相须为用。

二、发散风热药

以发散风热为主要功效,用以治疗风热表证及温热病卫分证的药物,称为发散风热药。因其寒凉而味辛,故又称辛凉解表药。主治风热感冒及温病初起邪在卫分,症见发热重、恶寒轻、头痛、咽干口渴、有汗或无汗、苔薄黄、脉浮数等。部分药物还兼有利咽、透疹、明目、止咳等作用,用于治疗咽喉肿痛、麻疹不透、目赤肿痛、风热咳嗽等证。

薄荷《新修本草》

【来源】本品为唇形科植物薄荷的干燥地上部分。夏、秋二季茎叶茂盛或花开至三轮时,选晴天,分次采割,晒干或阴干。

【性味与归经】辛,凉。归肺、肝经。

【功效】疏散风热,清利头目、利咽,透疹,疏肝行气。

【应用】

(1)风热感冒,温病卫分证　本品辛以发散,凉以清热,为疏散风热常用之品,故风热感冒和温病卫分证十分常用。用于治疗风热感冒或温病初起、邪在卫分,发热、微恶风寒、头痛等症,常与金银花、连翘、牛蒡子、荆芥等配伍,如银翘散。

(2)头痛目赤,咽喉肿痛　本品轻扬升浮、芳香通窍,功善疏散上焦风热,清头目、利咽喉。治风热上攻所致的头痛目赤,常配以菊花、桑叶、蔓荆子等药物;治疗风热壅盛,咽喉肿痛,常配桔梗、生甘草、荆芥、防风等药物。

(3)麻疹不透,风疹瘙痒　本品质轻宣散,有疏散风热、宣毒透疹、祛风止痒之功,治疗麻疹初起,风热外束,疹出不透,常与蝉蜕、牛蒡子等同用,如透疹汤;风疹瘙痒,可与苦参、白鲜皮同用,以祛风透疹止痒。

(4)肝郁气滞,胸闷胁痛　本品兼入肝经,能疏肝行气,常配柴胡、白芍、当归等疏肝理气调经药,治疗肝郁气滞、胸胁胀痛、月经不调,如逍遥散。

【用量用法】3~6 g,煎服,宜后下。薄荷叶长于发汗解表,薄荷梗偏于行气和中。

【使用注意】本品芳香辛散,有发汗耗气之弊,故体虚多汗者不宜用。

知识链接

薄荷的现代应用

薄荷是中药制剂中用途非常广泛的原料,既可作为处方中的组成药,也可作为矫味剂、透皮吸收促进剂、抗刺激剂。其产品在医药上的入药方式主要有三种:薄荷干叶或薄荷全草用于中草药煎剂或中成药方剂;薄荷脑晶体用于中成药或西药配方;薄荷素油或精油用于中西药配方。此外,薄荷还作为香料广泛用于牙膏、食品、烟草、酒、清凉饮料、化妆品、香皂。

牛蒡子《名医别录》

【来源】本品为菊科植物牛蒡的干燥成熟果实。秋季果实成熟时采收果序,晒干,打下果实,除去杂质,再晒干。

【性味与归经】辛、苦,寒。归肺、胃经。

【功效】疏散风热,宣肺透疹,解毒利咽。

【应用】

(1)风热表证,温病卫分证　本品辛散苦泄,寒能清热,升散之中具有清降之性,功能疏散风热,发散之力不及薄荷,常与金银花、桔梗等药物同用,如银翘散。

(2)麻疹不透,风疹瘙痒　本品既外散风热,又内解热毒,透泄热毒而促使疹子透发,用于治疗麻疹不透或透而复隐,为透疹之要药,常与宣毒透疹药配伍。与薄荷、蝉蜕、荆芥等解表透疹药同用,如加减葛根汤。

(3)咽喉肿痛　本品长于解毒利咽,为利咽之要药,不论风热或热毒所致,皆较常用,常与薄荷、金银花、桔梗等配伍。

(4)热毒疮肿,痄腮　本品常与清热解毒、散结疗疮药配伍,如与板蓝根、连翘、野菊花等清热解毒药配伍。

【用量用法】6～12 g。煎服。用时捣碎。

【使用注意】本品性寒,滑肠通便、脾虚便溏者慎用。炒用可降低其苦寒滑肠之性。

菊花《神农本草经》

【来源】本品为菊科植物菊的干燥头状花序。9—11月花盛开时分批采收,阴干或焙干,或熏、蒸后晒干。药材按产地和加工方法不同,分为"亳菊""滁菊""贡菊""杭菊""怀菊"。

【性味与归经】甘、苦,微寒。归肺、肝经。

【功效】散风清热,平肝明目,清热解毒。

【应用】

(1)风热表证及温病卫分证　本品味辛疏散,体轻达表,气清上浮,微寒清热,功能疏散肺经风热,为疏散风热之要药。常与疏散风热、清热解毒等药配伍。

(2)肝阳眩晕,目赤昏花　本品性寒,入肝经,有平抑肝阳、清肝明目之功,虚实目疾均可使用。肝经风热(或肝火上攻)所致的目赤肿痛,多与桑叶、夏枯草等清肝明目药同用;肝肾阴虚的目暗昏花证,常配枸杞子、熟地黄等药,如杞菊地黄丸。肝阳上亢之头痛眩晕证,常与石决明、钩藤等药配伍,以增强平肝阳之效。

(3)热毒疮肿　本品味苦性微寒,能清热解毒,可用治疮痈肿毒,常与金银花、蒲公英、紫花地丁等药配伍。但其清热解毒、消散痈肿之力不及野菊花,故临床较野菊花少用。

【用量用法】5～10 g。煎服。疏散风热宜用黄菊花,平肝明目宜用白菊花。

知识链接

菊花的分类

　　菊花全国大部分地区均有栽培,商品因产地不同,分为"亳菊""滁菊""贡菊""杭菊""怀菊""川菊"。由于花的颜色不同,又有黄菊花和白菊花之分。亳菊主产于安徽亳州,药菊中品质最佳,其次是河南的怀菊、四川的川菊,以上三种合称白菊花。滁菊主产于安徽滁县,品质亦属上乘。贡菊主产于安徽歙县,又称徽菊。杭菊主产于浙江嘉兴、桐乡、吴兴者,多系杭白菊;产于海宁者,多系杭黄菊。

柴胡《神农本草经》

【来源】本品为伞形科植物柴胡或狭叶柴胡的干燥根。按性状不同,分别习称"北柴胡"和"南柴胡"。春、秋二季采挖,除去茎叶和泥沙,干燥。

【性味与归经】辛、苦,微寒。归肝、胆、肺经。

【功效】疏散退热,疏肝解郁,升举阳气。

【应用】

(1)外感表证发热,少阳证　本品透表疏泄以疏散退热,治疗外感发热,常与葛根等药配伍;又芳香疏泄,善疏散少阳半表半里之邪,为治少阳证的要药,用于治疗少阳证,症见寒热往来、胸胁苦满、口苦咽干、目眩等,常与黄芩等药配伍。现代用柴胡制成的单味或复方注射液,对于外感发热有较好的解表退热作用。

（2）肝郁气滞证　本品善疏泄肝气,历代都是治肝气郁结的要药。症见胸胁或少腹胀痛、情志抑郁、月经不调、痛经等,常配疏肝理气、活血止痛药。

（3）气虚下陷,久泻脱肛证　本品能升举脾胃清阳之气而举陷,症见久泻脱肛、子宫脱垂、胃下垂等。常与升麻相须,并配黄芪、人参等药物,才能充分发挥升阳举陷的作用。

此外,本品还可退热截疟,又为治疗疟疾寒热的常用药,常与黄芩、常山、草果等同用。

【用量用法】3～10 g,煎服。习惯上用南柴胡疏肝解郁,北柴胡和解退热。解表退热宜生用,且用量宜稍重;疏肝解郁宜醋炙,升阳止泻宜酒炙,其用量均宜稍轻。

【使用注意】柴胡性升散,古人有"柴胡劫肝阴"之说,肝阳上亢、肝风内动、阴虚火旺及气机上逆者忌用或慎用。

知识链接

柴胡现代研究

柴胡具有镇静、镇痛、解热、镇咳等广泛的中枢抑制作用。柴胡及其有效成分柴胡皂苷有抗炎作用,其抗炎作用与促进肾上腺皮质系统功能有关。柴胡皂苷又有降低血浆胆固醇作用。柴胡有较好的抗脂肪肝、抗肝损伤、利胆、降转氨酶、兴奋肠平滑肌、抑制胃酸分泌、抗溃疡、抑制胰蛋白酶等作用。柴胡煎剂对结核分枝杆菌有抑制作用。此外,柴胡还有抗感冒病毒、增加蛋白质生物合成、抗肿瘤、抗辐射及增强免疫功能等作用。

第二节　清　热　药

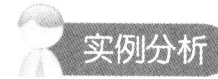 **实例分析**

患者,男性,65岁,心衰5年,加重8日,一直服用地高辛治疗。昨日因着凉,患者出现咳嗽痰盛、胸膈满闷、气促作喘,家属到药店买了止嗽青果丸,饭后（2次/日,1丸/次）将其与地高辛同服,1小时后患者出现了心慌、胸闷等不适。

止嗽青果丸中石膏含有钙。中药或中成药含钙较多的,不可与洋地黄类药物合用,因钙离子具有应激性,能抑制 Na^+,K^+-ATP 酶活性,从而增强心肌收缩力,与强心苷有协同作用,从而增强洋地黄类药物的作用和毒性。

问题:

1.有哪些中药含有钙?

2.止嗽青果丸中石膏的功效是什么?

凡以清解里热为主要功效,用以治疗里热证的药物,称为清热药。

本类药物药性寒凉,多具苦味,具有沉降的作用趋向,归经各异。具有清热泻火、燥湿、凉血、解毒、退虚热等功效。主要适用于外感热病、高热烦渴、湿热泻痢、温毒发斑、痈肿疮毒、阴虚发热等表邪已解、里热炽盛,而无积滞的里热证。里热证多表现出身热（发热不恶寒）、口渴喜冷饮、面红、尿赤、舌红、苔黄、脉数等共同特征。里热证常见类型有脏腑实热证、脏腑湿热证、热毒内蕴证、血分热证等里实热证及阴虚内热等里虚热证。

根据其性能特点和功效主治的不同,常将本类药物分为清热泻火药、清热燥湿药、清热解毒药、清热凉血药、清虚热药五类。

使用清热药时,首先应当分清里热证的虚实、病变部位以及病情发展阶段,以便对证用药;本类药物药性多寒凉,易伤脾胃,凡脾胃虚寒者慎用;苦燥伤阴,热甚劫阴,故阴虚患者慎用;阴盛格阳、真寒假热者忌用;注意中病即止,避免克伐太过,损伤正气。

一、清热泻火药

以清泄气分或脏腑热邪为主要功效,用以治疗温热病气分证或脏腑实热证的药物,称为清热泻火药。

其性味多苦寒或甘寒,以清热泻火为主要功效。主治外感热病,邪在气分所致的高热、汗出、口渴、烦躁、脉洪大等实热证,及一切脏腑实热证,如肺热、胃火、肝火、心火等。若体虚而兼里热者,应注意扶正祛邪,适当配伍补虚药。

石膏《神农本草经》

【来源】本品为硫酸盐类矿物石膏族石膏,主要成分为含水硫酸钙($CaSO_4 \cdot 2H_2O$),采挖后,除去杂石及泥沙。

【性味与归经】甘、辛,大寒。归肺、胃经。

【功效】清热泻火,除烦止渴。

【应用】

(1)气分实热证　本品味辛大寒,清热泻火之力甚强,辛寒则清泄里热兼有透散之功,可解肌退热,甘寒则清胃热、除烦渴,为清泻肺胃二经气分实热的要药。治疗气分实热证,症见高热、烦躁、大渴欲饮、汗出、脉洪大等,常与知母相须为用,如白虎汤。治气血两燔,高热发斑,常与水牛角、玄参等配伍,如化斑汤。

(2)肺热喘咳　本品辛寒入肺经,善清泄肺热,治邪热袭肺之气急鼻翕、咳嗽、高热,常与麻黄、苦杏仁、甘草配伍,如麻杏石甘汤。

(3)胃火诸证　本品功善清胃热,降胃火。用于胃火上攻之牙龈肿痛、头痛、口疮等,常与黄连、升麻等同用,如清胃散。用于胃热阴虚,牙痛烦渴,可与熟地黄、牛膝等配伍,如玉女煎。

(4)外治溃疡不敛,湿疹瘙痒,水火烫伤,外伤出血　本品煅后性涩,有清热收湿、敛疮生肌、消肿止血之效,常与黄连、青黛等研粉外用。若溃疡腐肉不去,常与升药配伍外用,如九一丹。

【用量用法】15～60 g,宜打碎先煎。内服宜生用。煅后多外用适量,研末撒敷患处。

【使用注意】脾胃虚寒及阴虚内热者忌用。

【附药】

煅石膏:石膏的炮制品。取石膏,照明煅法煅至酥松。白色的粉末或酥松块状物,表面透出微红色的光泽,不透明。体较轻,质软,易碎,捏之成粉。甘、辛、涩,寒。归肺、胃经。收湿,生肌,敛疮,止血。外治溃疡不敛,湿疹瘙痒,水火烫伤,外伤出血。外用适量,研末撒敷患处。

知母《神农本草经》

【来源】本品为百合科植物知母的干燥根茎。春、秋二季采挖,除去须根和泥沙,晒干,习称"毛知母";或除去外皮,晒干。

【性味与归经】苦、甘,寒。归肺、胃、肾经。

【功效】清热泻火,滋阴润燥。

【应用】

(1)气分实热证、肺热咳嗽,内热消渴　本品味苦甘而性寒质润,苦寒能清热泻火除烦,甘寒质润能生津润燥止渴,善治外感热病、高热烦渴者,为治疗气分实热的要药,常与石膏相须为用。治疗肺热咳嗽,常配黄芩、川贝母等药物。治内热消渴,常与天花粉、葛根等药物配伍。

(2)骨蒸潮热、肺燥咳嗽　本品能润肾燥、滋肺阴,治肾阴亏虚、骨蒸潮热、虚烦盗汗、遗精等,常与黄柏、熟地黄等药物配伍,如知柏地黄丸;治肺热阴虚,燥咳无痰,常与川贝母配伍,如二母散。

【用量用法】6～12 g,煎服。清热泻火应生用,滋阴降火应盐水炒用。

【使用注意】本品性寒质润,有滑肠作用,脾虚便溏者慎用。

知识链接

鉴别用药:石膏与知母

二药均能清热泻火,用治温热病气分热盛及肺热咳嗽等证。但石膏泻火之中长于清解,重在清泻肺胃实火,故肺热喘咳、胃火头痛牙痛多用石膏;而知母泻火之中长于清润,故肺热燥咳、内热骨蒸、消渴多用知母。

栀子《神农本草经》

【来源】本品为茜草科植物栀子的干燥成熟果实。9—11月果实成熟呈红黄色时采收,除去果梗和杂质,蒸至上气或置沸水中略烫,取出,干燥。

【性味与归经】苦,寒。归心、肺、三焦经。

【功效】泻火除烦,清热利湿,凉血解毒;外用消肿止痛。

【应用】

(1)热病心烦,躁扰不宁　本品长于泻三焦之火而除烦,尤善清心火,为治热病心烦的要药。治外感热病发热、心烦者,常与淡豆豉配伍;治火热毒盛、高热烦躁、神昏谵语者,常配黄连、黄芩等药物。

(2)湿热黄疸　本品性清利,善引湿热之邪从小便而出,为治湿热黄疸之主药,常与茵陈、大黄等配伍。

(3)热毒疮肿及血热出血　本品入气分能泻火解毒,入血分又可凉血止血,常用于治疗疮疡、血热出血等证。火毒疮疡,可配伍金银花、连翘、蒲公英等。血热妄行之吐血、衄血、尿血等,可配伍小蓟、大蓟、白茅根等,如十灰散。

此外,生栀子粉用水、酒、醋、蛋清或韭菜捣烂调敷外用,有散瘀消肿止痛之功,用于扭挫伤及外伤肿痛。

【用量用法】6~10 g,煎服。外用生品适量,研末调敷。生用走气分而泻火,炒黑入血分而止血。

【使用注意】本品脾胃虚寒,便溏食少者忌用;苦寒伤阳,不宜大量使用。

知识链接

水栀子冒充栀子

某药厂在采购时,误将水栀子作为栀子购回,并以此"栀子"为原料进行投料生产某一中成药,所幸,在出厂前发现这一问题,并将这批中成药全部销毁。

水栀子为茜草科植物大花栀子的干燥果实,又名大栀子,为栀子的易混品。水栀子与栀子的主要区别是,水栀子果大,长圆形,长度为栀子的两倍左右,棱高。水栀子不作内服,外敷用作伤科药,主要用作工业染料。

二、清热燥湿药

以清热燥湿为主要功效,用以治疗湿热证的药物,称为清热燥湿药。

清热燥湿药性味多苦寒,以清热燥湿为主要功效,兼以清热泻火,主治湿热证。因苦降泻热力大,故本类药物多能清热泻火,可用于治疗脏腑火热证。本类药物苦寒伐胃,燥能伤阴,凡脾胃虚弱、津伤阴亏者慎用。用时当酌情配伍健运脾胃及养阴生津的药物。

黄芩《神农本草经》

【来源】本品为唇形科植物黄芩的干燥根。春、秋二季采挖,除去须根和泥沙,晒后撞去粗皮,晒干。

【性味与归经】苦,寒。归肺、胆、脾、大肠、小肠经。

【功效】清热燥湿,泻火解毒,止血,安胎。

【应用】

(1)湿热诸证 本品性味苦寒,功能清热燥湿,善清肺胃胆及大肠之湿热,尤长于清中上焦湿热。治湿温、暑湿、湿热郁阻、身热不扬、恶心呕吐,常与滑石、通草、豆蔻等配伍,如黄芩滑石汤;治湿热黄疸,常与茵陈、栀子、大黄等同用,以增强清肝利胆之功;治湿热泻痢,常配黄连、葛根等,如葛根芩连汤;治湿热下注膀胱的热淋涩痛,可配伍木通、白茅根等。

(2)肺热咳嗽,热病烦渴,痈肿疮毒 本品长于清肺火及上焦热邪,治肺热咳嗽,常配清热止咳药;治疗肺热咳嗽痰黄,热病烦渴,常配泻火除烦药;治疗痈肿疮毒等,可与清热解毒药配伍。兼入少阳经,治邪在少阳之寒热往来,常与柴胡等药配伍。

(3)血热出血之吐衄便崩 本品治火毒炽盛迫血妄行之吐血、衄血等证,常配大黄用;血热便血配地榆、槐花;治崩漏配当归。

(4)胎热胎动不安 本品治血热胎动不安,可配生地黄、黄柏等;治肾虚有热胎动不安,配熟地黄、续断、人参等。

【用量用法】3～10 g,煎服。清热宜生用,安胎宜炒用,清上焦宜酒炙用,止血宜炒炭用。

【使用注意】本品苦寒伤胃,脾胃虚寒者不宜使用。

知识链接

黄芩鉴别用药

黄芩临床应用历史悠久,至今已逾两千年,为清热燥湿、泻火解毒之要药。在商品规格上有子芩、条芩、枯芩之分。其中细小者称为子芩,稍大而中心不枯者称为条芩,大而中空者称为枯芩,一般认为"细实而坚者善泻大肠火,中空而飘者善泻肺火利气消痰,消肌表之热",所以临床上常选择枯芩治肺热咳嗽、解肌退热,而选择子芩、条芩治疗湿热痢疾,泻大肠火,退虚热。

黄连《神农本草经》

【来源】本品为毛茛科植物黄连、三角叶黄连或云连的干燥根茎。以上三种分别习称"味连""雅连""云连"。秋季采挖,除去须根和泥沙,干燥,撞去残留须根。

【性味与归经】苦,寒。归心、脾、胃、肝、胆、大肠经。

【功效】清热燥湿,泻火解毒。

【应用】

(1)湿热病证 本品大苦大寒而质燥,清热燥湿之力胜于黄芩,尤善清中焦湿热。脾胃湿热之脘腹痞满、恶心呕吐,常与半夏、干姜等配伍,如半夏泻心汤;大肠湿热泻痢,轻者单用有效;若泻痢伴有腹痛,与木香同用,如香连丸;治泻痢脓血,常与黄柏、白头翁等配伍,如白头翁汤。

(2)火热毒证 本品为泻火解毒之要药,善清心胃之火,又清肝热。治心火炽盛、心烦不眠、胃火牙痛、胃热呕吐、高热烦躁等各种热毒证,如朱砂安神丸、清胃散、黄连解毒汤等。

(3)痈肿疮毒,湿疮湿疹 本品能泻火解毒、清热疗疮。与黄芩、大黄等同用,治热盛痈肿疮毒。治湿疮湿疹,用黄连煎汤湿敷或研末撒敷患处。

【用量用法】2～5 g,煎服。外用适量。生用清热力较强,炒用可降其苦寒之性,姜汁炙多用于清胃止呕,酒炙则用于上焦热病。

【使用注意】本品大苦大寒,过服久服易伤脾胃,故脾胃虚寒者忌用;苦燥易伤津耗液,故阴虚津伤者慎用。

黄柏《神农本草经》

【来源】本品为芸香科植物黄皮树的干燥树皮。习称"川黄柏"。剥取树皮后,除去粗皮,晒干。

【性味与归经】苦,寒。归肾、膀胱经。

【功效】清热燥湿,泻火除蒸,解毒疗疮。

【应用】

(1)下焦湿热诸证　本品善清下焦湿热,为治下焦湿热诸证的常用药。常用于湿热带下、淋证、足膝肿痛、泻痢、黄疸、湿疹瘙痒等证,常与其他清热燥湿药、利水渗湿药、燥湿止痒药配伍。

(2)阴虚发热,遗精盗汗　本品善清泻相火,退虚热,常与知母相须,并配熟地黄、山茱萸、龟板等滋阴降火药同用,如知柏地黄丸、大补阴丸。

(3)疮疡肿毒　本品内服外用均可,内服多与黄连、栀子同用,外用以本品研细末,用猪胆汁或鸡蛋清调涂患处。

【用量用法】3～12 g,煎服。外用适量。清热燥湿解毒应生用,退虚热应盐水炙用,止血应炒炭。

【使用注意】本品苦寒伤胃,脾胃虚寒者不宜使用。

知识链接

黄芩、黄连和黄柏鉴别用药

　　黄芩、黄连、黄柏,三药性味皆苦寒,而黄连为苦寒之最。三药均以清热燥湿、泻火解毒为主要功效,用治湿热内盛或热毒炽盛之证,常相须为用。但:黄芩偏泻上焦肺火,多用于肺热咳嗽,还可止血、安胎,用于血热出血和胎热不安等;黄连偏泻中焦胃火,并长于泻心火,最宜于中焦湿热、心火亢盛烦躁不眠和胃热呕吐等;黄柏偏泻下焦肾火,退虚热,多用于阴虚火旺之证。

三、清热解毒药

以清热解毒为主要功效,用以清除热毒病证的药物,称为清热解毒药。

本类药物性味多苦寒,清热之中更长于解毒,具有清解火热邪毒的作用,主治各种火热毒邪所致的痈肿疔毒、丹毒、痄腮、咽喉肿痛、热毒下痢、水火烫伤、温热病、虫蛇咬伤以及癌肿等。火热炽盛者,应配清热泻火药;热毒在血者,应配清热凉血药;兼夹湿邪者,应配利湿、燥湿或化湿药;正气不足者,应配补血药等。

本类药物性味苦寒,易伤脾胃,宜中病即止,不可久服。

金银花《新修本草》

【来源】本品为忍冬科植物忍冬的干燥花蕾或带初开的花。夏初花开放前采收,干燥。

【性味与归经】甘,寒。归肺、心、胃经。

【功效】清热解毒,疏散风热。

【应用】

(1)外感风热,温病初起　本品甘寒,芳香疏散,善散肺经热邪,透热达表,常与连翘、薄荷、牛蒡子等同用;又善清心、胃热毒,有透营转气之功,配伍水牛角、生地黄、黄连等药,可治热入营血,舌绛神昏,心烦少寐;若与香薷、厚朴、连翘同用,又可治疗暑温,发热烦渴,头痛无汗。

(2)痈肿疔疮及热毒血痢　本品甘寒,善清解热毒、消散痈肿,为治疗痈肿疔疮阳证之要药,无论外疡或内痈,均可使用。治疮痈初起,红肿热痛,常与天花粉、白芷、防风等配伍,如仙方活命饮;治疗疮疮形如粟,坚硬根深,常与蒲公英、野菊花、紫花地丁等配伍,如五味消毒饮。治温热病热入营血所致的高热神昏、斑疹吐衄,宜与清热凉血药同用;治疗热毒痢疾,常与清热燥湿、凉血止痢等药物配伍。

此外,金银花加水蒸馏可制成金银花露,有清解暑热的作用,可用于治疗暑热烦渴,以及小儿热疖、痱子等。

【用量用法】6～15 g,煎服。解表轻用,解毒宜重用。清热解毒,凉散风热宜生用;凉血止痢宜炒炭用;露剂长于清热解暑,清利头目。

【使用注意】脾胃虚寒者及气虚疮疡脓清者忌用。

【附药】忍冬藤

本品为忍冬科植物忍冬的干燥茎枝。秋、冬二季采割,晒干。甘,寒。归肺、胃经。具有清热解毒,疏风通络的功效。用于温病发热,热毒血痢,痈肿疮疡,风湿热痹,关节红肿热痛。

> **知识链接**
>
> ### 金银花别名由来
>
> 金银花初开之时,花瓣洁白似银,两三天之后,部分花色变黄,前开后继,新开的白色花与已变黄的旧花相互掺杂,黄白衬映似金银,故称金银花,又因为此花是两色花,又称为双花。而且,此花总是成双成对生于叶腋,故还有"鸳鸯花"之称。又因金银花秋末旧叶枯落时,叶腋间已萌新绿,凌冬不凋,这是"忍冬"的由来。

连翘《神农本草经》

【来源】本品为木犀科植物连翘的干燥果实。秋季果实初熟尚带绿色时采收,除去杂质,蒸熟,晒干,习称"青翘";果实熟透时采收,晒干,除去杂质,习称"老翘"。

【性味与归经】苦,微寒。归肺、心、小肠经。

【功效】清热解毒,消肿散结,疏散风热。

【应用】

(1)外感风热、温病初起　本品苦能清泻,寒能清热,入心、肺二经,长于清心火,善散上焦风热,常与金银花、薄荷、牛蒡子等同用;若与麦冬、莲子心等配伍,尚可用治温热病热入心包,高热神昏;本品又有透热转气之功,与水牛角、生地黄、金银花等同用,还可治疗热入营血之舌绛神昏、烦热斑疹。

(2)疮痈肿毒、瘰疬痰核　本品清解热毒,消痈散结力较强,被誉为"疮家圣药"。治疗疮痈肿毒,常配金银花、蒲公英等药物;治疗瘰疬痰核,常配夏枯草、玄参等药物。

此外,本品兼有清心利尿之效,可用于治疗热淋涩痛,多与车前子、白茅根、淡竹叶、木通等药配伍。

【用量用法】6～15 g,煎服。

【使用注意】脾胃虚寒及气虚疮疡脓清者不宜使用。

> **知识链接**
>
> ### 连翘的现代研究
>
> 连翘有广谱抗菌作用,抗菌主要成分为连翘酚及挥发油,对金黄色葡萄球菌、痢疾杆菌有很强的抑制作用,对其他致病菌、流感病毒以及钩端螺旋体也均有一定的抑制作用。本品有抗炎、解热作用。所含齐墩果酸有强心、利尿及降血压作用;所含维生素P可降低血管通透性及脆性,防止溶血。连翘煎剂有镇吐和抗肝损伤作用。

板蓝根《新修本草》

【来源】本品为十字花科植物菘蓝的干燥根。秋季采挖,除去泥沙,晒干。

【性味与归经】苦,寒。归心、胃经。

【功效】清热解毒,凉血利咽。

【应用】

(1)外感风热或温病初起、发热咽痛　本品功善解毒散结、凉血利咽,用于外感风热或温病初起,可单用,如板蓝根颗粒,或配金银花、连翘、荆芥等应用。治疗咽喉肿痛,配伍玄参、牛蒡子等。

(2)痈肿疮毒,丹毒,痄腮,大头瘟疫等　本品苦寒,有清热解毒、凉血消肿之功,主治多种瘟疫热毒之证。治时行温病、温毒发斑、舌绛紫暗者,常与生地黄、紫草、黄芩同用;治丹毒、痄腮、大头瘟疫、头面红肿、咽喉不利者,常配伍玄参、连翘、牛蒡子等。

【用量用法】9～15 g,煎服。

【使用注意】脾胃虚寒者忌用。

【附药】南板蓝根

本品为爵床科植物马蓝的干燥根茎和根。夏、秋二季采挖,除去地上茎,洗净,晒干。苦,寒。归心、胃经。有清热解毒、凉血消斑的功效。用于温疫时毒、发热咽痛、温毒发斑、丹毒。

知识链接

板蓝根、大青叶和青黛的鉴别用药

三者均能清热解毒、凉血消斑,适用于温毒发斑、痄腮喉痹、火毒疮疡等证。但大青叶、板蓝根又善解心、胃二经火热毒而利咽,常用于心胃火盛,热毒上攻之咽喉肿痛,口舌生疮及风热表证等;相对而言,大青叶长于凉血消斑,多用于血热斑疹、吐衄;板蓝根则以解毒利咽散结见长,多用于咽痛痄腮、大头瘟疫等;青黛长于清肝泻火、定惊,常用于治疗肝火犯肺之咳嗽胸痛、痰中带血,及暑热惊痫等。

四、清热凉血药

以清热凉血为主要作用,用以清解营分、血分热证的药物,称为清热凉血药,简称凉血药。

本类药物性味多甘苦咸寒,多归心、肝经,入营分、血分,具有清解营分、血分热邪的作用,适用于热入营血的实热证。同时,也适用于其他疾病引起的血热出血证。部分药物有养阴、止血、解毒、活血等功效,故可用于阴虚证、热毒证、血瘀证。气血两燔者,应配清热泻火药;血热证而见火毒炽盛者,应配清热解毒药。

本类药物中,部分甘寒的药物易滋腻,故湿盛便溏者慎用;兼有活血化瘀的药物,孕妇慎用或忌用。

地黄《神农本草经》

【来源】本品为玄参科植物地黄的新鲜或干燥块根。秋季采挖,除去芦头、须根及泥沙,鲜用;或将地黄缓缓烘焙至约八成干。前者习称"鲜地黄",后者习称"生地黄"。

【性味与归经】甘,寒。归心、肝、肾经。

【功效】清热凉血,养阴生津。

【应用】

(1)温病热入营血证,内伤血热之斑疹吐衄　本品苦寒入营分、血分,为清热凉血、养阴生津的要药。治温热病热入营血者,常配玄参、黄连等药;治温病后期,余热未尽,阴液已伤,夜热早凉者,常与清虚热药同用;治血热妄行所致的出血证,常配凉血止血药;治血热毒盛的出血发斑,常与凉血活血药配伍。

(2)津伤口渴,内热消渴　本品甘寒质润,既能清热养阴,又能生津止渴。用于治疗热病伤阴,津伤口渴,常配以养阴生津的沙参、麦冬等药;用于治疗内热消渴,常配以益气养阴的黄芪、山药等药。

【用量用法】10～15 g,煎服。鲜品加倍或捣汁服,鲜品养阴力弱,清热凉血生津力强。

【使用注意】脾虚湿滞及腹胀便溏者慎用。

鲜地黄、生地黄与熟地黄鉴别用药

　　鲜地黄与生地黄均味甘苦而性寒,皆能清热凉血,养阴生津。鲜地黄苦重于甘而大寒,清热凉血作用优于生地黄,更适于温热病热入营血之证。生地黄甘重于苦,养阴及清虚热作用均胜于鲜地黄,适用于热病后期阴液已伤及阴虚内热证。

　　生地黄与熟地黄均有滋阴生津之功效,均可用于阴血津液亏虚诸证。生地黄长于滋阴,清热凉血之力较熟地黄强,故常用于血热津伤或阴液亏虚的有热之证,还可以润肠,用于肠燥便秘等。而熟地黄长于养血滋阴、填精益髓,故适用于血虚以及肾阴不足所致诸证,亦可用于肝肾精血亏虚的腰膝酸软、眩晕耳鸣、须发早白等。

玄参《神农本草经》

【来源】本品为玄参科植物玄参的干燥根。冬季茎叶枯萎时采挖。除去根茎、幼芽、须根及泥沙,晒或烘至半干,堆放 3～6 天,反复数次至干燥。

【性味与归经】甘、苦、咸,微寒。归肺、胃、肾经。

【功效】清热凉血,滋阴降火,解毒散结。

【应用】

(1)温病热入营血、温毒发斑　本品咸寒入血分而能清热凉血。治温病热入营分、身热夜甚、心烦口渴、舌绛脉数者,常配生地黄、丹参、连翘等药;治温热病、气血两燔、发斑发疹,可配石膏、知母等药;治温病邪陷心包,神昏谵语,可配麦冬、竹叶卷心、连翘心等药。

(2)阴虚发热、劳嗽咯血、消渴便秘　本品甘寒质润,功能清热生津、滋阴润燥,治疗阴虚发热、骨蒸潮热,常配以清虚热药;治疗劳嗽咯血,常配润肺止咳药;治内热消渴便秘,常配养阴生津药。

(3)咽喉肿痛、痈肿疮毒、瘰疬痰核　本品治虚火上炎所致的咽喉干痛,可配养阴药;治痈肿疮毒,常与清热解毒类药物同用;治痰火郁结所致瘰疬痰核,可配消痰散结药。

【用量用法】9～15 g,煎服。

【使用注意】虚寒证以及食少便溏者不宜使用。不宜与藜芦同用。

五、清虚热药

以清虚热、退骨蒸为主要作用,用以清除虚热证的药物,称为清虚热药或退虚热药。

本类药物性多寒凉,味苦或兼咸,多入肝、肾经,具清虚热、退骨蒸的功效,适用于肝肾阴虚、虚热内生所致的骨蒸潮热、午后发热、手足心热、盗汗遗精、舌红少苔、脉细数等。亦用于温热病后期,余热未尽,伤阴劫液所致的夜热早凉、热退无汗、舌质红绛、脉细数等。本类药物常配以清热凉血及滋阴退热药,以求标本兼治。若治温热病后期的阴虚内热,应配以清热凉血、解毒药,以清除余邪。

青蒿《神农本草经》

【来源】本品为菊科植物黄花蒿的干燥地上部分。秋季花盛开时采割,除去老茎,阴干。

【性味与归经】苦、辛,寒。归肝、胆经。

【功效】清虚热,除骨蒸,解暑热,截疟,退黄。

【应用】

(1)阴虚发热之夜热早凉、骨蒸劳热、五心烦热　本品苦寒,长于清透阴分伏热,常配清热凉血药及其他清虚热药。

(2)暑热外感之发热头痛、烦渴　本品苦寒清热,芳香而散,善解暑热,故可用于治疗外感暑热、头昏头痛、发热口渴等症,为治疗暑热外感之要药,常配藿香、金银花等清解暑热药。

（3）疟疾寒热　本品辛寒芳香,主入肝胆,截疟之功甚强,尤善除疟疾寒热,为治疗疟疾之良药,可单用大剂量鲜品绞汁或配其他截疟药。

【用量用法】6～12 g,后下;鲜用需绞汁服。

【使用注意】脾虚便溏者不宜使用。

银柴胡《本草纲目拾遗》

【来源】本品为石竹科植物银柴胡的干燥根。春、夏间植株萌发或秋后茎叶枯萎时采挖;栽培品于种植后第三年9月中旬或第四年4月中旬采挖,除去残茎、须根及泥沙,晒干。

【性味与归经】甘,微寒。归肝、胃经。

【功效】清虚热,除疳热。

【应用】用于阴虚发热,骨蒸潮热,疳积发热。本品退热不苦泄,理阴不升腾,为退虚热、除骨蒸之常用药,兼除小儿疳积发热。治阴虚发热、骨蒸潮热,常配地骨皮等;治疳积发热,常配党参、使君子等。

【用量用法】3～10 g,煎服。

【使用注意】外感风寒,血虚无热者忌用。

第三节　泻　下　药

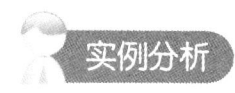 实例分析

传说晋中有位财主因家中今日少金,明日丢银,十分气恼。于是,拿看护院子的长工出气,责骂他。长工被打急了,灵机一动,说:"我家祖传'避邪金丹'服下后邪不能侵身,窃贼不敢接近。"说着掏出一包巴豆,让财主每晚服2粒。到了晚上,财主服了2粒,不到一会,腹痛阵阵,肚子辘辘作响,继而泻如水下,难以自止,一夜泻个不停,没有合眼。天亮起来吊打长工,长工冤枉说:"老爷您拉了几泡稀,但窃贼没偷东西了。"财主一琢磨,觉得"金丹"很管用。此后,财主每晚都吃"金丹",家里就再也没丢东西了。

问题:

1.巴豆有什么功效?

2.上述的"金丹"服用时,有哪些注意事项?

能滑利大肠,促进排便,引起腹泻,用来治疗大便秘结或里实积滞证为主要作用的药物,称为泻下药。

本类药为沉降之品,主归大肠经,主要作用是泻下通便,以排除胃肠积滞（宿食、燥屎）及有害物质（毒、瘀、虫等）,或清热泻火,使体内热毒火邪通过泻下而清解,或逐水退肿,使体内水湿停饮通过大小便而消除,主要适用于大便秘结、胃肠积滞、实热内结及水饮停蓄等里实证。

根据其作用特点及主治病证的不同,分为攻下药、润下药、峻下逐水药三类。

具有较强的泻下通便作用,兼能清热泻火,用于大便秘结、燥屎坚结及实热积滞之证的药物,称为攻下药。

具有润滑大肠,使大便软化而易于排出的作用,用于肠燥津枯便秘的药物,称为润下药。

泻下作用峻猛,用于使体内潴留的水液随大便排出的药物称为峻下逐水药。

本类药物中攻下药、峻下逐水药泻下作用峻猛,部分还具毒性,易伤正气和脾胃,故小儿、老人、久

病体弱、脾胃虚弱者当慎用;妇女妊娠期忌用,产后及月经期应慎用;使用作用较强的泻下药时,以"得泻"为原则,慎勿过剂,以免损伤正气。使用作用峻猛而有毒性的泻下药,当选择其炮制品种、控制剂量,以免中毒。

大黄《神农本草经》

【来源】本品为蓼科植物掌叶大黄、唐古特大黄或药用大黄的干燥根及根茎。秋末茎叶枯萎或次春发芽前采挖,除去细根,刮去外皮,切瓣或段,绳穿成串干燥或直接干燥。

【性味与归经】苦,寒。归脾、胃、大肠、肝、心包经。

【功效】泻下攻积,清热泻火,凉血解毒,逐瘀通经,利湿退黄。

【应用】

(1)大便秘结,胃肠积滞 本品长于通下荡涤胃肠积滞,峻下实热,为治大便秘结、胃肠积滞之要药,尤善治热结便秘。治疗热结便秘腹痛胀满者,常与芒硝、枳实等药配伍;治里实热结而兼正气耗伤者,可配伍益气补血养阴药;还可配伍治疗冷积便秘、湿热痢疾初起、里急后重者。

(2)血热吐衄,目赤咽痛 本品苦降,能使上炎之火下泄,又具清热泻火、凉血止血之功。常与黄芩、黄连同用,治血热妄行之吐血、衄血、咯血,如泻心汤。还可与黄芩、栀子等药同用,治火热上炎所致的目赤、咽喉肿痛、口舌生疮等,如凉膈散。

(3)热毒疮肿,烧烫伤 本品既清热解毒,使毒下泻,又具凉血止血之功,可内服亦可外用。常配清热解毒、活血祛瘀药。外用研末,治疗烧烫伤,单用或以蜂蜜调敷。

(4)瘀血证 本品有较好的活血逐瘀通经作用,既可下瘀血,又清瘀热,不论新瘀、宿瘀均可用,为治瘀血证的常用之品。常配其他活血化瘀药。

(5)湿热黄疸和淋证 本品能泻热通利大小肠,导热从二便而解,可用于多种湿热证。治疗湿热黄疸,常配茵陈、栀子,如茵陈蒿汤;治疗湿热淋证,常配木通、车前子、栀子等,如八正散。

【用量用法】3~15g,煎服。用于泻下不宜久煎。外用适量,研末敷于患处。泻下攻积应生用,入汤剂应后下或开水泡服,活血化瘀应酒炙或酒蒸,止血应炒炭用。

【使用注意】孕妇及月经期、哺乳期慎用,脾胃虚寒者慎用。

> **知识链接**
>
> ### 土大黄冒充大黄的现象
>
> 目前,药监部门在例行抽查时,发现某中药饮片有限公司存在用土大黄代替大黄的现象,该公司涉嫌制售假药。
>
> 土大黄为蓼科植物藏边大黄、河套大黄、天山大黄等植物的根和根茎。土大黄不含结合型蒽醌类成分,几无泻下作用,临床使用时不可以用土大黄代替大黄入药。土大黄含有土大黄苷,在紫外灯下显亮紫色荧光,而大黄不含此成分,据此可区别大黄与土大黄。

芒硝《名医别录》

【来源】本品为硫酸盐类矿物芒硝族芒硝,经加工精制而成的结晶体。主要成分为含水硫酸钠($Na_2SO_4 \cdot 10H_2O$)。

【性味与归经】咸、苦,寒。归胃、大肠经。

【功效】泻下通便,润燥软坚,清火消肿。

【应用】

(1)实热积滞,大便燥结 本品能泻下攻积,且性寒能清热,味咸能润燥软坚,为治疗实热积滞大便燥结之良药,常与大黄相须为用。

(2)咽痛,口疮,目赤肿痛及疮疡痈肿 本品外用治五官的红肿热痛,常配冰片,也可置于西瓜中制成西瓜霜;治疗乳痈初起、肠痈、痔疮肿痛、皮肤疮痈等,单用或配清热解毒药内服或外用。

【用量用法】6～12 g,一般不入煎剂,待汤剂煎得后,溶入汤液中服用。外用适量。

【使用注意】孕妇慎用。不宜与硫黄、三棱同用。

【附药】玄明粉

本品为芒硝经风化干燥制得。主要成分为硫酸钠(Na₂SO₄)。本品为白色粉末。气微,味咸。有引湿性。该品纯净,作用缓和,多作口腔、眼科外用药。

火麻仁《神农本草经》

【来源】本品为桑科植物大麻的干燥成熟果实。秋季果实成熟时采收,除去杂质,晒干。

【性味与归经】甘,平。归脾、胃、大肠经。

【功效】润肠通便。

【应用】肠燥便秘,适用于老人、产妇及体虚之津枯肠燥便秘。本品善润燥滑肠通便,略兼补虚,故津血不足所致的肠燥便秘用之效佳,多与其他润肠通便药同用。

【用量用法】10～15 g,煎服。打碎生用。

巴豆《神农本草经》

【来源】本品为大戟科植物巴豆的干燥成熟果实。秋季果实成熟时采收,堆置 2～3 天,摊开,干燥。

【性味与归经】辛,热;有大毒。归胃、大肠经。

【功效】峻下冷积,逐水退肿,祛痰利咽,外用蚀疮。

【应用】

(1)寒积便秘　本品能峻下冷积,开通肠胃闭塞,荡涤沉寒痼冷、宿食积滞,有“斩关夺门之功”,是治疗寒积便秘之要药。寒积便秘而见卒然腹满腹胀、大便不通、气急口噤者,可单用巴豆霜内服,或配以其他泻下药、温里药等。

(2)腹水臌胀　本品峻泻,有较强的逐水退肿作用。用于治疗腹水臌胀,可将巴豆、苦杏仁炙黄为丸使用。

(3)喉痹痰阻　本品能祛痰利咽以利呼吸,可治喉痹痰涎壅塞气道,导致呼吸困难,甚则窒息欲死者。近代,白喉及喉炎引起的喉梗阻,用巴豆霜吹入喉部,可使梗阻症状得到缓解。此外,小儿痰壅、乳食停积,甚至惊悸者,可用本品峻药轻投,可祛痰、消积,常与胆南星、朱砂、六神曲等同用,如成药万应保赤散。

(4)痈肿未溃,疥癣恶疮　外用有蚀腐肉,疗疮毒的作用。治痈肿成脓未溃者,常与乳香、没药等熬膏外敷,以促其破溃,如咬头膏;治疗癣、恶疮,单用本品炸油,以油调雄黄、轻粉末,外涂疮面即可。

【用量用法】0.1～0.3 g,多入丸散用。外用适量,研末涂患处,或捣烂以纱布包敷患处。

【使用注意】本品有强烈的毒性,孕妇及体弱者忌用。不宜与牵牛子同用。

第四节　祛风湿药

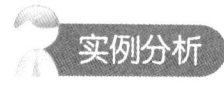 实例分析

　　唐代商州有人患了手足不遂的病,风湿痹痛几十年了,各地名医施展了各种医术,都无法把他治好。有位僧人令患者服下威灵仙,连服数日后,患者就能如常人下地走路了。

问题：

1. 你知道威灵仙有哪些应用吗？
2. 通过学习，你知道还有哪些药用于治疗风湿痹痛？

能祛除肌肉、经络、筋骨间风湿，以解除风湿痹痛为主要功效的药物，称为祛风湿药。

本类药多辛苦温，主入肝、脾、肾三脏，善祛风湿、除痹证，部分药物还兼有通经络、止痹痛或补肝肾、强筋骨等作用。主要用于风湿痹证之关节疼痛、屈伸不利、筋脉拘挛、腰膝酸痛、下肢痿弱等。

根据其药性和功效主治的不同，分为祛风湿散寒药、祛风湿清热药、祛风湿强筋骨药三类。

使用祛风湿药时，应注意根据痹证的类型、邪犯的部位、病程的新久等，选择药物并进行适当的配伍。如风邪偏盛的行痹，应选择善能祛风的祛风湿药，佐以活血养营之品；湿邪偏盛的着痹，应选用温燥的祛风湿药，佐以健脾渗湿之品；寒邪偏盛的痛痹，当选用温性较强的祛风湿药，佐以通阳温经之品；外邪入里而从热化或郁久化热的热痹，当选用寒凉的祛风湿药，酌情配伍凉血清热解毒药。另根据兼夹病证的不同，适当配伍解表药、活血通络药、祛痰药、补益药等。祛风湿药多辛温性燥，易伤阴耗血，故阴血亏虚者应慎用。痹证多属慢性疾病，故常用酒剂或丸散以便于常服。

一、祛风湿散寒药

以祛风湿散寒为主要作用，长于改善或消除风湿痹偏寒证的药物，称祛风湿散寒药。

本类药的药性温燥，具有辛味，适宜于风湿痹证疼痛、遇寒加重等兼寒象者。也可配伍清热药，用于风湿痹偏热者。本类药物性温而燥，故阴虚血亏及火热亢盛者，不宜使用。

独活《神农本草经》

【来源】本品为伞形科植物重齿毛当归的干燥根。春初苗刚发芽或秋末茎叶枯萎时采挖，除去须根和泥沙，烘至半干，堆置 2～3 天，发软后再烘至全干。

【性味与归经】辛、苦，微温。归肾、膀胱经。

【功效】祛风除湿，通痹止痛。

【应用】

（1）风寒湿痹证 本品辛散苦燥，气香温通，功善祛风湿、止痹痛，为治风湿痹痛主药，凡风湿痹痛，不论新久均可用，尤适宜于下部寒湿之腰膝酸痛者。常配附子、桑寄生、防风等温里、补肝肾及祛风湿药。

（2）头风头痛，外感风寒夹湿表证 本品辛散温通苦燥，能散风寒湿而解表，治外感风寒夹湿所致的头痛头重、一身尽痛，常配白芷、川芎等祛风止痛药；治外感风寒夹湿表证，常配羌活、防风等发散风寒胜湿药。

【用量用法】3～10 g，煎服。外用适量。

【使用注意】实热内盛者不宜使用。

威灵仙《新修本草》

【来源】本品为毛茛科植物威灵仙、棉团铁线莲或东北铁线莲的干燥根和根茎。秋季采挖，除去泥沙，晒干。

【性味与归经】辛、咸，温。归膀胱经。

【功效】祛风湿，通经络。

【应用】

（1）风湿痹痛 本品辛散温通，性猛善走，通行十二经，既能祛风湿，又能通经络而止痛，为治疗风湿痹痛的要药。凡风湿痹痛、肢体麻木、筋脉拘挛、屈伸不利，无论上下皆可使用，尤宜用于风邪偏盛，拘挛掣痛者。可单用为末服，或配伍羌活、独活、秦艽等。

(2)骨鲠咽喉　本品能软坚而消骨鲠,可单用或与砂糖、醋煎后慢慢咽下。用于治疗跟骨骨刺、足跟痛,可配伍羌活、独活、红花等,醋煎熏洗。

此外,本品具宣通经络止痛之功,可治跌打伤痛、头痛、牙痛、胃脘痛等;并能消痰逐饮,用于痰饮、噎膈、痞积。

【用量用法】6～10 g,煎服。治诸骨鲠喉可用 30～50 g。

【使用注意】本品辛散走窜,体弱及气血亏虚者慎用。本品服用量过大易致胃烧灼疼痛,呕吐等,故不宜过量。

二、祛风湿清热药

以祛风湿清热为主要作用,长于改善或消除风湿痹偏热证(风湿热痹)的药物,称祛风湿清热药。本类药性偏寒,常用于风湿痹证关节红肿热痛等偏热者,也可适当配伍温经散寒药,用于风寒湿痹等证。

秦艽《神农本草经》

【来源】本品为龙胆科植物秦艽、麻花秦艽、粗茎秦艽或小秦艽的干燥根。前三种按性状不同分别习称"秦艽"和"麻花艽",后一种习称"小秦艽"。春、秋二季采挖,除去泥沙;秦艽和麻花艽晒软,堆置"发汗"至表面呈红黄色或灰黄色时,摊开晒干,或不经"发汗"直接晒干;小秦艽趁鲜时搓去黑皮,晒干。

【性味与归经】辛、苦,平。归胃、肝、胆经。

【功效】祛风湿,清湿热,止痹痛,退虚热。

【应用】

(1)风湿痹痛、筋脉拘挛　本品辛散苦泄,质偏润而不燥,被誉为"风药中之润剂",治风湿痹痛无论寒热新久均可使用,兼热者尤宜,是治疗风湿痹痛、筋脉拘挛的通用药。治风湿热痹之关节红肿热痛,可配忍冬藤、黄柏等清热通络药;治风寒湿痹之肢节疼痛拘挛,可配羌活、桂枝等药。

(2)骨蒸潮热、疳积发热　本品治骨蒸潮热,常配鳖甲等滋阴退虚热药;治疳积发热,常配胡黄连、地骨皮等药。

(3)湿热黄疸　本品能清肝胆湿热而退黄。可单用,或配茵陈、栀子、大黄等药。

【用量用法】3～10 g,煎服。大剂量可用至 30 g。

【使用注意】不宜久煎。

防己《神农本草经》

【来源】本品为防己科植物粉防己的干燥根。秋季采挖,洗净,除去粗皮,晒至半干,切段,个大者再纵切,干燥。

【性味与归经】苦,寒。归膀胱、肺经。

【功效】祛风止痛,利水消肿。

【应用】

(1)风湿痹痛　本品辛能行散,苦寒降泄,治痹证无论寒热均宜,尤以热痹为佳,多配薏苡仁、滑石等药;治风湿关节冷痛,可配附子、白术等药。

(2)水肿、小便不利　本品苦寒降利,能清热利水,善走下行而泻下焦膀胱湿热,尤宜于下肢水肿、小便不利者。治水肿无论风水、皮水、腹水均可选用,治头面身肿之风水证,常配黄芪、白术等药;治一身肌肤悉肿之皮水证,常配茯苓、黄芪等药;治湿热壅滞之腹胀水肿,常配椒目、葶苈子等药。

此外,本品有降血压作用,可用于高血压的治疗。

【用量用法】5～10 g,煎服。

【使用注意】本品大苦大寒易伤胃气,胃纳不佳及阴虚体弱者慎服。

三、祛风湿强筋骨药

以祛风湿、强筋骨为主要作用,用以改善或消除风湿痹证日久不愈而兼筋骨不健等症的药物,称祛风湿强筋骨药。

本类药物多苦甘温,入肝、肾经,苦燥,甘温补益,具有祛风湿、补肝肾、强筋骨等作用,主治风湿病日久,疼痛不止,腰膝酸软疼痛,或兼下肢萎弱无力;也可与补虚药中具有补肝肾、强筋骨作用的药物同用,治疗老年肝肾不足、筋骨不健、腰膝酸软,或小儿行迟等发育不良、筋骨萎弱无力者。

<h3 style="text-align:center">五加皮《神农本草经》</h3>

【来源】本品为五加科植物细柱五加的干燥根皮。夏、秋二季采挖根部,洗净,剥取根皮,晒干。

【性味与归经】辛、苦,温。归肝、肾经。

【功效】祛风除湿,补益肝肾,强筋壮骨,利水消肿。

【应用】

(1)风湿痹证 本品既善祛风除湿,又温补肝肾。风湿痹证兼有肝肾不足者最宜,可单用浸酒,或配木瓜、松节等药。

(2)肝肾不足,腰膝软弱,小儿行迟 本品有温补之效,能补肝肾,强筋骨。凡肝肾亏虚之筋骨痿软不用者均可使用,常配牛膝、杜仲等药。

(3)水肿,脚气浮肿 本品能温肾而除湿利水。治水肿,小便不利,常配茯苓皮、陈皮、大腹皮等利水渗湿、利尿消肿药;治脚气浮肿,常配木瓜、薏苡仁等利湿消肿药。

【用量用法】煎服,5～10 g,或酒浸、入丸散服。

【使用注意】阴虚火旺、舌干口燥者忌用。

知识链接

<h4 style="text-align:center">南北五加皮鉴别用药</h4>

五加皮(南五加皮)为五加科植物细柱五加的干燥根皮,具有祛风除湿、补益肝肾、强筋壮骨、利水消肿的功效。用于风湿痹病,筋骨痿软,小儿行迟,体虚乏力,水肿,脚气。香加皮(北五加皮)为萝藦科植物杠柳的干燥根皮,具有利水消肿、祛风湿、强筋骨的功效。用于下肢浮肿,心悸气短,风寒湿痹,腰膝酸软。这两种五加皮药材,科属不同,功效也不一样,应区别使用。南五加皮无毒,补肝肾、强筋骨作用较好;北五加皮强心利尿作用较强,有毒,不宜过量服用(常用量3～6 g)。

<h3 style="text-align:center">桑寄生《神农本草经》</h3>

【来源】本品为桑寄生科植物桑寄生的干燥带叶茎枝。冬季至次春采割,除去粗茎,切段,干燥,或蒸后干燥。

【性味与归经】苦、甘,平。归肝、肾经。

【功效】祛风湿,补肝肾,强筋骨,安胎元。

【应用】

(1)风湿痹证,腰膝酸痛 本品苦能燥、甘能补,既可治风湿痹阻的腰膝酸痛,又可治肝肾不足的腰膝酸软,尤宜于风湿痹痛与肝肾不足互见者。常配独活、杜仲、当归等药。

(2)肝肾虚损之胎漏下血、胎动不安 本品能补肝肾,养血而固冲任,安胎。治肝肾亏虚、月经过多、崩漏、妊娠下血、胎动不安者,常与阿胶、续断、当归、香附等配伍。

【用量用法】9～15 g,煎服。

第五节　芳香化湿药

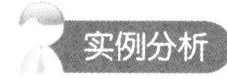 **实例分析**

某患儿因感受暑湿邪气而出现发热、恶寒、泄泻等症。经当地治疗后,寒热虽除,但腹泻未减。近二三日来,水泄如注,虽以抗生素及补液等急治,但仍未遏其势。医予补益固涩,病益增剧。现患儿精神萎靡,嗜睡,纳呆,寐中露睛,四肢不温,肤色淡黄无华,涕泪不见,舌淡红苔薄白腻,脉细数,指纹淡红。药用藿香6 g、佩兰4 g、陈皮3 g、茯苓6 g、泽泻4 g、炒苍术5 g、炒谷麦芽各5 g、车前草5 g、荷叶8 g、乌梅1枚。服二剂泻止,后以参苓白术散调理数日康复。

问题:

1.藿香与佩兰有哪些功效?

2.对于暑湿泄泻,还可以用哪些化湿药?

凡以化湿运脾为主要功效,治疗湿阻中焦证为主要作用的药物,称为化湿药。本类药物多具有芳香气味,又称为芳香化湿药。

本类药物多辛香温燥,主入脾、胃经,能化湿醒脾或燥湿运脾,主要适用于脾为湿困、运化失职而致的脘腹痞满、呕吐泛酸、大便溏泻、食少体倦、口甘多涎、舌苔白腻等湿阻中焦证。此外,本类药物还有芳香解暑之功,湿温、暑湿、阴寒闭暑等证亦可选用。

本类药物多辛香温燥,易耗气伤阴,故阴虚血燥及气虚者当慎用;又因其芳香(含挥发油)而不宜久煎,故而入汤剂多后下,以免降低疗效。

广藿香《名医别录》

【来源】本品为唇形科植物广藿香的干燥地上部分。枝叶茂盛时采割,日晒夜闷,反复至干。

【性味与归经】辛,微温。归脾、胃、肺经。

【功效】芳香化浊,和中止呕,发表解暑。

【应用】

(1)湿阻中焦证　本品气味芳香,为芳香化湿要药。治湿浊内阻、脾失健运所致脘腹痞闷、少食作呕、神疲体倦等,常与苍术、厚朴等配伍,如不换金正气散。

(2)暑湿证或湿温初起　本品发表解暑而不峻,内能化湿而不燥,善治外感风寒、内伤生冷之恶寒发热、头痛脘闷、呕恶吐泻、舌苔白腻等,常配紫苏、半夏、厚朴等药;治湿温初起、湿热并重者,常配滑石、茵陈等清利湿热药。

(3)呕吐　本品既能化湿,又能和中止呕,尤适宜于湿浊中阻之呕吐。治湿浊中阻的呕吐,常与半夏配伍;治寒湿呕吐,常配丁香、豆蔻等;治湿热呕吐,常配黄连、竹茹等;治妊娠呕吐,常配砂仁、苏梗等;治脾胃虚弱呕吐,常配党参、白术等。

【用量用法】3~10 g,煎服。鲜品加倍。

【使用注意】阴虚火旺者忌用。

藿香的现代研究

最早以藿香入药的即为现在习称的土藿香,为唇形科植物藿香的地上部分。全国大部分地区均有分布。广藿香主产于广东、海南等地,是药用藿香的正品。广藿香油是从广藿香中提取的挥发油,主要含广藿香醇及广藿香酮,不含甲基胡椒酚,具有抗炎、抗过敏、提高免疫力、抗菌、镇痛、抗痉挛、抗氧化、止吐等作用;藿香油是从土藿香中提取的挥发油,主要含甲基胡椒酚,不含广藿香醇及广藿香酮,虽有抗菌作用,但逊于广藿香油,且存在致癌和致突变的安全性问题。广藿香油及藿香油应用范围涵盖了药品、食品、香料等领域,在使用过程中必须对两者的安全性加以考虑,区分运用。

苍术《神农本草经》

【来源】本品为菊科植物茅苍术或北苍术的干燥根茎。春、秋二季采挖,晒干。切片,生用或炒用。

【性味与归经】辛、苦,温。归脾、胃、肝经。

【功效】燥湿健脾,祛风散寒。

【应用】

(1)湿阻中焦证　本品苦温燥湿以祛湿浊,辛香健脾以和脾胃,为治湿阻中焦证之要药。湿阻中焦,脾失健运所致脘腹胀闷、呕恶食少、吐泻乏力、舌苔白腻等,常与厚朴、陈皮等配伍,如平胃散;脾虚湿聚、水湿内停的痰饮或外溢的水肿,则与茯苓、泽泻、猪苓等同用;湿热或暑湿证,则可与清热燥湿药同用。

(2)风寒湿痹　本品辛散苦燥,长于祛湿,既内燥脾湿,又外祛风湿,尤宜于痹证湿胜者,常配秦艽、独活等祛风湿药。治湿热下注之痿证,常配黄柏等清热燥湿药。

(3)外感风寒表证夹湿　本品辛香燥烈,能开肌腠而发汗,祛肌表之风寒表邪,又因其长于胜湿,故以风寒表证夹湿者最为适宜,常与羌活、白芷、防风等祛风散寒胜湿药同用。

此外,本品尚具明目之效,用于夜盲、眼目昏涩。可单用或配猪肝、羊肝蒸煮同食。

【用量用法】5～10 g,煎服。

【使用注意】阴虚内热、气虚多汗者忌用。

厚朴《神农本草经》

【来源】本品为木兰科植物厚朴或凹叶厚朴的干燥干皮、根皮及枝皮。4—6月剥取,根皮及枝皮直接阴干,干皮置沸水中微煮后堆置阴湿处,"发汗"至内表面变紫褐色或棕褐色时,蒸软取出,卷成筒状,干燥。切丝,姜制用。

【性味与归经】苦、辛,温。归脾、胃、肺、大肠经。

【功效】燥湿消痰,下气除满。

【应用】

(1)湿阻中焦、胃肠积滞证　本品苦燥辛散,善燥湿、行气,既可除无形之湿满,又可下有形之实满,为消除湿滞痞满之要药。常配其他化湿、泻下药等。

(2)痰饮喘咳　本品能燥湿消痰,下气平喘。治湿亦治痰,治痰壅所致之喘咳诸证。常配以止咳化痰平喘药。

(3)食积气滞、腹胀便秘　本品能下气宽中,消积导滞,为行气消胀之要药,为食滞胀满所常用。治肠胃积滞之大便秘结,常与枳实、大黄配伍,如厚朴三物汤;治热结便秘者,常与大黄、芒硝、枳实配伍,即大承气汤。

【用量用法】煎服,3～10 g。或入丸散。

【使用注意】本品辛苦温燥湿,易耗气伤津,体虚及孕妇慎用。

【附药】厚朴花

本品为木兰科植物厚朴或凹叶厚朴的干燥花蕾。春季花未开放时采摘,稍蒸后,晒干或低温干燥。苦,微温。归脾、胃经。具有芳香化湿、理气宽中之功效。用于脾胃湿阻气滞,胸腹痞闷胀满,纳谷不香。

第六节　利水渗湿药

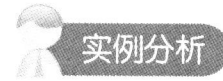 实例分析

　　相传刘公有一次腹内郁结,心悸反常。医生看过之后开了单方,用茯神二两煎汤,分三次服。刘公按医嘱到市场上购买茯神,煎好服下,病情并不见轻,反而加重。便叫来医生责问他缘故,医生看过药渣后说:"唉!全是老芋头啊,那卖药的欺骗你给你假药。你自己糊涂,反而怪我,不是很过分吗?"当得知茯神原来是老芋头冒充的,刘公很气愤。

　　问题:

　　1.茯神的来源及应用有哪些?

　　2.通过学习,还有哪些中药通利小便?

凡以通利水道、渗利水湿为主要功效,用于治疗水湿内停的药物,称为利水渗湿药,又称利湿药。

本类药物味多甘淡,主入肾、膀胱、小肠经。具有利水渗湿、利尿通淋、利湿退黄等功效。适用于水肿、小便不利、泄泻、痰饮、淋证、黄疸、带下、湿疮、湿温、湿痹等水湿内停证。

根据性能特点和功效主治的不同,利水渗湿药可分为利水消肿药、利尿通淋药、利湿退黄药三类。

应用本类药物,须视具体病证,选择相对应的药物,进行适当配伍。水肿骤起有表证者,配发汗解表药;水肿日久,脾肾阳虚者,配温补脾肾药;湿热合邪者,配清热泻火药;热伤血络而致尿血者,配凉血止血药;湿热蕴结肝胆所致黄疸者,配清热燥湿药;湿痹者,配祛风湿药。此外,水湿为有形之邪,易阻遏气机,常配行气药以增行气利水之效。

本类药易耗伤阴津,故阴亏津少、肾虚遗精遗尿者宜慎用或忌用。有些药物有较强的通利作用,孕妇应慎用。

一、利水消肿药

以通利小便、排泄水湿、消退水肿为主要功效的药物,称为利水消肿药,又称为利尿退肿药。性味甘淡平或微寒,淡能渗泄,有明显的渗利水湿、消除水肿的作用,使小便通畅,尿量增多。适用于水湿内停导致的水肿、小便不利,或用于脾虚湿盛泄泻,也可用于脾虚湿盛之痰饮。

茯苓《神农本草经》

【来源】本品为多孔菌科真菌茯苓的干燥菌核。多于7—9月采挖。挖出后除去泥沙,堆置"发汗"后,摊开晾至表面干燥,再"发汗",反复数次至现皱纹、内部水分大部散失后,阴干,称为"茯苓个"。或将鲜茯苓按不同部位切制,阴干,分别称为"茯苓块"和"茯苓片"。

【性味与归经】甘、淡,平。归心、肺、脾、肾经。

【功效】利水渗湿,健脾,宁心。

【应用】

(1)水肿,小便不利　本品甘补淡渗,作用平和,无寒热之偏,利水而不伤正,无论寒热虚实,各种水肿均可用之,为利水渗湿之要药,尤以脾虚湿盛者为宜,常配猪苓、泽泻、白术等药;治脾肾阳虚水

肿,多配附子、生姜等药;治阴虚小便不利水肿,可配阿胶、滑石等药。

(2)脾虚诸证　本品治脾胃虚弱,食少体倦便溏者,常配党参、白术等药;治脾虚湿泻,可配山药、薏苡仁等药;治脾虚停饮,可配桂枝、白术等药。

(3)心悸,失眠　用于心脾两虚、气血不足之心悸、失眠、健忘,常与人参、当归、酸枣仁等配伍,如归脾汤。治阴血不足,心失所养之心悸、失眠,配伍酸枣仁、麦冬、五味子等,如安神胶囊。

【用量用法】10～15 g,入煎剂需捣碎或切薄片。

【使用注意】虚寒精滑者忌用。

【附药】茯苓皮、茯神、白茯苓、赤茯苓

茯苓皮为多孔菌科真菌茯苓菌核的干燥外皮。多于 7—9 月采挖,加工"茯苓片""茯苓块"时,收集削下的外皮,阴干。甘、淡,平。归肺、脾、肾经。具有利水消肿的功效。用于水肿,小便不利。

茯神为抱有松根的茯苓。性味同茯苓,宁心安神之功更佳,适用于心神不安、惊悸、健忘、失眠等。

白茯苓为茯苓菌核内部的白色部分,偏于利水健脾。

赤茯苓为茯苓菌核削去外皮后的淡红色部分,偏于渗利湿热。

薏苡仁《神农本草经》

【来源】本品为禾本科植物薏苡的干燥成熟种仁。秋季果实成熟时采割植株,晒干,打下果实,再晒干,除去外壳、黄褐色种皮和杂质,收集种仁。

【性味与归经】甘、淡,凉。归脾、胃、肺经。

【功效】利水渗湿,健脾止泻,除痹,排脓,解毒散结。

【应用】

(1)水肿,小便不利　本品淡渗甘补,功似茯苓而力稍弱,利而不峻,凡水湿滞留者均可使用,尤宜于脾虚湿滞者。治上述病证常配以利水消肿、健脾益气、燥湿利水之品。

(2)脾虚泄泻　本品渗湿,健脾止泻。治疗脾虚湿盛所致食少泄泻,常与人参、茯苓、白术、山药等配伍,如参苓白术散。

(3)湿痹筋脉拘挛　本品既能除湿,又能通利关节、舒通筋脉,有缓和筋脉拘急之效,适用于风湿痹证。对湿痹的肢体重着疼痛,筋脉拘急之证,尤为常用。治疗湿痹而筋脉拘挛疼痛者,常与独活、防风、苍术等同用。

(4)肺痈,肠痈　本品清肺肠之热,排脓消痈。治肺痈胸痛、咳吐脓痰,常与苇茎、冬瓜仁、桃仁配伍,如苇茎汤;治肠痈腹痛,可与附子、败酱草等配伍,如薏苡附子败酱散。

(5)赘疣,癌肿　本品能解毒散结,临床可用于赘疣、癌肿。

【用量用法】9～30 g,煎服。清利湿热宜生用,健脾止泻宜炒用。本品力缓,用量宜大。亦可煮粥食用,为食疗佳品。

【使用注意】孕妇慎用,津液不足者慎用。

二、利尿通淋药

以利小便、清下焦湿热为主要功效的药物,称为利尿通淋药。利尿通淋药性多寒凉,味苦或甘淡,苦味降泄,淡味渗湿,寒能清热,具有利尿通淋、清利湿热等作用,适用于以小便淋漓涩痛、灼热疼痛为主的热淋、石淋、血淋或膏淋等。

车前子《神农本草经》

【来源】本品为车前科植物车前或平车前的干燥成熟种子。夏、秋二季种子成熟时采收果穗。晒干,搓出种子,除去杂质。

【性味与归经】甘,寒。归肝、肾、肺、小肠经。

【功效】清热利尿通淋,渗湿止泻,明目,祛痰。

【应用】

（1）湿热淋痛，水肿、小便不利　本品性专降泄，善利尿通淋清热，治湿热下注，尤宜于热结膀胱所致的小便淋漓涩痛者，并常配其他利尿通淋药；治水肿、小便不利者，配茯苓、猪苓等利水渗湿药。

（2）暑湿水泻　本品尚能利水湿、分清浊而渗湿止泻，即所谓"利小便而实大便"，尤宜于湿盛之水泻。可单用研末，米汤送服，或配白术、茯苓等健脾利湿药。

（3）肝热目疾　本品治肝经风热所致目赤肿痛，常与菊花、夏枯草、决明子等配伍。治肝肾阴亏、两目昏花，常与菟丝子、熟地黄等滋补肝肾药配伍。

（4）痰热咳嗽　本品入肺经，能清肺化痰止咳。治肺热咳嗽痰多，多与瓜蒌、浙贝母、枇杷叶等清肺化痰药同用。

【用量用法】9～15 g，煎服，宜包煎。

【使用注意】孕妇忌用，肾虚精滑无湿热者慎用。

【附药】车前草

本品为车前科植物车前或平车前的干燥全草。夏季采挖，除去泥沙，晒干。甘，寒。归肝、肾、肺、小肠经。具有清热利尿通淋、祛痰、凉血、解毒的功效。用于热淋涩痛，水肿尿少，暑湿泄泻，痰热咳嗽，吐血衄血，痈肿疮毒。

三、利湿退黄药

以清泄湿热、利胆退黄为主要功效的药物称为利湿退黄药。利湿退黄药性味多苦寒，以清利湿热、利胆退黄为主要功效，适用于湿热黄疸证。

茵陈《神农本草经》

【来源】本品为菊科植物滨蒿或茵陈蒿的干燥地上部分。春季幼苗高 6～10 cm 时采收或秋季花蕾长成至花初开时采割，除去杂质和老茎，晒干。春季采收的习称"绵茵陈"，秋季采割的称"花茵陈"。

【性味与归经】苦、辛，微寒。归脾、胃、肝、胆经。

【功效】清利湿热，利胆退黄。

【应用】

（1）黄疸　本品苦泄下降，性寒清热，功善清利脾胃、肝胆湿热而退黄，为治黄疸之要药，尤宜于湿热阳黄。治阳黄证，常配栀子、大黄等泻火解毒药；治阴黄证，则配附子、干姜等温里散寒药。

（2）湿温，湿疮，湿疹瘙痒　本品苦微寒，有解毒疗疮之功，治湿温病邪在气分，多配黄芩、滑石等清热燥湿、清利湿热药；治湿疮湿疹，常配黄柏、苦参等清热燥湿、杀虫止痒药，也可煎汤外用熏洗。

【用量用法】6～15 g，煎服。外用适量，煎汤熏洗。

【使用注意】血虚萎黄者慎用。

第七节　温　里　药

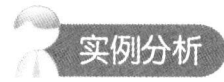

实例分析

相传西施曾嚼一小块肉桂感觉香甜可口，嚼完半斤，疼痛消失，进食无碍，大喜。

问题：

1. 肉桂有哪些功效？

2. 使用肉桂的注意事项有哪些？

凡以温里散寒为主要功效，用于治疗里寒证的药物，称为温里药，又称祛寒药。

本类药物多味辛性温热,主归脾、胃经,有的兼入肺、肝、肾、心经。以其辛散温通,偏走脏腑而能温里散寒,温经止痛,故可以用于治疗里寒证,即所谓"寒者热之"之意。个别药物还能助阳、回阳,用于治疗虚寒证、亡阳证。主要用于治疗脾胃受寒或脾胃虚寒证,症见脘腹冷痛、呕吐泄泻、舌淡苔白等;用于治疗肺寒痰饮证,症见痰鸣咳喘、痰白清稀、舌淡苔白滑等;用于治疗肝经受寒少腹痛、寒疝作痛或厥阴头痛等;治肾阳不足证,症见阳痿宫冷、腰膝冷痛、夜尿频多、滑精遗尿等;治心肾阳虚证,症见心悸怔忡、畏寒肢冷、小便不利、肢体浮肿等。治亡阳厥逆证,症见畏寒蜷卧、汗出神疲、四肢厥逆、脉微欲绝等。

本类药物多辛热燥烈,易助火劫阴,故实热证,症见阴虚火旺、津血亏少者忌用,孕妇及气候炎热时慎用。

附子《神农本草经》

【来源】本品为毛茛科植物乌头的子根的加工品。6月下旬至8月上旬采挖,除去母根、须根及泥沙,习称"泥附子"。加工炮制为盐附子、黑附子(黑顺片)、白附片、淡附片等。

【性味与归经】辛、甘,大热。有毒。归心、肾、脾经。

【功效】回阳救逆,补火助阳,散寒止痛。

【应用】

(1)亡阳证 本品辛甘大热,纯阳燥烈,为回阳救逆之要药。治疗久病体虚,阳气衰微,阴寒内盛,或大汗、大吐、大泻所致的亡阳证,常与干姜、甘草同用,如四逆汤;若治久病气虚欲脱,或出血过多,气随血脱者,可与人参配伍,如参附汤;若寒邪入里,直中三阴而见四肢厥冷、恶寒蜷卧、吐泻腹痛者,可与干姜、肉桂、人参同用,如回阳急救汤。

(2)阳虚证 本品辛甘温煦,能补火助阳,上可助心阳、中能温脾阳、下善补肾阳,凡诸阳虚证,无不适宜,遂为治三脏阳虚诸证的佳品。治心阳不足之心悸气短、胸痹心痛,常配人参、桂枝等药;治脾肾阳虚,水湿内停之水肿、小便不利,常配茯苓、白术、生姜等温肾助阳、健脾利水药;治肾阳不足者,常配肉桂、山茱萸、熟地黄等温阳补肾药;治阳虚外感,表里皆寒者,常配麻黄、细辛等发汗解表药。

(3)寒湿痹痛 本品气雄性悍,温散走窜,为散阴寒、除风湿、止疼痛之猛药,尤善治寒痹剧痛者。常配白术、桂枝等药。

【用量用法】3~15 g,先煎,久煎。宜先煎0.5~1小时,至口尝无麻辣感为度。

【使用注意】阴虚阳亢及孕妇忌用。不宜与半夏、瓜蒌、瓜蒌子、瓜蒌皮、天花粉、川贝母、浙贝母、平贝母、伊贝母、湖北贝母、白蔹、白及同用。若内服过量,或炮制、煎煮方法不当,可引起中毒。

干姜《神农本草经》

【来源】本品为姜科姜的干燥根茎。冬季采挖,除去须根和泥沙,晒干或低温干燥。趁鲜切片晒干或低温干燥者称为"干姜片"。

【性味与归经】辛,热。归脾、胃、心、肺经。

【功效】温中散寒,回阳通脉,温肺化饮。

【应用】

(1)脾胃寒证 本品主入脾胃,既能祛脾胃寒邪,又能助脾胃阳气,为温中散寒之要药。治胃寒呕吐、脘腹冷痛,常配伍高良姜等温中散寒药。治脾胃虚寒,脘腹冷痛,多配伍党参、白术等健脾益气药。

(2)亡阳证 本品归心经,温阳守中,回阳通脉,能增强附子的回阳救逆作用,古有"附子无干姜不热"之说,故常与附子相须为用,治疗亡阳证。

(3)寒饮伏肺喘咳 本品辛热,入肺经,症见形寒背冷、痰多清稀者,常与麻黄、细辛等药配伍。

【用量用法】3~10 g,煎服。

【使用注意】阴虚内热、血热妄行及孕妇慎用。

附子与干姜相须为用

　　附子治疗亡阳证,常与干姜相须为用,附子助阳走而不守,干姜助阳守而不走,能增强附子回阳救逆的作用,回阳立效。两药配伍尚有温肾暖脾、散寒止痛之功,如赤石脂丸、乌梅丸。

　　附子有毒,配伍干姜后能减低毒性,医圣张仲景在四逆汤中将干姜、附子、甘草同用,以温中散寒,回阳救逆。因此干姜配伍附子属于增效减毒关系。

肉桂《神农本草经》

【来源】本品为樟科植物肉桂的干燥树皮。多于秋季剥取,阴干。

【性味与归经】辛、甘,大热。归肾、脾、心、肝经。

【功效】补火助阳,引火归元,散寒止痛,温通经脉。

【应用】

　　(1)肾阳虚证　　本品辛甘大热,长于温补命门之火而助阳,为治命门火衰之要药;又能引火归源,为治下元虚冷、虚阳上浮诸证之要药。治肾阳不足、命门火衰者,常与附子、山茱萸等同用;治下元虚冷、虚阳上浮者,常配山茱萸、五味子等滋阴补肾药。

　　(2)寒凝疼痛证　　本品甘热助阳以补虚,辛热散寒以止痛,善去痼冷沉寒。治寒邪内侵胸痹心痛或脾胃虚寒的脘腹冷痛之证,可单用研末,酒煎服,或干姜、高良姜、荜茇等同用;寒疝腹痛,多与吴茱萸、小茴香等同用。

　　(3)寒凝血滞之痛经、闭经,或阳虚寒滞之阴疽　　本品辛散温通,能行气血、运经脉、散寒止痛。治寒凝血滞之痛经、闭经,常配活血调经、温经散寒药;治阴疽,可配鹿角胶、炮姜、麻黄等药。

　　此外,本品尚具温阳化气、鼓舞气血生长之效,用于气血虚衰之证。常在补益气血方中佐以少量本品,如十全大补丸、人参养营丸。

【用量用法】1～5 g,煎服,宜后下。研末冲服,每次 1～2 g。

【使用注意】有出血倾向者及孕妇忌用。不宜与赤石脂同用。

肉桂药材的不同商品规格

　　肉桂药材的商品规格有企边桂、板桂、桂通、桂心等多种。企边桂,为剥取生长十多年的肉桂树干皮夹在木制凹凸板内晒干而成,呈长片状。板桂为剥取老年肉桂树干皮,夹在桂夹内,晒至七成干时取出,阴干而成。桂通又称官桂,为栽培5～6年肉桂幼树干皮或粗枝皮,剥下后晒1～2天,卷成圆筒状阴干而成。桂心,即加工中剪下的边条,除去栓皮者。企边桂香气较浓烈,油性大,质量好。

第八节　理　气　药

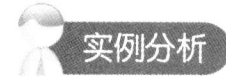 **实例分析**

　　四磨汤,因由木香、枳壳、槟榔、乌药等四味药用水磨服而得名。此系游翁祖传秘方,疗

效显著,当地老百姓纷纷前来购买,给婴幼儿服用,以调和肠胃,治疗乳食内滞,症见腹胀、腹痛、消化不良等。

问题:

1.木香、枳壳、乌药、槟榔,均能疏理气机,用于脾胃气滞证。那么在临床上,还有哪些中药可用于治疗气滞证呢?

2.四磨汤有哪些现代应用?

凡具有调畅气机功效,用于治疗气机不畅为主要作用的药物,称为理气药,又称行气药。其中行气力强者,又称破气药。

本类药物味多辛苦温而芳香,主归脾、肝、肺经,具有理气健脾、疏肝解郁、理气宽胸、行气止痛、破气散结等功效,主要适用于脾胃气滞证、肝气郁滞证、肺气壅滞证等。可用于脾胃气滞所致的脘腹胀痛、嗳气吞酸、恶心呕吐、腹泻或便秘等;可用于肝气郁滞所致的胁肋胀痛、胸闷不舒、疝气疼痛、乳房胀痛、月经不调等;可用于肺气壅滞所致的胸闷胸痛、咳嗽气喘等。

本类药物性多辛温香燥,易耗气劫阴,故气虚阴亏者慎用。破气药孕妇应忌用。理气药多气味芳香,故不宜久煎。

陈皮《神农本草经》

【来源】本品为芸香科植物橘及其栽培变种的干燥成熟果皮。药材分为"陈皮"和"广陈皮"。采摘成熟果实,剥取果皮,晒干或低温干燥。

【性味与归经】苦、辛,温。归肺、脾经。

【功效】理气健脾,燥湿化痰。

【应用】

(1)脾胃气滞证 本品辛行温通,芳香醒脾,为理气健脾的要药。尤以脾胃气滞之呕泻及湿阻气滞者用之为宜,常配苍术、厚朴等药;若为脾虚气滞,脘腹胀满,腹痛喜按者,常配党参、白术、茯苓等药;若胃虚夹热,呕恶脘胀,常配竹茹、半夏、党参等药。

(2)呕吐、呃逆证 本品辛行,善疏理气机,调畅中焦而使之升降有序。治呕吐、呃逆,常配伍蛇胆汁等,如蛇胆陈皮片、蛇胆陈皮胶囊等;若脾胃寒冷,呕吐不止,可配生姜、甘草等,如姜橘汤。

(3)痰湿壅滞 本品既能燥湿化痰,又能温化寒痰,且辛行苦泄而能宣肺止咳,为治痰之要药。治湿痰壅滞,胸膈满闷、咳嗽痰多色白,常配半夏、茯苓等药;治寒痰咳嗽,痰多清稀,多配干姜、细辛等药。

(4)胸痹证 本品辛行温通,入肺走胸,而能行气通痹止痛。治疗胸痹胸中气塞短气,可配伍枳实、生姜等,如橘皮枳实生姜汤。

【用量用法】3～10 g,煎服。

【使用注意】本品辛散苦燥,温能助热,舌赤少津、内有实热者慎用。

【附药】橘红、橘核

橘红为芸香科植物橘及其栽培变种的干燥外层果皮。秋末冬初果实成熟后采收,用刀削下外果皮,晒干或阴干。辛、苦,温。归肺、脾经。具有理气宽中,燥湿化痰的功效。用于咳嗽痰多,食积伤酒,呕恶痞闷。

橘核为芸香科植物橘及其栽培变种的干燥成熟种子。果实成熟后收集,洗净,晒干。苦,平。归肝、肾经。具有理气、散结、止痛的功效。用于疝气疼痛,睾丸肿痛,乳痈乳癖。

知识链接

陈皮与青皮鉴别用药

陈皮与青皮来源相同,前者为成熟果皮,后者为未成熟果皮,均能理中焦之气而健脾胃,用于脾胃气滞之脘腹胀痛,食积不化等。不同点:陈皮性温而不峻,行气力缓,偏走脾肺,功善理气健脾,燥湿化痰,适用于痰饮停滞肺胃之咳嗽气喘、腹痛、呕泻等;青皮性较峻烈,行气力猛,苦泄下行,偏走肝胆,功善疏肝破气、散结止痛、消积化滞,适用于肝郁乳房胀痛或有结块、胁肋胀痛、疝气疼痛、食积腹痛等。

枳实《神农本草经》

【来源】本品为芸香科植物酸橙及其栽培变种或甜橙的干燥幼果。5—6月收集自落的果实,除去杂质,自中部横切为两半,晒干或低温干燥,较小者直接晒干或低温干燥。

【性味与归经】苦、辛、酸,微寒。归脾、胃经。

【功效】破气消积,化痰散痞。

【应用】

(1)食积气滞,脘腹痞满证　本品辛行苦降,为破气除痞、消积导滞之要药。临床上可根据积滞内停情况随证配伍,饮食积滞者,常配山楂、麦芽等药;热结便秘者,多配大黄、厚朴等药、湿热积滞、泻痢后重者,常配神曲、黄连等药;脾虚食积者,可配白术等药。

(2)痰滞之胸脘痞满,胸痹结胸证　本品能行气化痰以消痞,破气除满而止痛。治胸阳不振、痰阻胸痹者,常配薤白、桂枝、瓜蒌等药。治痰热结胸者,常配黄连、半夏等药。治心下痞满、食欲不振者,常配伍半夏曲、厚朴等,如枳实消痞丸。

(3)气滞胸胁疼痛　本品善破气行滞而止痛,治疗气血阻滞之胸胁疼痛,可与川芎等配伍,如枳芎散。

(4)产后腹痛　本品行气以助活血而止痛,可与芍药等份为末服用,用于治疗产后瘀滞腹痛、烦躁,如枳实芍药散,或与当归、益母草同用。

此外,本品尚可治气虚下陷之胃扩张、胃下垂、脱肛、子宫脱垂等证,多配伍补中益气药如黄芪、白术等以增强疗效。

【用量用法】3～10 g,煎服。大量可用至 30 g。炒后性较平和。

【使用注意】孕妇及脾胃虚弱者慎用。

【附药】枳壳

枳壳为芸香科植物酸橙及其栽培变种的干燥未成熟果实。7月果皮尚绿时采收,自中部横切为两半,晒干或低温干燥。苦、辛、酸,微寒。归脾、胃经。具有理气宽中,行滞消胀的功效。用于胸胁气滞,胀满疼痛,食积不化,痰饮内停,脏器下垂。

第九节　消　食　药

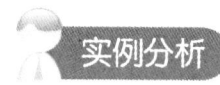 实例分析

南宋时期,宋光宗最宠爱的黄贵妃突然变得面黄肌瘦、不思饮食,众多御医束手无策。后来一个民间郎中进宫为贵妃诊脉后认为,贵妃脾胃虚弱,而饮食过于肥美,不易消化,导致食物积滞胃肠,食欲减退。只要将"棠球子"(即山楂)与红糖煎熬,每日饭前吃 5～10 枚,半个月后病就会好。贵妃服用此方后,如期病愈。于是红糖熬山楂广为流传,最后演变为冰糖葫芦,山楂消食积的功效也从此尽人皆知。

问题:

1.山楂除了助消化、消食积之外,还有哪些妙用?

2.山楂常见的加工食品有哪些?

凡具有消积导滞，促进消化，以治疗饮食积滞为主要作用的药物，称为消食药。

本类药多味甘性平，主入脾、胃二经。具有消食化积导滞，开胃和中之功，主治宿食停留、饮食不消所致的食积证，症见脘腹胀满、嗳气吞酸、恶心呕吐、不思饮食、大便失常，也可治疗脾胃虚弱、消化不良。使用消食药，可根据不同病情适当配伍其他药物：脾胃气滞而食积者，常配伍理气药；积滞化热者，常配伍清热药或轻下之品以泻热导滞；寒湿困脾者常配伍芳香化湿药；脾胃虚弱者，常配伍健脾益气药；中焦虚寒者，常配伍健脾温中之品。

使用消食药时，应注意本类药物多属渐消缓散之品，适用于病情较缓、积滞不甚者，但仍有耗气之弊，故气虚无积滞者慎用。

山楂《新修本草》

【来源】本品为蔷薇科植物山里红或山楂的干燥成熟果实。秋季果实成熟时采收，切片，干燥。

【性味与归经】酸、甘，微温。归脾、胃、肝经。

【功效】消食健胃，行气散瘀，化浊降脂。

【应用】

（1）肉食积滞证 本品酸甘，微温不热，能消食化积，用于各种食积证，尤以消油腻肉积见长。可单用本品，亦可配伍神曲、麦芽等消导药以增强消导之功。

（2）多种瘀血证 本品性温，归肝经，入血分，能温通气血，有活血祛瘀止痛之功。可用于多种瘀血证。治气滞血瘀之胸痹心痛、头晕头痛等，常与丹参、三七相配伍，如常用中成药心可舒；治血虚血瘀之心悸胸闷、头痛目胀等，常配何首乌、决明子活血散瘀，降压降脂，如血脂宁丸；治产后瘀阻、腹痛、恶露不尽或痛经，常与益母草、当归等同用。

（3）泻痢腹痛、疝气痛 本品治疗泻痢腹痛，可单用本品煎水或研末服用；对于疝气作痛，可与橘核、荔枝核配伍；治痢疾初起，里急后重，常配黄连、苦参等。

（4）高血压、冠心病、高脂血症 本品生用或泡茶饮均有较好的效果，亦可与银杏叶、丹参同用。

【用量用法】10～15 g，煎服。大剂量 30 g。

【使用注意】脾胃虚弱而无食积者，胃酸分泌过多者慎用。

知识链接

山楂的现代研究

山楂含有酒石酸、柠檬酸、山楂酸及多种黄酮类化合物、糖类等，能增加胃中消化酶的分泌，促进消化。因为山楂中含有多种酸性物质，所以胃酸分泌过多者慎用。山楂所含脂肪酶可促进体内脂肪代谢分解，所含各种有机酸能提高蛋白酶的活性，提高消化肉类食物的能力。山楂提取物有收缩子宫、降血脂、防止动脉粥样硬化、增加冠状动脉流量、扩张血管及抗心律失常等作用，实验表明山楂对痢疾杆菌及大肠杆菌有较强的抑制作用。

麦芽《药性论》

【来源】本品为禾本科植物大麦的成熟果实经发芽干燥的炮制加工品。将麦粒用水浸泡后，保持适宜温、湿度，待幼芽长至约 5 mm 时，晒干或低温干燥。

【性味与归经】甘，平。归脾、胃经。

【功效】行气消食，健脾开胃，回乳消胀。

【应用】

（1）米面薯芋食滞证 本品甘平，健胃消食，尤能促进如米、面类等淀粉性食物的消化，故本品被称为消食积腹胀之良药，常与山楂、神曲等配伍。

（2）断乳及乳房胀痛 本品有回乳之功，用于妇女哺乳期断乳或乳汁郁积所致的乳房胀痛，可大剂量单用本品。

【用量用法】10～15g,煎服。回乳炒用60g。生麦芽功偏消食和胃,炒用麦芽多用于回乳。

【使用注意】哺乳期妇女不宜使用。

【附药】谷芽、稻芽

谷芽为禾本科植物粟的成熟果实经发芽干燥而得。甘,温,归脾、胃经。功能消食和中,健脾开胃。用于食积不消、腹胀口臭、脾胃虚弱、不饥食少。功似麦芽而力缓,常与之相须为用。煎服,9～15 g。炒谷芽偏于消食,焦谷芽善化积滞。

稻芽为禾本科植物稻的成熟果实经发芽干燥而成。甘,温,归脾、胃经。功能消食和中,健脾开胃。用于米面薯芋食滞证及脾虚食少消化不良。常与麦芽相须为用,以提高疗效。煎服,9～15 g。生用长于和中;炒用偏于消食。

第十节　驱　虫　药

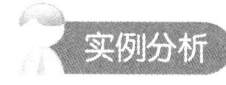

有位郎中将炒熟的使君子四五枚给孙子吃。谁知道,第二天早晨孙子在大便时竟然排出几条蛔虫。

问题:

1.你能否说出使君子有哪些应用?

2.大量服用使君子后的临床表现有哪些?

凡以驱除或杀灭人体肠道寄生虫为主要功效,治疗虫证的药物,称为驱虫药。

本类药多具苦味,部分药物具有毒性,主归脾、胃、大肠经,对人体寄生虫,尤其对肠道寄生虫如蛔虫、绦虫、钩虫、蛲虫、姜片虫等有麻痹、杀灭的作用,并使其排出体外。症见不思饮食或多食善饥、嗜食异物、绕脐腹痛、时发时止、胃中嘈杂、呕吐清水、肛门瘙痒、烦躁夜惊、夜间磨牙等;久病则面色萎黄、形体消瘦、腹部膨大、青筋浮露、周身浮肿等;小儿则见疳积证。

由于肠道寄生虫种类不同,应用驱虫药时,应根据寄生虫的种类、患者的体质和不同的兼证,进行适当的配伍用药。体质壮实者,可配泻下药以利于寄生虫排出体外;兼有积滞者,应与消导药同用;脾胃虚弱者,应配以补益脾胃之药,以免伤正;兼有里寒证者,应配以温里药;久病体虚者,应当先补后攻或攻补并举;在蛔虫病正在发作、腹痛剧烈之时,应先安蛔为主,待腹痛症状缓解后再行驱杀。

本类药物宜空腹服用,以使药力直接作用于虫体,提高疗效;对某些具有毒性的药物,应注意用法和控制剂量;孕妇及体弱者慎用驱虫药。此外,应指导患者养成良好的卫生习惯,以免重复感染。

使君子《开宝本草》

【来源】本品为使君子科植物使君子的干燥成熟果实。秋季果皮变紫黑色时采收,除去杂质,干燥。

【性味与归经】甘,温。归脾、胃经。

【功效】杀虫消积。

【应用】

(1)蛔虫证、蛲虫证　本品长于驱蛔虫、蛲虫,被誉为"驱蛔杀虫之首选药"。由于本品气香味甘,尤适宜于小儿虫证的治疗。轻证可单味研末或炒香嚼服;重证应与苦楝皮、南瓜子等配伍。

(2)小儿疳积证　本品还具有健脾消积之功,尤其适用于小儿疳积兼虫证。证轻者,可单用本品炒香嚼服；证重者，应与党参、鸡内金、神曲、槟榔、苦楝皮等配伍，以健脾益气、驱虫消积。

【用量用法】使君子9～12 g，捣碎入煎剂；使君子仁6～9 g，多入丸散或单用，1～2次分服。小儿每岁1～1.5粒，炒香嚼服，1日总量不超过20粒。

【使用注意】服药时忌饮浓茶。

槟榔《名医别录》

【来源】本品为棕榈科植物槟榔的干燥成熟种子。春末至秋初采收成熟果实，用水煮后，干燥，除去果皮，取出种子，干燥。

【性味与归经】苦、辛，温。归胃、大肠经。

【功效】杀虫，消积，行气，利水，截疟。

【应用】

（1）多种肠道寄生虫病　本品对绦虫驱杀疗效最佳，可单用，或与南瓜子配伍；对于蛔虫病、蛲虫病，可单味，亦可与使君子、苦楝皮、雷丸等驱虫药配伍；对于姜片虫病，常与牵牛子、乌梅、甘草等配伍；对于钩虫病，常与榧子、雷丸等配伍。

（2）食积气滞，泻痢后重　本品味辛，长于行胃肠之气，从而消积导滞，故对食积气滞、泻痢后重等证有效，常与木香、青皮、大黄等配伍，如木香槟榔丸。治食积痰饮、消化不良、腹胀吞酸、大便秘结，配伍大黄、牵牛子、香附等，如槟榔四消丸。

（3）水肿，脚气浮肿　本品能利水行气，气行则助水运。治水肿实证，常与泽泻、木通、商陆等配伍，如疏凿饮子；对于寒湿脚气肿痛，常与木瓜、吴茱萸、陈皮、紫苏、桔梗等配伍，如鸡鸣散。

（4）截疟　与常山、青蒿等配伍。

【用量用法】3～10 g；驱绦虫、姜片虫30～60 g。生用力佳，炒用力缓；鲜者优于陈久者。

【使用注意】脾虚便溏者慎用。

知识链接

槟榔的现代研究

2003年，IARC（国际癌症研究机构）证明槟榔为一级致癌物。长期咀嚼槟榔或槟榔子将会提高口腔癌发病率。研究表期，咀嚼槟榔者口腔黏膜细胞脱落频率明显增加。咀嚼时，槟榔纤维的摩擦会造成口腔黏膜的损伤，引起慢性炎症；槟榔含有大量的多酚和多种生物碱，槟榔碱能明显促进上皮细胞的凋亡，并干扰细胞外基质大分子（胶原、弹性蛋白等）的沉淀和降解过程。

第十一节　止　血　药

实例分析

　　三国时期，庞统在一次战斗中身中数箭，血流如注，跌于马下。士兵中有知医识药者，忙从道旁扯来一把草药，揉搓后塞入他的伤口，很快止住了血。在庞统中箭的地方，沿着古驿道，山间田野的确生长着许多曾为庞统止血的小草。这草支支直立，高逾尺许，开着紫红色的小花。它就是我们现在学习的中药大蓟。

问题：

1. 大蓟应用在哪些方面？
2. 通过学习，哪些中药可以止血呢？

凡以制止体内外出血为主要作用，适用于各种内外出血证的药物，称为止血药。

本类药物大多味苦涩或甘，其性寒或温，均入血分，以归心、肝、脾经为主。味苦既可清泄血分之热，又能散瘀血之阻滞，味涩能收敛血流而止血，味甘可缓和药性，具有减缓血行、制止体内外出血之功，适用于各种出血，如咯血、吐血、衄血、便血、尿血、崩漏、紫癜及外伤出血等。

根据止血药药性寒、温、敛、散的不同特点，可分为凉血止血药、化瘀止血药、收敛止血药及温经止血药四类。

使用止血药应根据出血的病因、病情，从整体出发，进行必要的随证配伍。血热妄行而出血者，应选择凉血止血药，并配伍清热泻火、清热凉血之品；阴虚火旺、阴虚阳亢而出血者，宜配伍滋阴降火、滋阴潜阳的药物；瘀血内阻、血不循经而出血者，应选化瘀止血药，并配伍行气活血药；虚寒性出血，应选温经止血药、收敛止血药，并配伍益气健脾温阳之品；出血过多、气随血脱者，可急投大补元气之药以益气固脱。前贤有"下血必升举，吐衄必降气"之说，因此对便血、崩漏可适当配伍升举之品，而对吐血、衄血则可配伍降气之品。

使用止血药时，应注意部分止血药炒炭后可增强止血效果，但不可拘泥，有些药物生用止血效果更佳。临床上应以提高疗效为用药原则。对出血兼有瘀血或出血初期，不宜单独使用凉血止血药和收敛止血药，以防恋邪留瘀。

一、凉血止血药

本类药物味多苦甘，药性寒凉，主入心、肝、大肠经。有凉血止血之效，主要适用于血热妄行的各种出血，以出血量多而色鲜红，伴心烦、口渴、便秘、尿黄、舌红、苔黄、脉数等为特点。本类药物因其性寒凉，易于凉遏留瘀，当中病即止，不宜过量久服，原则上不宜用于虚寒性出血。

大蓟《名医别录》

【来源】本品为菊科植物蓟的干燥地上部分。夏、秋二季花开时采割地上部分，除去杂质，晒干。

【性味与归经】甘、苦，凉。归心、肝经。

【功效】凉血止血，散瘀解毒消痈。

【应用】

（1）血热妄行所致的出血证　本品寒凉而入血分，长于清泻血分热邪而凉血止血，被誉为"治血热出血之要药"，尤其适用于咯血、吐血、崩漏、尿血等，可单味应用进行浓煎，亦可以配伍小蓟、侧柏叶，如十灰散。

（2）热毒痈肿　本品既能凉血解毒，又具有散瘀解毒消痈的功效，在临床上常被运用于治疗痈肿疮毒。可单味，尤其以鲜品捣汁内服或捣烂外敷为佳；还可以与清热解毒药配伍，以增强解毒消痈之功。

【用量用法】9～15 g，煎服；鲜品可用 30～60 g，鲜品煎汁内服适量；外用捣敷患处。

知识链接

大蓟的临床新用

（1）治疗肺结核　大蓟 90 g，瘦肉 120 g，水煎服，每日一次，3 个月为 1 个疗程，配合抗结核药同用，效果好。

（2）治疗荨麻疹　取新鲜大蓟，清水洗净，刮去表皮及抽心，留中间肉质部分，用量 100 g；如无鲜品，干品用量 50 g，小儿酌减，水煎服，每日一次。

（3）治疗Ⅰ度烧伤 取适量新鲜大蓟,清水洗净,捣烂取汁,加适量植物油调成糊状涂于烧伤处。

（4）治疗上消化道出血 取适量鲜品大蓟、小蓟,洗净,捣烂取汁,文火炖开后加适量糖内服。

二、化瘀止血药

味多苦泄,主入肝经。功善止血又化瘀,有止血不留瘀的特点。适用于瘀血内阻、血不循经的出血,以出血色紫暗或夹有血块,或疼痛部位固定不移,或有包块,舌质紫暗或有紫斑、紫点,脉涩为特点。部分药物尚有消肿止痛作用,可用于跌打损伤、瘀滞心腹疼痛、经闭、痛经等证。本类药物多具行散之性,孕妇及出血无瘀者慎用。

三七《本草纲目》

【来源】本品为五加科植物三七的干燥根和根茎,秋季花开前采挖,洗净,分开主根、支根及根茎,干燥。支根习称"筋条",根茎习称"剪口"。

【性味与归经】甘、微苦,温。归肝、胃经。

【功效】散瘀止血,消肿定痛。

【应用】

（1）体内外各种出血 本品具有止血而不留瘀、化瘀而不伤正的特点,临床上被广泛用于各种出血证,对出血夹瘀者尤为适宜,可单味内服或外敷,或与血余炭、花蕊石等配伍,如化血丹。

（2）跌打损伤、血瘀肿痛 本品还可活血、消肿定痛,又被誉为"伤科之要药"。对于上述病证,可单味内服或外敷,或与乳香、没药、延胡索、木香等配伍。

临床上还用三七粉与琥珀粉、人参粉等配伍,用于防治冠心病心绞痛、缺血性脑血管疾病、脑出血后遗症及妇科血瘀经闭、痛经等瘀血证;另外,本品单味研末内服,可用于降血脂。

【用量用法】3～9 g;研粉吞服,一次 1～3 g。外用适量。

【使用注意】孕妇慎用。

知识链接

三七的现代研究

三七主要成分为三七皂苷、黄酮苷等。三七止血活性成分为三七氨酸,它通过增加血小板数量、增强血小板功能、收缩局部血管、增加血液中凝血酶含量,从而使三七有显著的止血和抗凝作用。由于三七氨酸加热易被破坏,故三七止血宜生用。三七还能抑制血小板聚集、促进纤溶,使其具有较好的抗血栓作用。三七还具有促进造血、扩张血管、降血压、抗心肌缺血、抗脑缺血、抗心律失常、抗动脉粥样硬化、抗炎、保肝、抗肿瘤、镇痛、调节糖代谢、延缓衰老、增强免疫力等作用。

三、收敛止血药

收敛止血药大多味涩,或为炭类,或质黏,且大多性寒凉或平,主入肝、胃、肺经。长于收敛止血,广泛用于各种出血证,以虚损或外伤出血更为适宜。本类药味涩收敛,易留瘀恋邪,临床上以出血而无瘀者为宜,若出血有瘀或出血初期邪实者,当慎用或配伍活血化瘀祛邪之品。

仙鹤草《滇南本草》

【来源】本品为蔷薇科植物龙芽草的干燥地上部分。夏、秋二季茎叶茂盛时采割,除去杂质,干燥。

【性味与归经】苦、涩,平。归心、肝经。

【功效】收敛止血,截疟,止痢,解毒,补虚。

【应用】

(1)多种出血证 本品味涩性平,有较强的收敛止血之功,上述出血证不论寒热虚实均可使用。血热妄行之出血者,应与生地黄、牡丹皮等配伍;虚寒性出血者,应与黄芪、艾叶等配伍。

(2)泻痢 本品涩敛,能涩肠止泻止痢,可单用,亦可与白头翁、地榆、黄连等配伍。

(3)疟疾 本品有解毒截疟之功,治疗疟疾寒热,单用煎服或与青蒿等截疟之品同用。

(4)疮痈肿毒 单味外用即可,亦可与金银花、蒲公英等清热解毒之品同用。

(5)滴虫性阴道炎 可单味煎浓汁,外用冲洗阴部。

【用量用法】6~12 g,煎服。大剂量可用至 30~60 g。外用适量。

四、温经止血药

性多温热,主入肝、脾二经。以温内脏,益脾阳,固冲脉而摄血为功能特点,适用于脾不统血、冲脉不固的虚寒性出血。以出血日久、色暗淡为特征。部分药物尚有温经散寒功效,可用于中、下焦虚寒之呕吐、泄泻、腹痛、痛经、月经不调等。本类药性温热,热盛火旺之出血者忌用。

炮姜《珍珠囊》

【来源】本品为干姜的炮制加工品。以干姜砂烫至鼓起,表面呈棕褐色为佳。

【性味与归经】辛、热。归脾、胃、肾经。

【功效】温经止血,温中止痛。

【应用】

(1)虚寒性出血证 本品长于温经止血,主入脾经,尤适于脾阳虚、脾不统血之虚寒性出血证的治疗;可单味,亦可与艾叶、白及等配伍。

(2)虚寒性腹痛、吐泻 本品性温,善暖脾胃,能温中止痛止泻,适用于虚寒性腹痛、腹泻。可单味使用,亦可与附子、高良姜等温里药配伍。

【用量用法】3~9 g,煎服;每次 1~2 g,入丸散剂。外用适量。

知识链接

炮姜、干姜、姜炭的不同炮制工艺

炮姜:先将净砂置炒制容器内,用武火加热,炒至灵活状态,再加入姜片或块,不断翻动,炒至鼓起、表面棕褐色,取出,筛去砂,晾凉。

干姜:取原药材,除去杂质,略泡,洗净,润透,切厚片或块,干燥,筛去碎屑。

姜炭:先将净砂置炒制容器内,用武火加热,使细砂至 250 ℃以上时,置干姜于内,用砂掩埋 4~6 分钟,不断翻动,炒至表面焦黑色,内部棕褐色,喷水灭火,取出筛去砂,晾凉。

第十二节　活血化瘀药

实例分析

夏商时期,有一贫妇李氏,在生孩子时留下瘀血腹痛之症,她的儿子长大成人了,用手挖了很多益母草,给母亲煎汤喝。七天后,疗效大显,母亲不像以前那么腹痛了,再喝七天后,瘀血也不见了。

问题：

1. 益母草有哪些功效呢？

2. 在日常生活中，常见益母草剂型有哪些？

凡以通利血脉、消散瘀血为主要作用，用于治疗瘀血阻滞的药物，称为活血祛瘀药或活血化瘀药，简称活血药或化瘀药。

本类药物体多辛、苦、温，少数寒凉，主归心、肝经，走血分，具有活血化瘀的作用，主要适用于各种瘀血阻滞血脉所引起的疾病，治疗范围可涉及内科、妇科、外伤科等。如：瘀血头痛、胸胁脘腹痛、风湿痹痛、体内癥瘕积聚等内科病证；血滞所致的经闭、痛经、产后瘀阻、月经不调等妇科病证；跌打损伤、瘀血肿痛、筋伤骨折、外伤所致的出血或瘀血阻滞所致的出血等外伤科病证。依据"气为血之帅""气行则血行""气滞则血瘀"等理论，活血化瘀药常与理气药同用。此外，对于诸如风湿痹阻者、寒凝血瘀者、癥瘕积聚者、瘀热互结者、久瘀体虚或因虚致瘀者，应在使用活血化瘀药的同时，进行随证配伍。

根据活血化瘀药作用的强弱及主治特点的不同，分为活血止痛药、活血调经药、活血疗伤药和破血消癥药四类。

本类药物大多易耗血动血，故妇女月经过多、血虚经闭无瘀及出血无瘀者忌用，孕妇慎用或忌用。

川芎《神农本草经》

【来源】本品为伞形科植物川芎的干燥根茎。夏季当茎上的节盘显著突出，并略带紫色时采挖，除去泥沙，晒后烘干，再去须根。

【性味与归经】辛，温。归肝、胆、心包经。

【功效】活血行气，祛风止痛。

【应用】

（1）血瘀气滞诸痛证 本品辛香行散，温通血脉，既能活血，又能行气开郁止痛，被誉为"血中气药"，用于各种血瘀气滞之证，常与丹参、红花、赤芍等活血之品配伍；本品还能"下行血海"，故长于调经，临床上被广泛用于月经不调、痛经、闭经、产后瘀滞腹痛等证，又被誉为"妇科调经之要药"，常与当归、桃仁等活血调经之品配伍。

（2）头痛、风湿痹痛 本品辛温升散，"上行头目"而长于治头痛，无论风寒、风热、风湿、血瘀、血虚所致头痛，皆可随证配伍应用，故有"头痛不离川芎"之说，又被誉为"治头痛之要药"。本品能"旁通络脉"而祛风活血止痛，用于风湿痹痛，常与羌活、独活等祛风湿之品配伍。

【用量用法】3～10 g，煎服。

【使用注意】阴虚阳亢之头痛忌用；月经过多、气虚多汗、出血性疾病慎用。

知识链接

医家常有"头痛不离川芎"之说

川芎性味辛温，具有活血行气、祛风止痛之功，能"上行头目"而长于治头痛，无论风寒、风热、风湿、血瘀、血虚所致头痛，川芎能够起到祛风与止痛双重功效。此外，对其他类型头痛，如寒郁、痰湿、火郁、鼻渊等所致头痛，川芎皆可随证配伍应用，发挥其长于止头痛的特点。因此，医家常有"头痛不离川芎"之说。

延胡索《雷公炮炙论》

【来源】本品为罂粟科植物延胡索的干燥块茎。夏初茎叶枯萎时采挖，除去须根，洗净，置沸水中煮或蒸至恰无白心时，取出，晒干。

【性味与归经】辛、苦,温。归肝、脾经。

【功效】活血,行气,止痛。

【应用】用于血瘀气滞诸痛证。本品辛散温通,止痛效果极佳,被誉为"止痛之要药"。不论何种痛证,延胡索皆可配伍使用:对于心血瘀阻所致胸痹心痛,常与丹参、川芎、瓜蒌、蒲黄等配伍;对于肝郁气滞所致胸胁胀痛,常与柴胡、香附、川芎等配伍;对于寒邪所致胃脘冷痛,常与桂枝、高良姜等配伍;对于女子痛经、产后瘀滞腹痛,常与当归、红花、香附等配伍;对于寒疝腹痛,常与橘核、小茴香、吴茱萸等配伍;对于跌打损伤引起的痛证,常与乳香、没药等配伍;对于风湿痹痛,常与秦艽、桑枝等配伍。

此外,临床上报道延胡索用于治疗多种内脏痉挛性或非痉挛性疼痛,以及麻风病引起的神经痛,均有较好疗效。

【用量用法】煎服,3～10 g;研末吞服,每次 1.5～3 g。醋制可增强止痛作用。

丹参《神农本草经》

【来源】本品为唇形科植物丹参的干燥根和根茎。春、秋二季采挖,除去泥沙,干燥。

【性味与归经】苦,微寒。归心、肝经。

【功效】活血祛瘀,通经止痛,清心除烦,凉血消痈。

【应用】

(1)瘀血或血行不畅之证　本品苦寒清泻,主入血分,长于活血祛瘀,被誉为"活血祛瘀之要药",临床上被广泛用于各种瘀血病证,常与川芎、当归等配伍。

(2)妇科血滞瘀阻诸证　本品既能活血祛瘀又能调经止痛,且有"祛瘀生新而不伤正"的特点,被誉为"妇科活血调经之要药";对于妇女月经不调、痛经、闭经、产后瘀血阻滞腹痛等证尤为适合,可单味为末,温黄酒送服,或配以其他活血调经养血之品,如当归、益母草、泽兰等。

(3)血热瘀结引起的疮疡肿毒　本品性寒,既能凉血活血,又能清热消痈,常与金银花、穿心莲、蒲公英等配伍。

(4)热病伤及营分或心悸失眠　本品入心经,既可清热凉血,又可除烦安神,既能活血,又能养血以安神定志。用于热病邪入心营之烦躁不寐,甚至神昏,可配伍生地黄、玄参、黄连、竹叶等;用于血不养心之失眠、心悸,常与生地黄、酸枣仁、柏子仁等同用。

此外,现代临床上以丹参为主的复方丹参滴丸、复方丹参注射液等用于治疗冠心病心绞痛、病毒性心肌炎、缺血性脑血管疾病、血栓闭塞性脉管炎、急慢性肝炎、肝脾大等疾病,均有较好疗效。

【用量用法】10～15 g,煎服。活血化瘀宜酒炙用。

【使用注意】孕妇慎用,不宜与藜芦同用。

> **知识链接**
>
> ### 丹参的药理作用研究
>
> 丹参能扩张冠脉,增加冠脉血流量,改善心肌缺血,促进心肌缺血或损伤的恢复,缩小心肌梗死范围;能提高耐缺氧能力,对缺氧心肌有保护作用;能改善微循环;能扩张血管,降低血压;能改善血液流变性,降低血液黏度,抑制血小板和凝血功能,激活纤溶系统,对抗血栓形成;能保护红细胞膜;能调节血脂,抑制动脉粥样硬化斑块的形成;能保护肝细胞,促进肝细胞再生,有抗肝纤维化作用;能促进骨折和皮肤切口的愈合;能保护胃黏膜、抗胃溃疡;对中枢神经有镇静和镇痛作用;具有改善肾功能、保护缺血性肾损伤的作用;具有抗炎、抗过敏的作用;对金黄色葡萄球菌、多种杆菌、某些癣菌以及钩端螺旋体等有不同程度的抑制作用。

益母草《神农本草经》

【来源】本品为唇形科植物益母草的新鲜或干燥地上部分。鲜品春季幼苗期至初夏花前期采割;

干品夏季茎叶茂盛、花未开或初开时采割,晒干,或切段晒干。

【性味与归经】苦、辛,微寒。归肝、心包、膀胱经。

【功效】活血调经,利尿消肿,清热解毒。

【应用】

(1)妇科血瘀经产诸证 本品苦泄辛散,主入心肝血分,长于活血化瘀调经,被誉为"妇科经产要药",临床上被广泛用于妇科瘀滞所引起的月经不调、闭经、痛经、产后瘀滞腹痛、恶露不尽等证,可单用本品熬膏服用,或与当归、川芎、赤芍等配伍。

(2)水肿,小便不利 本品入膀胱经,既能利尿消肿,又能活血化瘀,故长于治疗水瘀互结之水肿。可单用本品,或与车前子、白茅根等配伍以增强其利水消肿之功。

(3)疮疡肿毒,皮肤痒疹 可单用鲜品捣敷或煎汤外洗,或与苦参、黄连、黄柏等清热燥湿之品配伍。

此外,益母草还可用于跌打损伤所致瘀血肿痛,常与乳香、没药等配伍。

【用量用法】干品 9～30 g 或鲜品 12～40 g,煎服;亦可熬膏用。外用适量捣敷或煎汤外洗。

【使用注意】无瘀滞、阴虚血少者及孕妇忌用。

桃仁《神农本草经》

【来源】本品为蔷薇科植物桃或山桃的干燥成熟种子。果实成熟后采收,除去果肉和核壳,取出种子,晒干。

【性味与归经】苦、甘,平。有小毒。归心、肝、大肠经。

【功效】活血祛瘀,润肠通便,止咳平喘。

【应用】

(1)多种血瘀证以及肠痈,肺痈 本品味苦,入心肝血分,善泄血滞,祛瘀力强,又称破血药,常用于闭经、痛经、癥瘕积聚、产后腹痛及跌打损伤等血瘀证,常与当归、川芎、红花等配伍,如桃红四物汤。用于治疗肠痈,常与大黄、牡丹皮等配伍,如桃核承气汤;用于治疗肺痈,常与苇茎、冬瓜仁等配伍,如苇茎汤。

(2)咳嗽气喘证 本品味苦,能降肺气,有止咳平喘之功,治咳嗽气喘,既可单用煮粥食用,又常与苦杏仁配伍,组成双仁丸。

(3)肠燥便秘 由于本品中富含植物油,故能滑肠润燥,常与当归、火麻仁、郁李仁等润肠之品配伍。

【用量用法】5～10 g,宜捣碎入煎;桃仁霜入汤剂宜包煎。

【使用注意】孕妇忌服。由于桃仁在体内能够分解出氢氰酸,对中枢神经系统先兴奋后出现麻痹,故桃仁有小毒,过量可发生毒副反应,其主要表现为头晕、呕吐、心悸、烦躁不安等中枢神经损害的症状,其中引起呼吸衰竭是其毒性致死的主要原因。

红花《新修本草》

【来源】本品为菊科植物红花的干燥花。夏季花由黄变红时采摘,阴干或晒干。

【性味与归经】辛,温。归心、肝经。

【功效】活血通经、散瘀止痛。

【应用】

(1)妇科瘀滞证 用于妇科瘀血阻滞所引起的闭经、痛经、产后腹痛等证。本品辛散温通,主入心肝血分,能祛瘀生新、活血通经,临床上被广泛用于妇产科血瘀证。常与桃仁、当归、川芎等配伍。

(2)血瘀所致诸痛证及外伤科跌打损伤 本品能够散瘀而消癥止痛,故在临床上多用于治疗瘀血阻滞证,常与川芎、延胡索等配伍;对于外伤科跌打损伤、血瘀肿痛,常与乳香、没药等配伍。

(3)血热瘀滞,斑疹 本品能活血通脉以化滞消斑,可用于瘀热郁滞之斑疹色暗,常与大青叶、紫草、牡丹皮、当归等配伍。

【用量用法】3～10 g,煎服。

【使用注意】月经量多者及孕妇忌用。

知识链接

红花的现代研究

红花主要含有红花黄素、红花苷、新红花苷、少量糖类及油酸等。本品能够促进子宫兴奋,甚至使子宫痉挛;能够兴奋心脏,增加冠状动脉血流量,改善心肌缺血;能够降低血压和血脂;能够抑制血小板聚集,增加纤溶酶的活性。此外,本品还具有抗菌、抗炎、镇痛、抗缺氧、抗惊厥等作用。

近现代临床报道红花注射液用于冠心病心绞痛、缺血性脑血管疾病、血栓闭塞性脉管炎、多形性红斑以及神经性皮炎等疾病,均有较好的疗效。

骨碎补

【来源】本品为水龙骨科植物槲蕨的干燥根茎。全年均可采挖,除去泥沙,干燥,或再燎去茸毛(鳞片)。

【性味与归经】苦,温。归肝、肾经。

【功效】疗伤止痛,补肾强骨。外用消风祛斑。

【应用】

(1)跌打骨折、瘀肿疼痛　本品能活血止痛,续筋接骨,为骨伤科之要药。治骨折筋伤,内服外用均有效。可单用本品浸酒饮用,并外敷,或配自然铜、没药等同用,如骨碎补散。

(2)肾虚诸证　本品有温补肾阳、强筋健骨、益虚损之功,治肾虚之证。治肾虚腰痛脚软,常配补骨脂、牛膝等同用,如神效方;肾虚耳鸣、耳聋、牙痛,常配熟地黄、山茱萸等同用;治肾虚久泻,可单用本品研末,纳入猪肾中煨熟食用;或配补骨脂、吴茱萸、益智仁等,以加强温肾暖脾止泻之功。

此外,本品可外治斑秃、白癜风。

【用法与用量】3～9 g,煎服;可泡酒服。外用适量。

【使用注意】阴虚内热、血虚风燥者慎用。

莪术《药性论》

【来源】本品为姜科植物蓬莪术、广西莪术或温郁金的干燥根茎。后者习称"温莪术"。冬季茎叶枯萎后采挖,洗净,蒸或煮至透心,晒干或低温干燥后除去须根和杂质。

【性味与归经】辛、苦,温。归肝、脾经。

【功效】行气破血,消积止痛。

【应用】

(1)气血瘀滞证　用于气血瘀滞所致的癥瘕积聚、经闭、产后腹痛、心腹瘀痛,以及外伤跌打损伤等证。本品行气止痛,又入血分,故长于破血逐瘀,而且消癥瘕力强,为破血消癥的代表药。对于上述病证,本品常与三棱、川芎等配伍;若上述病证属正虚者,应与黄芪、人参、当归等扶正之品配伍,以求攻补兼施,以免伤其正气。

(2)食积气滞,脘腹胀痛之证　本品亦入气分,长于行气消积而化积止痛,常与青皮、木香、枳实、槟榔等配伍,以达行气消积止痛之功。

【用量用法】6～9 g,煎服。醋制长于止痛。

【使用注意】孕妇及月经量过多者禁用。

第十三节　化痰止咳平喘药

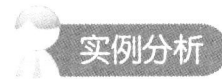 实例分析

　　唐初政治家魏徵十分孝顺,母亲咳喘多年未愈。魏徵曾把梨煮水加糖后给母亲食用,母亲食用后意犹未尽;于是魏徵在熬梨汁的时候,将汤药也加入一起熬煮,并多加糖以掩盖苦味,谁知有一次在熬煮时不小心将汤汁熬干了,变成了糖块,只能将糖块拿起给母亲品尝,糖块香甜酥脆,母亲很喜欢吃。魏徵便每天将药汁与梨熬煮成糖块给母亲服用。半个月后,母亲的咳喘病便好了,此糖块后来演变成了川贝雪梨膏。

　　问题:
　　1.你知道如何做川贝雪梨膏吗?
　　2.川贝母的功效有哪些?

　　能够消除痰浊,以治疗痰证为主要作用的药物,称为化痰药;以减轻或制止咳嗽、喘息为主要作用,主治咳喘证的药物,称为止咳平喘药。在临床上痰、咳、喘三者相互兼杂,在病机上联系紧密,故将化痰药与止咳平喘药归纳在一起进行介绍。

　　由于临床上"痰"分寒痰、湿痰、热痰、燥痰等,所以化痰药根据其药性又可分为温燥与凉润两大类,因此,本类药物共分温化寒痰药、清化热痰药和止咳平喘药三大类。

　　使用化痰止咳平喘药时应注意以下几点:若其药性属温燥者,则不宜用于热痰、燥痰、阴虚或出血证;若其药性属凉润者,则不宜用于寒痰、湿痰之证;由于化痰药刺激性较强,不宜用于咳嗽兼有咯血者,以免加重出血倾向;感冒或在麻疹初起若有表邪之咳嗽,不宜单用止咳药,并且忌用收敛性止咳平喘药,以免麻疹透发不畅。

一、温化寒痰药

　　性味多为辛、苦、温,主入肺、脾、肝经。具有温化寒痰、燥湿化痰的功效,此外,少部分药物还兼有散结消肿的功效,主要用于治疗寒痰或湿痰证,临床症见咳嗽,气喘,痰多清稀、色白,舌苔白腻等;此外寒痰、湿痰可引起眩晕、肢体麻木等症状;若肝风内动夹痰浊,则易导致癫痫惊厥、中风痰迷等症状;若痰浊阻滞经络,则易引发瘿瘤、瘰疬、疼痛、阴疽流注、肿瘤等。本类药物药性温燥,不宜用于热痰、燥痰、阴虚或出血证等。

半夏《神农本草经》

　　【来源】本品为天南星科植物半夏的干燥块茎。夏、秋二季采挖,洗净,除去外皮和须根,晒干。
　　【性味与归经】辛,温。有毒。归脾、胃、肺经。
　　【功效】燥湿化痰,降逆止呕,消痞散结,外用消肿止痛。
　　【应用】
　　(1)湿痰,寒痰证　本品辛温而燥,重在燥湿化痰,被誉为"治疗湿痰、寒痰之要药"。对于湿痰胸闷,常与陈皮、茯苓配伍;对于寒痰,常与细辛、干姜等配伍;对于湿痰蒙蔽清窍之眩晕,常与天麻、白术等配伍,如半夏白术天麻汤。
　　(2)各种呕吐　半夏又被誉为"止呕之要药",不论痰饮、胃寒或胃热、胃气虚、胃阴虚等呕吐,均可随证配伍。由于本品性温,故长于痰饮或胃寒呕吐,常与生姜相须为用,如小半夏汤;对于胃热呕吐,常与黄连、陈皮、竹茹等配伍;对于胃阴虚之呕吐,常与麦冬、石斛等配伍;对于胃气虚呕吐,常与人参或党参配伍;对于妊娠呕吐,常与紫苏梗、砂仁等配伍。

（3）小结胸，心下痞，梅核气等证　本品辛开散结，化痰消痞。对于痰热互结之小结胸证，常与瓜蒌、黄连、薤白配伍；对于湿热阻滞之心下痞满，常与黄芩、干姜、黄连、人参等配伍，组成半夏泻心汤；对于梅核气，常与厚朴、紫苏、茯苓配伍，如半夏厚朴汤。

（4）瘿瘤、痰核、瘰疬、痈疽肿毒及毒蛇咬伤　治瘿瘤、痰核、瘰疬，常与海藻、昆布、川贝等配伍，以增强消肿散结之功；治痈疽肿毒及毒蛇咬伤、无名肿毒等，单用生品研末调敷，亦可鲜品捣敷。

【用量用法】内服，一般炮制后使用，3～9 g，煎服。外用适量，磨汁涂或研末以酒调敷患处。

【使用注意】本品反乌头，不宜与川乌、制川乌、草乌、制草乌、附子同用。本品由于药性温燥，对于热痰、阴虚燥咳、血证、燥痰等应慎用。

知识链接

生半夏的毒性及其解救措施

生半夏对口腔、喉头和消化道黏膜有强烈的刺激性，可导致失音、呕吐、水泻等副反应，严重的喉头水肿可致呼吸困难，甚至窒息。但这种刺激作用可能通过煎煮而除去。半夏用于妊娠呕吐应持慎重态度。误服生半夏中毒时，可给服姜汁、稀醋、浓茶或蛋白等。必要时给氧或行气管切开术。以生姜 30 g，防风 60 g，甘草 15 g，煎汤，先含漱一半，再内服一半，或以醋 30～60 mL 加姜汁少许，漱口或内服。临床用生半夏时必须煎熟，以避免中毒。

二、清化热痰药

多为苦寒或凉，多为甘润之品。具有清化热痰，润燥化痰的作用。临床上多用于热痰、燥痰之证，症状多见咳嗽气喘，痰黄稠或痰稠难咳，唇干，舌质红，苔黄腻；燥痰症状多见咳喘，痰少而黏稠或干咳，咳痰不爽，舌质红等。此外，还有部分药具有软坚散结的作用，用于治疗痰火郁结之瘿瘤、瘰疬、中风、惊风、癫痫等。本类药物药性寒凉，不宜用于寒痰、湿痰、脾虚便溏等证。

瓜蒌《神农本草经》

【来源】本品为葫芦科植物栝楼和双边栝楼的干燥成熟果实。秋季果实成熟时，连果梗剪下，置通风处阴干。

【性味与归经】甘、微苦，寒。归肺、胃、大肠经。

【功效】清热涤痰，宽胸散结，润燥滑肠。

【应用】

（1）痰热咳喘　本品甘寒质润，能够清肺润肺而化痰，对于热痰咳嗽者，常与黄芩、胆南星、枳实等配伍；对于燥邪伤肺者，咳痰不爽者，常与桔梗、川贝母、天花粉等配伍。

（2）肺痈、肠痈、乳痈等　本品能清热散结消肿，对于乳痈初起，红肿热痛，常与蒲公英、金银花、乳香等配伍；对于肠痈，常与败酱草、薏苡仁、大血藤等配伍；对于肺痈咳吐脓血，常与鱼腥草、桃仁、芦根等配伍。

（3）胸痹、结胸等　本品长于利气宽胸以通痹散结，被誉为"治疗胸痹之要药"。对于胸痹疼痛，常与半夏、薤白配伍，如瓜蒌薤白半夏汤；对于痰热互结之结胸证，常与半夏、黄连配伍。

（4）肠燥便秘　本品其仁质润，能润肠降燥以通便，常与火麻仁、郁李仁等润肠通便之药配伍。

【用量用法】9～15 g，煎服。全瓜蒌 10～20 g，瓜蒌皮 6～12 g，瓜蒌仁 10～15 g 打碎入煎。

【使用注意】本品药性甘寒而润滑，故脾虚便溏及寒痰、湿痰者忌服。反乌头，不宜与川乌、制川乌、草乌、制草乌、附子同用。

【附药】瓜蒌皮、瓜蒌子、天花粉。

（1）瓜蒌皮　本品为葫芦科植物栝楼或双边栝楼的干燥成熟果皮。秋季采摘成熟果实，剖开，除去果瓢及种子,阴干。甘,寒。归肺、胃经。具有清热化痰,利气宽胸的功效。用于痰热咳嗽,胸闷胁痛。

(2)瓜蒌子 本品为葫芦科植物栝楼或双边栝楼的干燥成熟种子。秋季采摘成熟果实,剖开,取出种子,洗净,晒干。甘、寒。归肺、胃、大肠经。具有润肺化痰,滑肠通便的功效。用于燥咳痰黏,肠燥便秘。

(3)天花粉 本品为葫芦科植物栝楼或双边栝楼的干燥根。秋、冬二季采挖,洗净,除去外皮,切段或纵剖成瓣,干燥。甘、微苦、微寒。归肺、胃经。具有清热泻火、生津止渴、消肿排脓的功效。用于热病烦渴,肺热燥咳,内热消渴,疮疡肿毒。

川贝母《神农本草经》

【来源】本品为百合科植物川贝母、暗紫贝母、甘肃贝母、梭砂贝母、太白贝母或瓦布贝母的干燥鳞茎。按性状不同分别习称"松贝""青贝""炉贝"和"栽培品"。夏、秋二季或积雪融化后采挖,除去须根、粗皮及泥沙,晒干或低温干燥。

【性味与归经】苦、甘,微寒。归肺、心经。

【功效】清热润肺,化痰止咳,散结消痈。

【应用】

(1)肺热、肺燥及阴虚咳嗽 本品性寒而苦,能清泄肺热,化痰;本品又为甘润之品,长于润肺止咳,为临床上治疗热痰、燥痰的常用药。对于肺虚、肺痨久咳,常配沙参、麦冬等养阴润肺之品;对于肺热、肺燥之咳嗽,常与知母配伍,如二母丸。

(2)瘰疬、乳痈、肺痈及疮痈 本品性寒味苦,能够清热化痰。对于瘰疬,常与玄参、牡蛎等配伍以化痰软坚散结,如消瘰丸;对于热毒炽盛所引起的乳痈、肺痈、疮痈等证,常与蒲公英、鱼腥草、金银花等配伍。

【用量用法】3～10 g;研粉冲服,一次 1～2 g。

【使用注意】反乌头,不宜与川乌、制川乌、草乌、制草乌、附子同用。寒痰、湿痰者不宜用。

浙贝母《本草正》

【来源】本品为百合科植物浙贝母的干燥鳞茎。初夏植株枯萎时采挖,洗净。大小分开:大者除去芯芽,习称"大贝";小者不去芯芽,习称"珠贝"。分别撞擦,除去外皮,拌以煅过的贝壳粉,吸去擦出的浆汁,干燥。或取鳞茎,大小分开,洗净,除去芯芽,趁鲜切成厚片,洗净,干燥,习称"浙贝片"。

【性味与归经】苦,寒。归肺、心经。

【功效】清热化痰止咳,解毒散结消痈。

【应用】

(1)风热、痰热咳嗽 本品苦寒较重而无甘润,开泄力强,长于清热化痰,尤宜于痰热郁肺或风热犯肺之咳嗽。治痰热咳嗽,常与瓜蒌、知母配伍;治风热咳嗽,则配伍桑叶、牛蒡子;风热外束、痰热内盛之咽喉肿痛,声音嘶哑,配伍薄荷、桔梗、连翘等,如黄氏响声丸。

(2)瘰疬、瘿瘤、疮痈、肺痈 本品苦泄清热力强,长于清热散结消痈。对于痰热互结之瘰疬,可与玄参、牡蛎等配伍;对于瘿瘤,可与海藻、昆布等软坚散结之品配伍;对于乳痈、肺痈、疮痈等,常与蒲公英、鱼腥草等清热解毒之品配伍。

【用量用法】5～10 g,煎服。

【使用注意】反乌头,不宜与川乌、制川乌、草乌、制草乌、附子同用。寒痰、湿痰不宜用。

川贝母与浙贝母鉴别用药

二药均能清热化痰、散结消肿,治疗肺热咳嗽及瘰疬、乳痈、肺痈等,但川贝母味甘质润,能润肺止咳,适宜于治疗内伤久咳、燥痰、热痰,浙贝母苦泄之性较强,长于清化热痰、降泄肺气,其散结消痈之攻较川贝母强。

三、止咳平喘药

本类药物均具有止咳或平喘的功效,由于其性或寒或热,加上其味或苦或辛或甘,所以其止咳平喘之功各有侧重,有宣肺、清肺、降肺、敛肺和化痰等,但都可以用于治疗咳喘之证。喘咳证应根据其寒热虚实之不同选择适宜的药物,并作相应的配伍。此外,如洋金花具有麻醉镇咳平喘的作用,易成瘾、易恋邪,应慎用之。

苦杏仁《神农本草经》

【来源】本品为蔷薇科植物山杏、西伯利亚杏、东北杏或杏的干燥成熟种子。夏季采收成熟果实,除去果肉和核壳,取出种子,晒干。

【性味与归经】苦,微温。有小毒。归肺、大肠经。

【功效】降气止咳平喘,润肠通便。

【应用】

(1)多种咳喘证　本品苦温润降,走肺经,通过降肺气达到止咳平喘之功,被誉为"治疗咳喘之要药",可用于多种咳喘证。对于咳喘属风寒者,常与麻黄、桂枝、甘草等配伍,如麻黄汤;对于咳喘属风热者,常与桑叶、菊花、桔梗等配伍;对于燥热所致之咳喘,常与浙贝母、沙参、桑叶、栀子配伍;对于咳喘属肺热者,常与石膏、麻黄、甘草等配伍。

(2)肠燥便秘　本品味苦质润,味苦而下气,能润滑肠道而通便,常与柏子仁、郁李仁、松子仁、桃仁等配伍,如五仁丸。

【用量用法】5～10 g,煎服;生品入煎剂后下,或入丸散。

【使用注意】本品有小毒,内服不宜过量;婴儿慎用;阴虚咳喘及大便溏泻者忌用。

第十四节　安　神　药

实例分析

金山寺有个和尚叫道藏,曾经按药单抓药:柏仁、枣仁、天冬、麦冬、当归、菖蒲、生地黄、元参、人参、丹参、桔梗、远志、茯苓、朱砂、蜂蜜。熬好一喝,果然有效,头剂药吃过,就觉得神志清醒多了。连吃了几剂,浑身舒坦,记性也增强了。

问题:

1.药单上哪些中药属于安神药?

2.安神药具有哪些功效,如何应用?

凡以安定神志为主要功效,用于治疗心神不宁的药物,称为安神药。心藏神、肝藏魂,人体神志的变化与心、肝二脏的功能活动有密切关系。本类药主入心、肝经,具有重镇安神或养心安神之效,主要作为心气虚、心血虚或心火旺盛以及其他原因所致的心神不宁,心悸怔忡,失眠多梦以及惊风,癫痫发狂等证的辅助药物。部分安神药又可用于治疗热毒疮肿,肝阳眩晕,自汗盗汗,肠燥便秘,痰多咳喘等。

使用安神药时,应针对神志不宁的病因、病机选择适宜的药物,并进行适当配伍。本类药物多属于对症治标之品,特别是矿石类重镇安神药及有毒药物,只宜暂用,不可久服,应中病即止。矿石类重镇安神药,作为丸、散剂服用时,须配伍养胃健脾之品,以免伤胃耗气。

一、重镇安神药

多为矿石、化石及介壳入药,具有质重沉降之特点,且大多性味咸寒、主入心、肝经,具有重镇安神、平惊定志、平肝潜阳等作用;适用于治疗各种诱因所致的心神不宁、心悸失眠、惊悸、癫痫发狂等属实证者,以及肝郁化火、肝阳上亢等证。

矿石类药物如作丸散内服,易伤胃气,不宜久服;若需使用,须酌情配伍健脾养胃之品。此外,矿石类药若入汤剂,须打碎先煎、久煎;少部分药物有较强毒副作用,须慎用。

朱砂《神农本草经》

【来源】本品为硫化物类矿物辰砂族辰砂,主含硫化汞(HgS)。采挖后,选取纯净者,用磁铁吸净含铁的杂质,再用水淘去杂石和泥沙。

【性味与归经】甘,微寒。有毒。归心经。

【功效】清心镇惊,安神,明目,解毒。

【应用】

(1)心神不安、心悸失眠、惊风、癫痫 本品性味甘寒,专入心经,寒能降火,常用于治疗心火亢盛之心神不安、惊悸失眠等证,常与莲子心、黄连、酸枣仁等配伍。由于朱砂质地重,重可镇怯,被誉为"重镇安神之要药",常用于治疗高热神昏惊厥、小儿急惊风、癫痫等证。对于高热神昏惊厥,应与牛黄、麝香、郁金等配伍,如安宫牛黄丸;对于小儿急惊风,常与牛黄、麝香、防风、僵蚕等配伍,如牛黄散;对于癫痫抽搐神昏,多与磁石、六神曲等配伍,如磁朱丸。

(2)疮疡肿毒、咽喉肿痛、口舌生疮 本品性寒,不论内服、外用,均有清热解毒作用,对于疮疡肿毒,常与麝香、雄黄、五倍子等配伍,如紫金锭;对于口舌生疮、咽喉肿痛等,常与冰片、硼砂等配伍,如冰硼散。

【用量用法】0.1～0.5 g,多入丸散服,不宜入煎剂。外用适量。

【使用注意】本品有毒,不宜大量服用,也不宜少量久服;孕妇及肝肾功能不全者禁用。

二、养心安神药

多以植物种子、种仁入药,多为甘平质润之品,故有滋养心肝、养阴补血、交通心肾等作用;主要适用于阴血不足、心脾两虚、心肾不交等因素所致的神志不安之虚证,如心悸、怔忡、失眠多梦、健忘等。

酸枣仁《神农本草经》

【来源】本品为鼠李科植物酸枣的干燥成熟种子。秋末冬初采收成熟果实,除去果肉和核壳,收集种子,晒干。

【性味与归经】甘、酸,平。归肝、胆、心经。

【功效】养心补肝,宁心安神,敛汗,生津。

【应用】

(1)心悸失眠 本品味甘酸,主入心、肝二经,长于养心益肝而安神,被誉为"养心安神之要药"。若心悸失眠属心肝血虚者,常与当归、龙眼肉、何首乌等配伍;若属心脾气血两虚者,常与人参、当归、黄芪、白术等配伍,如归脾汤;若属心肾不交者,常与麦门冬、玄参、生地黄、远志等配伍,如天王补心丹。

(2)体虚多汗 本品味酸能敛而有收敛止汗之功效,常用于治疗体虚多汗,自汗盗汗,常与五味子、牡蛎、黄芪、山茱萸等配伍。

此外，本品味酸，酸能收敛，故有敛阴生津止渴之功，还可用治伤津口渴咽干者，可与生地黄、麦冬、天花粉等养阴生津药同用。

【用量用法】10～15 g，煎服。研末冲服，每次 1.5～3 g。本品炒后质脆易碎，便于煎出有效成分，可增强疗效。

柏子仁《神农本草经》

【来源】本品为柏科植物侧柏的干燥成熟种仁。秋、冬二季采收成熟种子，晒干，除去种皮，收集种仁。

【性味与归经】甘，平。归心、肾、大肠经。

【功效】养心安神，润肠通便，止汗。

【应用】

（1）心悸失眠　本品味甘，主入心、肾二经，具有补养阴血，交通心肾之功，尤适用于心阴虚及心肾不交所致的心悸失眠。若属心阴虚者，常与人参、五味子、牡蛎等配伍，如柏子仁丸；若属心肾不交者，常与熟地黄、石菖蒲、麦门冬等配伍，如柏子养心丸。

（2）肠燥便秘　本品质润，富含油脂，有润肠通便之功。用于阴虚血亏，常与郁李仁、苦杏仁、桃仁、松子仁等配伍，组成五仁丸，用于老年性肠燥便秘及习惯性便秘。

此外，本品甘润，可滋补阴液，还可用治阴虚盗汗、小儿惊痫等。

【用量用法】3～10 g，煎服。

【使用注意】便溏及多痰者慎用。

知识链接

柏子仁、酸枣仁鉴别用药

柏子仁、酸枣仁，二者均味甘性平，有养心安神之功，用治阴血不足、心神失养所致的心悸怔忡、失眠、健忘等症，常相须为用。但柏子仁质润多脂，能润肠通便而治肠燥便秘；酸枣仁安神作用较强，且味酸收敛止汗作用亦优，体虚自汗、盗汗者较常选用。

第十五节　平肝息风药

实例分析

明朝时，有考生成宇见布政使面容憔悴，满脸疲惫，便问："晚生拜见大人，大人身体可安好？"布政使说："最近总是失眠，心神不宁。"晚生有一药可解大人所苦，此物乃东海珍珠的母贝，能平肝潜阳，镇惊安神。只要取净珍珠母用砂轮磨去外、中层，保留内层置适宜陶罐内，用武火加热，煅至酥脆，取出放凉，打碎，每日服三次，其病可愈。布政使如法炮制，效果果然很好。

问题：

1. 珍珠母是不是很奇妙？它有哪些功效呢？

2. 以贝壳入药的还有哪些？

凡具有平息肝风或潜阳镇静功效,治疗肝阳上亢或肝风内动为主要作用的药物,称为平肝息风药。

本类药物多为虫类药或介类、矿石类药,入肝经。介类及矿石类药质重,长于平肝潜阳,而虫类药长于息风止痉,故前人有"介类潜阳,虫类息风"之说。本类药物在临床上主要用于治疗肝阳上亢之头晕目眩、头痛,肝风内动之惊痫抽搐,热极生风之惊风、破伤风,以及目赤翳障等证。

此类药物依性能特点、功效和主治分为平肝潜阳药、息风止痉药两类。

本类药中的介类、矿石类药,质重,用量宜大,而部分虫类药温燥有毒,应严格掌控用量。此外,由于本类药物药性有寒凉温燥之分,故脾虚慢惊忌用寒凉之品,阴虚血亏者慎用药性温燥之品。

一、平肝潜阳药

凡以平抑肝阳为主要功效,治疗肝阳上亢为主的药物,称为平肝潜阳药。多为介类或矿石类药,性寒味咸,质重潜镇,具有平肝、凉肝的作用。适用于肝阳上亢之头晕目眩、头痛、耳鸣等症;肝火上炎之面红目赤、烦躁易怒、头痛头昏等症。亦用于肝风内动等证,常与息风止痉药配伍使用。

石决明《名医别录》

【来源】本品为鲍科动物杂色鲍、皱纹盘鲍、羊鲍、澳洲鲍、耳鲍或白鲍的贝壳。夏、秋二季捕捞,去肉,洗净,干燥。

【性味与归经】咸,寒。归肝经。

【功效】平肝潜阳,清肝明目。

【应用】

(1)肝阳上亢,头晕目眩等　本品性寒清热,质重潜阳,专入肝经,具有平肝阳、清肝热之特点,被誉为"凉肝、镇肝之要药"。对于肝阳上亢兼有肝火亢盛所引起的头晕目眩、头痛,常与夏枯草、羚羊角、钩藤等配伍;对于肝肾阴虚,阴不制阳所致的肝阳上亢,多与生地黄、白芍、牡蛎、杭白菊等配伍。

(2)目赤,翳障,视物昏花等　本品性寒,专走肝经,故长于清肝火而明目,为眼科常用药,广泛用于肝阳上亢或肝火上攻所致的目赤、翳障、视物昏花等眼科疾病。对于肝火上炎者,常与决明子、菊花、夏枯草等清肝明目之品配伍;对于外感风热者,常与蝉蜕、菊花等清热之品配伍;对于肝肾阴虚血少者,常与熟地黄、菟丝子、枸杞子等滋阴之品配伍。

此外,煅石决明还有收敛、制酸、止痛、止血等作用。可用于胃酸过多之胃脘痛;如研末外敷,可用于外伤出血。

【用量用法】6～20 g,煎服;入煎剂需打碎先煎。外用滴眼宜煅用、水飞,平肝清肝宜生用。

【使用注意】本品咸寒易伤脾胃,故脾胃虚寒,食少便溏者慎用。

二、息风止痉药

凡以平息肝风为主要功效,治疗肝风内动、惊厥抽搐为主的药物,称为息风止痉药。

主入肝经,性多偏寒凉,以息肝风、止痉抽为主要功效。适用于:温病热极动风,肝阳化风,血虚生风等所致之眩晕欲仆、项强肢颤、痉挛抽搐等症;风阳夹痰,痰热上扰之癫痫、惊风抽搐等症;风毒侵袭之破伤风抽搐、角弓反张等症;风中经络之口眼㖞斜、肢麻痉挛以及痹证。

羚羊角《神农本草经》

【来源】本品为牛科动物赛加羚羊的角。猎取后锯取其角,晒干。

【性味与归经】咸,寒。归肝、心经。

【功效】平肝息风,清肝明目,散血解毒。

【应用】

(1)肝风内动之惊痫抽搐,以及肝阳上亢之头晕目眩　本品主入肝经,咸寒质重,长于清肝热,平息肝风而止痉,被誉为"治肝风内动、惊厥抽搐之要药",尤适用于热极生风、高热惊厥抽搐等,常与钩藤、桑叶、生地黄、白芍等配伍,如羚角钩藤汤;对于癫痫惊悸,也常与钩藤、郁金、朱砂等配伍;对于肝阳上亢所致的头晕目眩、头痛,常与天麻、牡蛎、赭石等配伍。

(2)肝火上炎之目赤头痛　本品又长于平肝潜阳,而能清肝明目,常与龙胆草、决明子、黄芩等配伍。

(3)温病热毒炽盛所致的壮热神昏、热毒发斑等　本品入心、肝二经,寒以胜热,故能气血两清,清热凉血散血,泻火解毒,对于本证,常用方为清营解毒汤,由本品与生地黄、金银花、连翘、赤芍、牡丹皮等配伍组成。

【用量用法】1～3 g,宜另煎2小时以上;磨汁或研粉末服,每次0.3～0.6 g。

【使用注意】本品性寒,脾虚慢惊者忌用。

【附药】山羊角。

山羊角为牛科动物青羊的角。性味咸寒,功能平肝,镇惊。适用于肝阳上亢之头目眩晕,肝火上炎之目赤肿痛。以及惊风抽搐等证。用量宜大。煎服10～15 g。

知识链接

羚羊角及其伪劣品鉴别

我国羚羊角一直依赖进口,价格昂贵,远远不能满足临床需要,常常有伪品出现。伪品为山羊角刨片,呈不规则长方形薄皮,多曲折,淡黄白色,略透明,表明具有刨痕,一拉易断。隔汤炖汤蒸汁具有角腥味,味淡。尚有在角内灌铅粒、加入铁钉等伪劣品,以增加重量。可检查骨塞是否松动,或用X线检查进行鉴别。

第十六节　开　窍　药

实例分析

某女,30岁,怀孕二周,因为脚扭伤,自行购麝香壮骨膏,用药一周后出现小腹疼痛、阴道少量出血等症状,即刻去医院就诊,诊断为先兆流产。

问题:

1.患者自行购麝香壮骨膏,此药含有麝香,麝香辛香走窜,力达胞宫,有催生下胎之效,故可引起子宫收缩而致先兆流产。请讨论麝香的应用范围。

2.在很多宫廷大戏中,麝香成为后宫争斗的工具,你能说说它作为香料的用途吗?

凡以开窍醒神为主要功效,用以治疗窍闭神昏的药物,称为开窍药。

开窍药味辛,其气芳香,善于走窜,入心经,有开窍醒神的功效。主要用于热陷心包或痰浊阻蔽所致的神昏谵语,以及惊风、癫痫、中风等致所的卒然昏厥、痉挛抽搐等症。神志不清有虚实之分。实者即实闭证者,当用开窍药。实闭证有寒热之分,寒闭之面青、身凉、苔白、脉迟者,应配伍温里祛寒的药物;热闭之面红、身热、苔黄、脉数者,应配伍清热解毒的药物;实闭证神昏兼有惊厥抽搐者,应配伍息风止痉的药物。虚者即虚脱证者,宜回阳救逆,益气固脱,非本章药所宜。

本类药为救急、治标之品,只宜暂用,由于本类药辛散走窜力强,易耗人体元气,故不宜久服。此外,本类药大多辛香,受热后容易挥发,故内服宜制成丸散剂,大多不入煎剂。

麝香《神农本草经》

【来源】本品为鹿科动物林麝、马麝或原麝成熟雄体香囊中的干燥分泌物。野麝多在冬季至次春猎取,猎取后,割取香囊,阴干,习称"毛壳麝香",剖开香囊,除去囊壳,习称"麝香仁",家麝直接从其香囊中取出麝香仁,阴干或用干燥器密闭干燥。

【性味与归经】辛,温。归心、脾经。

【功效】开窍醒神,活血通经,消肿止痛。

【应用】

(1)闭证神昏 本品性味辛温,气极香,走窜之性猛烈,故长于开窍通闭,被誉为"醒神回苏之要药",寒闭热闭皆可使用。对于热闭神昏,常与牛黄、朱砂、郁金、黄芩、栀子等配伍,如凉开之代表方安宫牛黄丸;对于寒闭神昏,常与苏合香、安息香、白术、乌犀屑、香附子、朱砂等配伍,如温开之代表方苏合香丸。

(2)血瘀经闭、癥瘕、心腹暴痛、跌打损伤、风寒湿痹 本品治疗经闭、癥瘕,常与桃仁、红花、川芎等配伍;对于跌打损伤、骨折扭伤,常与乳香、没药、续断等配伍;对于风寒湿痹,常与独活、威灵仙、桑枝等配伍;对于心腹暴痛,常与延胡索、木香等配伍。

(3)疮疡肿毒、咽喉肿痛 内服及外用本品均可,对于疮疡肿毒,常与雄黄、乳香、没药等配伍;对于咽喉肿痛,常与牛黄、硼砂、冰片等配伍。

(4)难产、死胎、胞衣不下 本品通过活血通经而具有催产下胎之功,常与肉桂、川芎、当归等配伍,组成香桂散。

【用量用法】0.03～0.1 g,多入丸散用。外用适量。

【使用注意】孕妇禁用。

冰片《新修本草》

【来源】本品为樟科植物樟的新鲜枝、叶经提取加工制成,称为"天然冰片"。经化学方法合成,称"冰片"。

【性味与归经】辛、苦,微寒。归心、脾、肺经。

【功效】开窍醒神,清热止痛。

【应用】

(1)闭证神昏 本品芳香走窜,药性偏寒,功似麝香但力逊之,冰片性偏寒凉,为凉开常用药,对热闭神昏尤为适宜。治疗痰热内闭、暑热卒厥、小儿惊风等热闭证,常配伍牛黄、麝香、黄芩、朱砂等。适当配伍温开之品,亦可用于寒闭证。

(2)目赤肿痛,喉痹口疮 本品苦寒,有清热止痛、泻火解毒、明目退翳、消肿之功,为五官科常用药。对于目赤肿痛,可单味研细末滴眼,也可配以炉甘石、硼砂、珍珠粉等同用制成滴眼药;对于喉痛口疮,常与硼砂、玄明粉、朱砂等共研细末,制成冰硼散,吹至喉之患处。

(3)外用于疮疡肿痛,溃后不敛 本品治疮疡溃后久不敛口者,常与煅龙骨、煅石膏、血竭等同用,以利于收敛生肌。

【用量用法】天然冰片(右旋龙脑)0.3～0.9 g,入丸散服。冰片(合成龙脑)0.15～0.3 g,入丸散服;外用适量,研粉敷患处。

【使用注意】孕妇慎用。

第十七节 补 虚 药

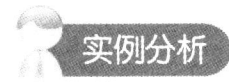 实例分析

很久以前,有对恩爱夫妻,男的叫荆夫,女的叫秦娘。荆夫辛苦栽种当归药材准备回乡

给秦娘治病。老道人将药捆在了一起,交给荆夫说道:"眼下秦娘病重,正盼你归,当归,当归!"荆夫即时赶回了家里,将所带的药熬好给妻子灌服。秦娘服用几天,病情立时有了好转,不久就痊愈了。

问题:

1. 当归有哪些应用?

2. 通过学习,补血的良药还有哪些?

能补益人体正气,增强体质,提高抗病能力,治疗虚证为主要作用的药物,称为补虚药,亦称补养药或补益药。

根据补虚药性能、功效及适应证的不同,补虚药可分为补气药、补血药、补阴药、补阳药四类,主要用于治疗因各种原因导致的人体气血阴阳不足的病证。

补气药、补阳药药性大多偏甘温,属阳,主要起到振奋机体功能的作用,用以改善或消除因机体气虚或阳虚而导致的形衰乏力、畏寒肢冷等症;补血药、补阴药药性大多甘温或甘寒,属阴,主要起补益作用,用以补充体内被耗损的精、血、津液等物质,从而改善或消除因精血津液不足所引起的证候。

补虚药不宜用于邪实而正气未虚的病证,以免"闭门留寇",加重病情。对于身体健康,并无虚证症状表现者,应慎用补虚药,更不宜滥用。此外,补虚药多为味甘质腻之品,易碍消化,对于脾胃虚弱者,应配以行气健脾之品,以免影响药物的消化吸收;而温补肾阳之品大多温燥,易助火伤阴,阴虚火旺者应慎用。

一、补气药

具有补气功效,用以治疗气虚证的药物,称为补气药,或称益气药。

本类药物大多甘温或甘平,能增强机体的活动能力,特别是脾肺两脏的功能,主要适用于脾肺气虚之证。若为脾气虚证,则症见食欲不振、脘腹胀满、大便溏薄、神疲倦怠,甚至浮肿、脏器下垂、舌淡苔白、脉细弱等。若为肺气虚证,则症见少气懒言、声音低微、动则喘甚、易于出汗、舌淡苔白、脉细弱等。补气药尚有补元气、益气生津、益气摄血、扶正祛邪等作用,因此分别还可用于气虚欲脱、血虚、失血、津亏阴伤诸证。

补气药性多壅滞,容易阻碍气机的运行,特别是上中焦气滞证,可引起胸闷、纳呆、腹胀不适等,故使用补气药时,应辅以理气药。

人参《神农本草经》

【来源】本品为五加科植物人参的干燥根和根茎。多于秋季采挖,洗净经晒干或烘干。栽培的俗称"园参";播种在山林野生状态下自然生长的称"林下山参",习称"籽海"。

【性味与归经】甘、微苦,微温。归脾、肺、心、肾经。

【功效】大补元气,复脉固脱,补脾益肺,生津养血,安神益智。

【应用】

(1)元气虚脱证 本品长于大补元气,被誉为"补气第一要药"。单用本品煎服可大补元气、挽救虚脱之功;对于气虚欲脱,兼见四肢逆冷、脉微欲绝等亡阳征象者,常与附子、干姜、甘草等配伍,如四逆汤;对于气虚欲脱兼气阴两伤者,常与五味子、麦冬等配伍,如生脉散。

(2)肺脾气虚证 本品又具补脾益肺之功,为补脾益气和补肺气之常用药。对于肺气虚者,常与黄芪、五味子等配伍;对于肺肾两虚者,常与胡桃肉、蛤蚧等配伍;对于脾气不足者,常与白术、茯苓、甘草等配伍,如四君子汤。

(3)热病津伤口渴及消渴病 本品既为救脱扶危之要药,也为治疗虚劳内伤之常品,具有较强的益气生津之功,对热病津伤之证尤为适合。对于热病气津两伤之口渴,常与石膏、知母、甘草、粳米等配伍,如白虎加人参汤;对于消渴病,本品常与天花粉、山药、玉竹等生津止渴之品配伍。

(4)气血亏虚之失眠、健忘、心悸等 元气充沛,则神安志增,本品长于大补元气,故能安神益智,尤其适用于气血亏虚之失眠、健忘、心悸等证,常与酸枣仁、生地黄、丹参、五味子、远志、当归等配伍,如天王补心丹。

此外,本品还常与解表药、攻下药等祛邪药配伍,用于气虚外感或里实热结而邪实正虚之证,有扶正祛邪之效。

【用量用法】3~9 g,另煎兑服;也可研粉吞服,一次 2 g,一日 2 次。

【使用注意】不宜与藜芦、五灵脂同用。服用人参时不宜饮茶和吃萝卜,以免影响补力。

知识链接

人参的常见伪品

人参作为一味贵重药材,以假乱真的现象很多,常见的伪品如下:茄科植物华山参的根,呈棕褐色,顶端有一至数个根茎,质硬脆,断面有细密的放射状纹理,味微苦,稍有麻舌感,有毒性,服用后常常引起中毒;豆科植物豇豆的根,呈纺锤状,少分支,略扁曲,无芦碗,表面呈棕褐色,有横向浅色皮孔和纹沟,外表剥离后呈现纤维性,横断面略呈 1~2 层棕色环,味略有豆腥气;商陆科植物商陆的根,呈圆柱形,少分支,较饱满肥大,红棕色,上端残留圆柱形茎,中空,横断面有多层明显淡棕色同心环纹,味微甜后苦,久嚼麻舌,生用有毒。

西洋参《本草从新》

【来源】本品为五加科植物西洋参的干燥根。均系栽培品,秋季采挖,洗净,晒干或低温干燥。

【性味与归经】甘、微苦,凉。归心、肺、肾经。

【功效】补气养阴,清热生津。

【应用】

(1)气阴两伤证　本品补气作用弱于人参,但其药性偏凉,兼能清热养阴生津。最适用于气虚较轻而兼有阴虚的证候。用于热病或大汗、大泻、大失血,耗伤元气阴津所致神疲乏力、心烦口渴,常与麦冬、五味子等同用。

(2)热病气虚津伤口渴及消渴证　本品不仅能补气,养阴生津,还能清热,适用于热伤气津所致的身热汗多、口渴心烦、体倦少气者,常与西瓜翠衣、竹叶、麦冬等品同用,如清暑益气汤。临床亦常配伍养阴、生津之品用于消渴病气阴两伤之证。

【用量用法】3~6 g,另煎兑服。

【使用注意】不宜与藜芦同用。

知识链接

西洋参的现代研究

西洋参含多种人参皂苷、多种挥发性成分、树脂、淀粉、糖类及氨基酸、无机盐等,有抗休克作用,能明显提高失血性休克大鼠存活率;对大脑有镇静作用,对生命中枢则有中度兴奋作用;还具有抗缺氧、抗心肌缺血、抗心肌氧化、增加心肌收缩力、抗心律失常、抗疲劳、抗应激、抗惊厥、降血糖、止血和抗利尿作用。近年来有口服西洋参引起过敏反应,出现水疱疹及女性内分泌失调的报道,应加以注意。

党参《本草从新》

【来源】本品为桔梗科植物党参、素花党参或川党参的干燥根。秋季采挖,洗净,晒干。

【性味与归经】甘,平。归脾、肺经。

【功效】健脾益肺,养血生津。

【应用】

（1）脾肺气虚证　本品性平味甘，补气力缓，主归脾、肺二经，以补脾肺之气为主要作用。常代替人参用于脾肺气虚之轻证。对于脾气虚证，常与茯苓、白术、黄芪等健脾益气之品配伍；对于肺气虚证，常与黄芪、五味子等配伍。

（2）气血两亏及热病伤津等证　本品治疗气血双亏，常与熟地黄、当归、白术、川芎等配伍，如八珍汤；对于热病伤津，常与竹叶、麦冬、石膏等清热生津之品配伍。

此外，本品亦常与解表药、攻下药等祛邪药配伍，用于气虚外感或里实热结而气血亏虚等邪实正虚之证，以扶正祛邪，使攻邪而正气不伤。

【用量用法】9～30 g，煎服。

【使用注意】不宜与藜芦同用。

二、补血药

具有补肝养心或益脾，滋生血液功效，治疗血虚证为主要作用的药物，称为补血药。

本类药多以甘味为主，多归心、肝、脾经，以补血为主要作用，多用以治疗血虚证，症见面色苍白或萎黄、唇瓜苍白、眩晕耳鸣、心悸怔忡、失眠健忘，或月经愆期、量少色淡，甚至闭经、舌淡脉细等。部分药物兼能滋阴或滋养肝肾，生精填髓，可用于肝肾精血亏虚所致的眩晕耳鸣、腰膝酸软、须发早白。

由于气旺才能生血，故在使用补血药时多配以补气药；兼见阴虚者，则应选用血、阴双补之品，或与补阴药配伍。此外，在使用补血药的同时，要充分发挥脾胃的功能，以使血液化生有源，同时也是为了防止补血药味甘滋腻影响脾胃之正常运化，因此，使用补血药的同时常适当配以健运脾胃之品。

补血药大多味甘滋腻，因此，湿浊阻滞中焦，脘腹胀满及食少便溏者不宜使用。

当归《神农本草经》

【来源】本品为伞形科植物当归的干燥根。秋末采挖，除去须根和泥沙，待水分稍蒸发后，捆成小把，上棚，用烟火慢慢熏干。

【性味与归经】甘、辛，温。归肝、心、脾经。

【功效】补血活血，调经止痛，润肠通便。

【应用】

（1）血虚诸证　本品补血而又活血，具有"补中有动，行中有补"的特点，被誉为"补血之要药"，用于治疗血虚诸证，常与白芍、川芎、熟地黄配伍，组成补血调经之基础方四物汤。治疗贫血、产后血虚等证，常与党参、黄芪、白芍、茯苓等同用，如当归养血颗粒；治疗气血两虚，常配黄芪、人参补气生血，如当归补血汤、人参养荣汤。

（2）血虚或兼有瘀滞的月经不调、痛经、经闭等证　本品又长调经止痛，且能散寒，为补血调经之良药，又被誉为"妇科调经之要药"。对于血虚者，配伍方法如上；对于气滞血瘀者，在四物汤基础上配以桃仁、红花，组成桃红四物汤。

（3）血虚、血滞或寒凝，以及跌打损伤，风湿痹阻的疼痛　本品辛香走散，长于治疗血滞兼寒的头痛，多与白芷、川芎等配伍；对于虚寒性腹痛，常与干姜、白芍等配伍；对于跌打损伤之疼痛证，常与延胡索、乳香、没药等配伍；对于风湿痹痛，可与独活、桑枝、秦艽等配伍；对于气血瘀阻之胸胁疼痛，可与香附、郁金等配伍。

（4）血虚肠燥便秘　本品补血以润肠通便，用于治疗血虚肠燥便秘，常以本品与肉苁蓉、牛膝、升麻等同用，如济川煎。

此外，本品还可用于痈疽疮疡。本品长于活血止痛，又能补血生肌，故可用于外科之痈疽疮疡。

【用量用法】6～12 g，煎服。酒炒后能增强活血作用。当归身长于补血，当归尾长于活血，全当归长于活血。

【使用注意】本品为甘润之品，故湿盛中满、大便泄泻者忌用。

熟地黄《本草拾遗》

【来源】本品为生地黄的炮制加工品。取生地黄,照酒炖法(每 100 kg 生地黄,用黄酒 30~50 kg)炖至酒吸尽,取出,晾晒至外皮黏液稍干时,切厚片或块,干燥,即得。或取生地黄,照蒸法,蒸至黑润,取出,晒至约八成干时,切厚片或块,干燥,即得。

【性味与归经】甘,微温。归肝、肾经。

【功效】补血滋阴,益精填髓。

【应用】

(1)血虚诸证　本品味甘微温质润,为养血补虚之要药。用于血虚萎黄、眩晕、心悸、失眠及月经不调、崩中漏下等,常与当归、白芍、川芎同用,如四物汤;治疗心血虚心悸怔忡,可与远志、酸枣仁等安神药同用;崩漏下血而致血虚血寒、少腹冷痛者,可与阿胶、艾叶等补血止血、温经散寒药同用,如胶艾汤。

(2)肝肾阴虚诸证　本品质润入肾,善滋补肾阴,为补肾阴之要药。常与山药、山茱萸等同用,治疗肝肾阴虚所致的腰膝酸软、遗精、盗汗及消渴等,可补肝肾,益精髓,如六味地黄丸;亦可与知母、黄柏、龟甲等同用治疗阴虚骨蒸潮热,如大补阴丸。

(3)肝肾精血亏虚所致的腰膝酸软、眩晕耳鸣、须发早白　本品长于补肾益精填髓,常用于治疗各种原因引起的肝肾血亏虚不足诸证或精少之证。对于须发早白等证,常与何首乌、枸杞子、补骨脂、白茯苓、菟丝子等配伍,组成七宝美髯丹。

此外,熟地黄炭能止血,可用于崩漏等血虚出血证。

【用量用法】9~15 g,煎服。

【使用注意】本品味甘滋腻,易碍消化,故脾胃虚弱者应慎用。

知识链接

生地黄与熟地黄鉴别用药

两者均有滋阴生津之功效,均可用于阴血津液亏虚诸证。但是,生地黄长于滋阴,清热凉血力较熟地黄强,故常用于血热津伤或阴液亏虚有热之证,还可以润肠,用于肠燥便秘等。而熟地黄长于养血滋阴、填精益髓,故适宜用于血虚以及肾阴不足所致诸证,亦可用于肝肾精血亏虚所致的腰膝酸软、眩晕耳鸣、须发早白等。

三、补阴药

能补阴、滋阴、润燥,用于治疗阴液亏虚为主的药物,称为补阴药。

本类药药性大多甘寒质润,主要归肺、胃、肝、肾等经,具有滋养阴液、生津润燥的作用。适用于肺胃阴虚所致的干咳少痰、咯血、声音嘶哑或口干咽燥、胃脘隐痛、饥不欲食,或脘痞不舒、干呕呃逆、肠燥便秘等症;肝肾阴虚之潮热、盗汗、五心烦热、两颧发红、眼目干涩、肢麻筋挛、爪甲不荣或头晕目眩、耳鸣耳聋、牙齿松动、腰膝酸痛、遗精等症。

由于补阴药大多偏于寒凉滋腻,因此,脾胃虚弱、脾虚腹满便溏、痰湿内阻者均不宜使用。

北沙参《本草汇言》

【来源】本品为伞形科植物珊瑚菜的干燥根。夏、秋二季采挖,除去须根,洗净,稍晾,置沸水中烫后,除去外皮,干燥。或洗净直接干燥。

【性味与归经】甘、微苦,微寒。归肺、胃经。

【功效】养阴清肺,益胃生津。

【应用】

(1)肺阴虚所致诸证　本品味甘性寒,主入肺、胃二经,长于养阴清肺,被誉为"治疗肺胃阴虚有热之良药"。对于肺阴虚所致之肺热燥咳、干咳少痰证,常与麦冬、玉竹、川贝母、桑叶等配伍,组成养阴清肺之代表方沙参麦冬汤;对于阴虚劳热、久咳、咯血等,常与熟地黄、知母、贝母、天花粉等配伍。

(2)胃阴虚证　本品甘寒归于胃经,有益胃生津之效,兼能清胃热。用于胃阴虚有热及胃痛、胃胀、干呕等证,常与生地黄、麦冬、玉竹等同用,如益胃汤;治疗胃阴脾气俱虚者,宜与山药、黄精等养阴、益气健脾之品同用。

【用量用法】5~12 g,煎服。

【使用注意】感受风寒而致咳嗽及肺胃虚寒者忌服;不宜与藜芦同用。

南沙参《神农本草经》

【来源】本品为桔梗科植物轮叶沙参或沙参的干燥根。春、秋二季采挖,除去须根,洗后趁鲜刮去粗皮,洗净,干燥。

【性味与归经】甘,微寒。归肺、胃经。

【功效】养阴清肺,益胃生津,化痰,益气。

【应用】

(1)肺阴虚所致诸证　本品味甘性寒,主入肺、胃二经,具有清肺养阴,益胃生津作用,还兼有祛痰之功。常与麦冬、知母、川贝母、桑叶等配伍,用于治疗肺阴虚所致肺热燥咳等证。

(2)热病后期气津不足或脾胃虚弱所致诸证　本品具有清胃热、通过补脾气而达养胃阴之效,故适用于热病后期气津不足或脾胃虚弱所致诸证,常与石斛、麦冬、山药、玉竹等配伍。

【用量用法】9~15 g,煎服。

【使用注意】不宜与藜芦同用。

百合《神农本草经》

【来源】本品为百合科植物卷丹、百合或细叶百合的干燥肉质鳞叶。秋季采挖,洗净,剥取鳞叶,置沸水中略烫,干燥。

【性味与归经】甘,寒。归心、肺经。

【功效】养阴润肺,清心安神。

【应用】

(1)肺阴虚所致肺热燥咳、久咳劳嗽、咯血等证　本品性味甘寒,质地润滑,长于养阴润肺止咳。对于前者,常与款冬花配伍,组成百花膏以滋阴润燥;对于后者,常与生地黄、川贝、玄参、当归身、桔梗等配伍,如百合固金汤。

(2)热病后期余热未清所致虚烦惊悸、失眠多梦、精神恍惚等证　本品甘寒,入心经,故能清心安神,常与莲子心、淡竹叶、知母、地黄等配伍。

此外,本品还能养胃阴,清胃热,对胃阴虚有热之胃脘疼痛亦宜选用。

【用量用法】煎服,6~12 g。蜜炙可增加润肺作用。

【使用注意】脾胃虚寒便溏及风寒咳嗽者忌用。

四、补阳药

具有温补人体阳气,用于治疗阳虚诸证,尤以治疗肾阳虚衰为主要功效的药物,称为补阳药。

本类药物多为甘温或咸温、辛热之品,主归肾经。能够温肾助阳,适用于:肾阳不足所致的畏寒肢冷、脉沉迟、阳痿遗精、血滞经闭;肾精不足之头晕耳鸣、腰膝酸软、不育不孕、带下清稀;筋脉不健之手足萎弱、小儿行迟、齿迟、囟门不合;脾肾阳虚之五更泻以及肾不纳气之虚喘。

补阳药性多偏温燥,容易助火伤阴,因此,阴虚火旺者不宜使用。

鹿茸《神农本草经》

【来源】本品为鹿科动物梅花鹿或马鹿的雄鹿未骨化密生茸毛的幼角。前者习称"花鹿茸",后者习称"马鹿茸"。夏、秋二季锯取鹿茸,经加工后,阴干或烘干。

【性味与归经】甘、咸,温。归肾、肝经。

【功效】补肾阳,益精血,强筋骨,调冲任,托疮毒。

【应用】

(1)肾阳虚衰,精血不足证 本品甘咸性温,能峻补肾阳,益精养血。肾阳虚,精血不足,症见畏寒肢冷、阳痿早泄、宫冷不孕、小便频数、腰膝酸痛、头晕耳鸣等,均可以本品单用或配入复方,如参茸片;也可与人参、黄芪、当归等同用治疗诸虚百损,五劳七伤,元气不足,症见畏寒肢冷、阳痿早泄、宫冷不孕、小便频数等证,如参茸固本丸。

(2)肝肾不足所致诸证 本品禀纯阳之质,含生发之气,既长于峻补元阳、益精填髓,还能强筋健骨,常用于治疗肝肾不足所致的筋骨痿软、小儿发育不良、囟门不合、齿迟、行迟等证,常与山茱萸、熟地黄、山药等配伍。

(3)冲任虚寒、带脉不固所致的崩漏不止,带下过多 本品通过补肝肾、益精血,而调和冲任,用于治疗因冲任虚寒所致诸证。对于崩漏不止,可与阿胶、当归、蒲黄等配伍;对于白带过多,可与白蔹、狗脊等配伍。

(4)疮疡久溃不敛或阴疽内陷不起 本品具有较好的托毒生肌之功,又为治阴疽疮毒之良药。常与黄芪、肉桂、当归等配伍,效佳。

【用量用法】1～2 g,入丸散剂,或研末冲服。

【使用注意】本品温补之力较强,宜从小量开始,缓慢加至治疗量,切不可骤用大量,以伤阴动血或阳升风动,甚至出现头晕、目赤、衄血、吐血等证。阴虚阳亢、血分有热者当忌用。

知识链接

鹿茸的现代研究

大剂量鹿茸精使心肌收缩力减弱,心率减慢,并使外周血管扩张,血压降低。中等剂量鹿茸精引起离体心脏活动明显增强,心肌收缩力增强,心率加快,心排血量增加。鹿茸具有明显的抗脂质过氧化作用及抗应激作用。

肉苁蓉《神农本草经》

【来源】本品为列当科植物肉苁蓉或管花肉苁蓉的干燥带鳞叶的肉质茎。春季苗刚出土时或秋季冻土之前采挖,除去茎尖。切段,晒干。

【性味与归经】甘、咸,温。归肾、大肠经。

【功效】补肾阳,益精血,润肠通便。

【应用】

(1)肾阳不足,精血亏虚证所致阳痿、宫冷不孕及筋骨无力等 本品性较温和,补力和缓,具有补肾阳、益精血的作用。对于阳痿、筋骨无力等,常与熟地黄、五味子、菟丝子等配伍;对于宫冷不孕等,可与鹿茸、紫河车、淫羊藿等配伍。

(2)精血津液亏虚之肠燥便秘 本品性温质润,可温润滑肠。尤适用于老年阳虚便秘。用于治疗肾气虚弱,大便不通,可与当归、牛膝等同用,如济川煎;治疗脾肾不足,气阴两虚,可与黄芪、白术等同用,如苁蓉润肠口服液;治疗津枯肠燥之便秘,常与沉香、麻子仁同用,如润肠丸。

【用量用法】6～10 g,煎服。

【使用注意】本品能助阳、滑肠,故阴虚火旺及大便泄泻者不宜服。肠胃实热、大便秘结亦不宜服。

冬虫夏草《本草从新》

【来源】本品为麦角菌科真菌冬虫夏草菌寄生于蝙蝠蛾科昆虫幼虫上的子座和幼虫尸体的干燥复

合体。

【性味与归经】甘、平。归肺、肾经。

【功效】补肾益肺,止血化痰。

【应用】

(1)肾虚腰痛,阳痿遗精等证　本品长于补肾阳,益精血,壮阳起痿。对于本证,可单用浸酒,或与淫羊藿、菟丝子、巴戟天等配伍。

(2)肺虚或肺肾两虚之久咳虚喘,劳嗽痰血等证　本品既能补肺气,又能益肺阴,同时还兼有止血化痰之功,故长于治疗肺肾两虚之虚喘或劳嗽痰血之证,单用本品即效,或与蛤蚧、人参、胡桃肉、川贝母等配伍。

此外,本品还为补虚扶弱的常用佳品。对于正虚体弱、大病体虚等,能促进机体功能恢复,单用本品制成丸、散剂常服,或与鸡、鸭、猪肉等中进行食疗。

【用量用法】6～10 g,煎汤或炖服。或入丸散剂。

【使用注意】有表邪者不宜用。

第十八节　收　涩　药

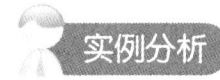 实例分析

战国时期,赵王的王妃得了崩漏症,阴道流血不止。赵王传旨,命朱御医配药治疗。御医以山茱萸为主,配制药方,治愈了王妃的崩漏。

问题:

1.你知道山茱萸有哪些临床应用吗?

2.你能说说收涩药的主治病及配伍应用吗?

凡以收敛固涩为主要作用,治疗各种滑脱病证的药物,称为收涩药,又称为固涩药。

收涩药味多酸涩,性平或温,主入肺、肾、大肠、脾等经。有敛肺、敛汗、止泻、固精、缩尿、止带、止血等作用,适用于体虚正气不固所致的久咳虚喘、久泻久痢、自汗盗汗、遗精滑精、遗尿尿频及崩漏不止等滑脱不禁的证候。

根据其性能特点和功效的不同,收涩药可分为具有敛汗固表药、收敛涩肠药、固精缩尿止带药三类。

在运用收涩药时,须与补虚药配合。滑脱病证本是正气虚弱,收涩药只是治病之标,敛其耗散,以防正气衰竭,变生他证。收涩药容易敛邪,对于实邪未尽者,误用将"闭门留寇"。故对于表邪未解、湿热积滞所致的泻痢、带下,血热出血以及郁热未尽者均不宜使用。

五味子《神农本草经》

【来源】本品为木兰科植物五味子的干燥成熟果实。习称"北五味子"。秋季果实成熟时采摘,晒干或蒸后晒干,除去果梗和杂质。

【性味与归经】酸、甘,温。归肺、心、肾经。

【功效】收敛固涩,益气生津,补肾宁心。

【应用】

(1)肺虚久咳或肺肾两虚之咳喘　本品味酸性甘温,具有"上能敛肺气,下能滋肾阴"之特点,故尤适于肺虚久咳及肺肾两虚之喘咳证。对于前者,常与五倍子、麦冬等配伍;对于后者,常与熟地黄、山

茱萸、山药等配伍。

（2）津伤口渴，消渴和自汗，盗汗　热伤气阴者，本品常与人参、麦冬配伍，组成生脉散；治消渴病，本品可与黄芪、山药、天花粉等配伍；自汗者，本品常与黄芪、麻黄根、防风等配伍；盗汗者，本品常与玄参、麦冬、生地黄、白芍等配伍。

（3）肾虚遗精、滑精以及脾肾阳虚之五更泻　本品对于肾虚遗精、滑精等，常与金樱子、覆盆子、桑螵蛸等固涩之品配伍；对于五更泻，常与吴茱萸、补骨脂、肉豆蔻等配伍，组成四神丸。

（4）心悸、失眠多梦　本品既能补益心肾，又能宁心安神。治疗心神失养，或心肾不交之虚烦心悸、失眠多梦，常与酸枣仁、人参、生地黄、当归身、远志等配伍，如天王补心丹。

【用量用法】2～6 g，煎服；1～3 g，研末服。

【使用注意】凡表邪未除、麻疹未透、咳嗽初起以及内有实热者均不宜用。

知识链接

五味子的临床应用

近年来五味子临床应用不断加大。用五味子制剂治疗急性、迁延性肝炎或慢性肝炎，取得满意疗效，降低血清转氨酶的近期疗效颇佳，能使 ALT 显著降低或恢复正常。但停药过早有反跳现象。五味子复方治疗体虚失眠有明显疗效，神经官能症单用五味子配剂治疗，也有较好疗效。

山茱萸《神农本草经》

【来源】本品为山茱萸科植物山茱萸的干燥成熟果肉。秋末冬初采收，用文火烘焙或置沸水中略烫，及时挤出果核。晒干或烘干用。

【性味与归经】酸、涩，微温。归肝、肾经。

【功效】补益肝肾，收敛固脱。

【应用】

（1）肝肾不足所致头晕目眩、腰膝酸软　本品温而不燥，长于补肾阳、益肾精，被誉为"补益肝肾之要药"。对于肝肾阴虚之头晕目眩、腰膝酸软，常与山药、熟地黄、泽泻等配伍，组成六味地黄丸；对于肾阳虚所致头晕目眩、腰膝酸软、小便不利，常与附子、肉桂、熟地黄、山药等配伍，如肾气丸。

（2）体虚自汗、盗汗以及肾气虚不固所致诸证　本品对于自汗、盗汗证，常与黄芪、五味子、牡蛎、龙骨等配伍；若大汗欲脱，当配附子、人参等以加强敛汗固脱之力。对于肾虚所致遗精滑精、小便不禁等证，常与熟地黄、补骨脂、金樱子、覆盆子、桑螵蛸等补肾固涩之品配伍；对于冲任不固之崩漏及月经过多等证，常与白芍、当归、熟地黄等配伍。

【用量用法】煎服，6～12 g，急救固脱 20～30 g。

【使用注意】素体湿热及小便淋涩者均不宜用。

第十九节　涌　吐　药

实例分析

瓜蒂散，出自《伤寒论》，有涌吐痰涎宿食的作用，由瓜蒂、赤小豆、淡豆豉组成，可以用于宿食痰涎，壅滞胸脘所致的胸闷，胸中痞塞，咽中如滞，心中烦闷，欲吐不能。

问题：

1. 瓜蒂散中瓜蒂的用量是多少？

2. 通过学习，瓜蒂有哪些具体应用？

凡以诱发呕吐为主要作用的药物，称为涌吐药，又称催吐药。

本类药物多为酸苦，具有涌吐毒物、宿食、痰涎的作用。适用于误食毒物，停留胃中，未被吸收；或宿食停滞不化，尚未入肠，胃脘胀痛；或痰涎壅盛，阻于胸膈或咽喉，呼吸喘促，以及癫痫发狂等证，用之以达到祛邪治病的目的。

涌吐药作用强烈，大都具有毒性，易损伤正气，使用不当，会产生不良后果。故涌吐药只适用于气壮邪实之证，对体质虚弱，或老人、小儿、妇女胎前产后，以及素患失血、头晕、心悸、劳嗽喘咳等证，均当忌用。使用涌吐药时，当注意用量用法。一般用涌吐药，宜以小量渐增的方法，防其中毒或涌吐太过；且服药后宜多饮热开水，以助药力，或用翎毛探喉以助涌吐；若呕吐不止，当采取措施及时解救。

涌吐药只可暂投，中病则止，不可连服、久服。吐后当休息，不宜马上进食，俟胃肠功能恢复后再饮流质或食易消化的食物，以养胃气。因本类药物作用峻猛，药后患者反应强烈、痛苦，故现今临床已很少应用。

常山《神农本草经》

本品为虎耳草科植物常山的干燥根。秋季采挖，除去须根，洗净，晒干。

【性味归经】苦、辛，寒。有毒。归肺、肝、心经。

【功效】涌吐痰涎，截疟。

【应用】

（1）胸中痰饮　常山生用，性善上行涌吐，如《千金方》以常山配甘草，水煎和蜜温服，以涌吐胸中痰涎、积饮。然此法今已少用。

（2）疟疾　本品能祛痰截疟。适用于各种疟疾，尤其治疗间日疟和三日疟效果明显。常与草果、厚朴、槟榔等同用，如截疟七宝饮。因本品有致吐的副作用，故应用时宜酒炒，并配伍陈皮、半夏等，以减少胃肠道反应。

【用法用量】煎服，5～9 g；入丸散酌减。涌吐可生用，截疟宜酒制用。治疗疟疾宜在寒热发作前半天或 2 小时服用。

【使用注意】因常山能催吐，用量不宜过大，体虚及孕妇不宜用。

知识链接

常山的相关记载

《本草纲目》载："常山、蜀漆有劫痰截疟之功，须在发散表邪及提出阳分之后。用之得宜，神效立见；用失其法，真气必伤。夫疟有六经疟，五脏疟，痰、湿、食积、瘴疫诸疟，须分阴阳虚实，不可一概论也。"

第二十节　解毒杀虫燥湿止痒药

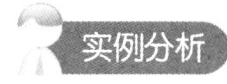

实例分析

端午有饮雄黄酒的习俗，雄黄酒有杀菌驱虫解五毒的功效，中医还用来治皮肤病。在没有碘酒之类消毒剂的古代,用雄黄泡酒,可以祛毒解痒。未到喝酒年龄的小孩,大人常给他们的额头、耳鼻、手足心等处涂抹雄黄酒,意在消毒防病。

问题:

1.通过学习,雄黄有哪些功效?

2.雄黄的使用注意事项有哪些?

凡以解毒疗疮,攻毒杀虫,燥湿止痒为主要作用的药物,称为解毒杀虫燥湿止痒药。

本类药物,以外用为主,兼可内服。主要适用于疥癣、湿疹、痈疮疔毒、麻风、梅毒、毒蛇咬伤等病证。

本类药物外用方法分别如下:研末外撒;用香油及茶水调敷;制成软膏涂抹;作为药捻、栓剂栓塞;煎汤洗渍及热敷。本类药物作内服使用时,除无毒副作用的药物外,宜作丸剂使用,以使其缓慢溶解吸收。

本类药物大都具有不同程度的毒性,无论外用或内服,均应严格控制剂量和用法,不宜过量或持续使用,以防发生中毒。制剂时,应严格遵守炮制及制剂法度,以减轻其毒性,确保临床用药安全。

硫黄《神农本草经》

【来源】本品为自然元素类矿物硫族自然硫,采挖后,加热熔化,除去杂质。本品也可用含硫矿物加工制得。

【性味与归经】酸,温;有毒。归肾、大肠经。

【功效】外用解毒杀虫疗疮;内服补火助阳通便。

【应用】

(1)外用疥癣、湿疹、皮肤瘙痒 本品具有较好的解毒杀虫止痒的作用,被誉为"治疥疮之要药"。对于疥疮,可用本品单味研末,加麻油或其他植物油调匀进行外涂;对于湿癣等,可与铅丹、石灰等配伍,共同研末外撒于湿癣处;对于皮肤瘙痒等,可单用本品研末外撒;亦可与蛇床子、白矾等配伍外用,以增强祛湿止痒之功。

(2)内服用于肾阳虚所致的寒喘、阳痿、虚寒性便秘 对于寒喘,本品可与肉桂、附子等温里药配伍;对于阳痿,可与鹿茸、肉苁蓉、补骨脂等补肾壮阳之品配伍;对于虚寒性便秘,本品可与半夏配伍,组成半硫丸以温肾通便。

【用量用法】外用适量,研末油调涂敷于患处;1.5～3 g,炮制后入丸散剂。

【使用注意】本品性温而燥且有毒,孕妇及阴虚阳亢者忌用。不宜与芒硝、玄明粉同用。

知识链接

硫黄的现代应用

天然温泉中大多含有硫黄和矿物质成分,浸浴时硫黄与皮肤接触,变为硫化氢与多硫化物,能软化角质、溶解表皮、杀虫、杀菌等。化工企业生产出的硫黄皂是在皂基中加入了硫黄,在洗浴时可产生硫化氢和五氯磺酸,既能够清洁肌肤,清除油脂,还能够止痒、杀菌除螨,辅助治疗一些皮肤病。

第二十一节　拔毒化腐生肌药

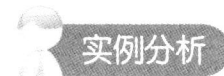 **实例分析**

魏晋南北朝时期,敦煌壁画中主要用铅丹加白色调成肉色,或以铅丹叠晕染人物皮肤。

以凹凸法染的部分由于叠染了一层纯铅丹,历经千年的风沙氧化,壁画上这些部分颜色变化后呈黑色,与眼睑和鼻骨部分叠染的纯滑石粉或蛤粉形成了层次分明的黑白灰色。

问题:

1. 通过学习,铅丹有哪些应用?
2. 拔毒化腐生肌药包括哪些矿物药?

凡以拔毒化腐,生肌敛疮为主要作用的药物,称为拔毒化腐生肌药。

本类药物多为矿石重金属类药物,多具剧毒,以外用为主。主要适用于痈疽疮疡溃后脓出不畅,或溃后腐肉不去,伤口难以生肌愈合之证。此外,某些药物亦兼能解毒明目退翳,可用于治疗目赤肿痛、目生翳膜等。

本类药物外用方法如下:可研末外撒;研末后香油调敷;制成膏药敷贴;制成眼药点眼及用开水溶化后洗眼疾。

本类药物多具剧毒,应用时应严格控制剂量和用法。外用时亦不宜过量和持续使用;特别是重金属类剧毒药物,如升药、轻粉、砒石等,不宜在头面部使用,以防中毒。制剂时,应严格遵守炮制及制剂法度,以减轻其毒性,确保临床用药安全。

炉甘石《外丹本草》

本品为碳酸盐类矿物菱锌矿石,主含碳酸锌($ZnCO_3$)。采挖后除去泥土、杂石。制用,称为"制炉甘石"。晒干研末,水飞后用。

【性味归经】甘,平。归肝、胃经。

【功效】解毒明目退翳,收湿止痒敛疮。

【应用】

(1)目赤翳障,烂弦风眼 本品甘平无毒,既能解毒明目退翳,又能收湿止泪止痒,为眼科外用要药。治目暴赤肿,配风化硝等分,化水点眼;治目生翳膜,配青矾、朴硝等分,沸水化开,温洗;治各种睑缘炎,配十大功劳制成眼膏外用;治多种目疾,常配硼砂、冰片等,制成眼药点眼。

(2)溃疡不敛,皮肤湿疮 本品既能解毒生肌敛疮,又能收湿止痒。治溃疡不敛,脓水淋漓,皮肤湿疮湿疹瘙痒,常配青黛、黄柏、煅石膏等研末外用。

【用法用量】外用适量。水飞点眼,研末撒或调敷。

【使用注意】本品宜炮制后使用,只作外用,不作内服。

知识链接

复方炉甘石洗剂的介绍

复方炉甘石洗剂主要成分为炉甘石、氧化锌,是一种皮肤外用化学药制剂,粉色混悬液。具有收敛和保护皮肤的作用,适用于荨麻疹、痱子等急性瘙痒性皮肤病。涂抹时应注意皮肤是否有破损,如皮肤有破损则不能使用。

硼砂《日华子本草》

【来源】本品为天然硼酸盐类硼砂族矿物硼砂,经提炼精制而成的结晶体。一般8—11月采挖。除去杂质,捣碎,生用或煅用。

【性味与归经】甘、咸,凉。归肺、胃经。

【功效】外用清热解毒,内服清肺化痰。

【应用】

(1)外用于咽喉肿痛、口舌生疮、目赤翳障 本品外用长于清热解毒、消肿防腐,被誉为"五官科之常用药"。对于咽喉肿痛、口舌生疮等,本品常与冰片、朱砂、玄明粉等配伍,组成冰硼散,共同研末吹敷患处。

(2)内服用于痰热互结之咳嗽、痰黄黏稠、咳吐不利 本品内服有清肺化痰功效,对于上述病证,常与浙贝母、竹茹、黄芩、瓜蒌等配伍。

【用量用法】外用适量,研末撒或敷于患处,亦可外洗。1.5~3 g,内服,入丸散剂。

【使用注意】多为外用,内服宜慎用。

目标检测

目标检测答案

一、单项选择题

1.桂枝治疗风寒表虚证,宜配伍( )。

A.麻黄 B.白术 C.附子 D.白芍 E.细辛

2.柴胡治疗少阳证,寒热往来,宜配伍( )。

A.黄芩 B.黄连 C.黄柏 D.苦参 E.龙胆草

3.既能疏散风热,又能清热解毒的药物是( )。

A.桑叶、菊花 B.薄荷、牛蒡子 C.柴胡、葛根 D.升麻、牛蒡子 E.升麻、桑叶

4.以下哪项不是知母的主治病证? ( )

A.肺热燥咳 B.肠燥便秘 C.阴虚火旺 D.湿热黄疸 E.热病烦渴

5.天花粉的药用部分是( )。

A.花粉 B.成熟果实 C.叶、茎 D.块根 E.花

6.下列哪味药物可以清热安胎? ( )

A.黄连 B.黄柏 C.知母 D.黄芩 E.以上都不是

7.下列哪项不是黄连的主治病证? ( )

A.肺热咳嗽 B.血热吐血 C.胃热呕吐 D.湿热泻痢 E.痈疽疮毒

8.能治阴虚发热、骨蒸盗汗及遗精等证,有退虚热、制相火作用的药物是( )。

A.银柴胡 B.地骨皮 C.黄连 D.牡丹皮 E.黄柏

9.既能清热凉血,又能活血散瘀的药是( )。

A.生地黄 B.水牛角 C.玄参 D.牡丹皮 E.山楂

10.生地黄与玄参功效的共同点是( )。

A.凉血活血 B.解毒散结 C.泻火解毒 D.养阴生津 E.以上都是

11.前人称为"疮家圣药"的药物是( )。

A.金银花 B.板蓝根 C.连翘 D.天花粉 E.蒲公英

12.善治乳痈的药物是( )。

A.天花粉 B.连翘 C. 土茯苓 D.蒲公英 E.败酱草

13.大青叶、板蓝根、青黛的共同功效是( )。

A.清热解毒,凉血止痢 B.清热解毒,凉血消斑 C.清热解毒,凉血散肿

D.清热解毒,燥湿止带 E.清热解毒,利水消肿

14.既能清泻肺热,又善退虚热的药物是( )。

A.胡黄连 B.白薇 C.青蒿 D.地骨皮 E.银柴胡

15.以下除哪项外,均是攻下药的适应证? ( )

A.饮食积滞 B.虚寒泻痢 C.血热妄行 D.冷积便秘 E.大肠燥热

16.既有泻下作用,又有凉血作用的药是( )。

A.大黄 B.芒硝 C.巴豆 D.郁李仁 E.番泻叶

17.下列不宜入煎剂的是（　　　）。

A.大戟　　　　　B.番泻叶　　　　　C.甘遂　　　　　D.商陆　　　　　E.牵牛子

18.大黄后下的目的是（　　　）。

A.清热解毒　　　B.泻热通便　　　　C.清化痰热　　　D.活血化瘀　　　E.凉血止血

19.既能泻火凉血，活血祛瘀，又能清泄湿热的药物是（　　　）。

A.栀子　　　　　B.牡丹皮　　　　　C.紫草　　　　　D.蒲黄　　　　　E.大黄

20.既有肠燥便秘，又有水肿腹满者应选用的药物是（　　　）。

A.火麻仁　　　　B.苦杏仁　　　　　C.桃仁　　　　　D.郁李仁　　　　E.商陆

21.甘遂内服时，宜（　　　）。

A.入汤剂　　　　B.入丸散　　　　　C.先煎　　　　　D.后下　　　　　E.另煎

22.甘遂、京大戟、芫花均有毒，内服时宜（　　　）。

A.久煎　　　　　B.醋制　　　　　　C.酒制　　　　　D.后下　　　　　E.姜汁制

23.牵牛子不宜与何药配伍？（　　　）

A.芒硝　　　　　B.五灵脂　　　　　C.硫黄　　　　　D.巴豆　　　　　E.郁金

24.甘遂、京大戟、芫花配伍应用时，不宜与下列何药配伍？（　　　）

A.干姜　　　　　B.海藻　　　　　　C.人参　　　　　D.甘草　　　　　E.藜芦

25.羌活、独活都能祛风解表、胜湿止痛，其区别在于（　　　）。

A.独活为"风药中之燥剂"，羌活则为"风药中之润剂"

B.羌活的解表力弱，独活的解表力强

C.羌活能治阳明头痛，独活能治少阳头痛

D.独活善治半身以下的寒湿痹痛，羌活善治半身以上的寒湿痹痛

E.以上都不是

26.风寒表证兼有湿邪者，可选用下列哪种祛风湿药？（　　　）

A.防己　　　　　B.独活　　　　　　C.桑寄生　　　　D.五加皮　　　　E.威灵仙

27.治疗湿痹、筋脉拘挛、吐泻转筋病证，最宜选用的药物是（　　　）。

A.木瓜　　　　　B.防己　　　　　　C.豨莶草　　　　D.秦艽　　　　　E.伸筋草

28.腰膝酸痛，筋骨痿弱属肝肾不足，而兼有风湿痹痛者宜选用的药物是（　　　）。

A.独活、威灵仙　B.秦艽、防己　　　C.豨莶草、木瓜　D.桑枝、海桐皮　E.桑寄生、狗脊

29.能祛风湿、舒经络、清虚热的药物是（　　　）。

A.木瓜　　　　　B.独活　　　　　　C.秦艽　　　　　D.桑枝　　　　　E.海桐皮

30.善治骨鲠的药是（　　　）。

A.木瓜　　　　　B.威灵仙　　　　　C.川乌　　　　　D.羌活　　　　　E.以上都不是

31.白豆蔻、肉豆蔻都具有的功效是（　　　）。

A.芳香化湿　　　B.涩肠止泻　　　　C.理气安胎　　　D.疏肝理气　　　E.温中行气

32.咳嗽痰多、气喘、脘腹胀满、纳呆食少者宜选用（　　　）。

A.藿香　　　　　B.佩兰　　　　　　C.厚朴　　　　　D.苍术　　　　　E.砂仁

33.砂仁入汤剂应（　　　）。

A.冲服　　　　　B.包煎　　　　　　C.打碎先煎　　　D.后下　　　　　E.久煎

34.既能健脾渗湿，又能消痈排脓的药是（　　　）。

A.薏苡仁　　　　B.车前子　　　　　C.木通　　　　　D.茯苓　　　　　E.滑石

35.泽泻除能利水渗湿外，还能（　　　）。

A.通经　　　　　B.健脾　　　　　　C.和胃止呕　　　D.下乳　　　　　E.泻下焦之热

36.既能甘淡渗泄，利水渗湿，兼能泻热的药物是（　　　）。

A.茯苓　　　　　B.车前子　　　　　C.木通　　　　　D.泽泻　　　　　E.冬瓜皮

37.附子药用部位来源于（　　）。

A.毛茛科植物乌头子根的加工品　　B.毛茛科植物乌头的块根

C.毛茛科植物白蒿乌头的根　　　　D.毛茛科植物野生北乌头块根　　E.以上都不是

38.干姜的功效是（　　）。

A.温肺化饮　　B.温肺止咳　　C.温中行气　　D.温经通脉　　E.温肾暖肝

39.治疗寒疝疼痛最佳选药是（　　）。

A.干姜　　　　B.肉桂　　　　C.花椒　　　　D.小茴香　　　　E.高良姜

40.以下除哪项外均是陈皮的功效？（　　）

A.行气　　　　B.健脾　　　　C.燥湿　　　　D.疏肝　　　　E.止呕

41.青皮的功效是（　　）。

A.理气止痛,和胃化痰　　　　B.疏肝破气,消积化滞　　　　C.理气活血,散结消痞

D.行气散寒止痛　　　　　　E.疏肝理气,降逆止呕

42.以下除哪项外均是木香的主治病证？（　　）

A.三焦气滞　　B.肺气阻滞　　C.肝胆气郁　　D.脾胃气滞　　E.大肠气滞

43.枳壳的作用是（　　）。

A.行气宽中除胀为主　　　　B.行气消痰除痞为主　　　　C.燥湿化痰和胃为主

D.理气和胃降逆为主　　　　E.行气止痛散结为主

44.理气药中能降逆平喘的药物是（　　）。

A.枳实　　　　B.枳壳　　　　C.厚朴　　　　D.薤白　　　　E.以上都不是

45.可与金石、贝壳等同用,以助其消化的是（　　）。

A.谷芽　　　　B.麦芽　　　　C.神曲　　　　D.鸡内金　　　　E.山楂

46.既治食积腹痛,又治疝气痛的药为（　　）。

A.麦芽　　　　B.谷芽　　　　C.神曲　　　　D.山楂　　　　E.鸡内金

47.有止血不留瘀、化瘀不伤正特点的药物为（　　）。

A.茜草　　　　B.大蓟　　　　C.蒲黄　　　　D.三七　　　　E.白及

48.既能凉血止血,又能活血祛瘀的药物为（　　）。

A.茜草　　　　B.地榆　　　　C.槐花　　　　D.三七　　　　E.侧柏叶

49.治疗脾阳虚、脾不统血的要药为（　　）。

A.附子　　　　B.炮姜　　　　C.艾叶　　　　D.灶心土　　　　E.血余炭

50.痔疮肿痛出血应首选（　　）。

A.侧柏叶　　　B.地榆　　　　C.大蓟　　　　D.槐花　　　　E.三七

51.下列哪项不是艾叶的主治病证？（　　）

A.经寒痛经　　B.宫冷不孕　　C.月经不调　　D.胎漏下血　　E.妊娠恶阻

52.既能活血调经,又能凉血安神的药为（　　）。

A.川芎　　　　B.桃仁　　　　C.丹参　　　　D.赤芍　　　　E.红花

53.即可活血祛瘀,又可润肠通便的药为（　　）。

A.桃仁　　　　B.苦杏仁　　　C.柏子仁　　　D.紫苏子　　　E.红花

54.半夏和天南星都忌用的病证为（　　）。

A.寒痰　　　　B.热痰　　　　C.湿痰　　　　D.痰核　　　　E.风痰

55.治疗痰火惊风,下列最宜的药物是（　　）。

A.天南星　　　B.白附子　　　C.半夏　　　　D.皂荚　　　　E.胆南星

56.既善排脓,有善宣肺祛痰的药为（　　）。

A.桔梗　　　　B.白前　　　　C.紫苏子　　　D.前胡　　　　E.苦杏仁

57. 既能清热化痰，又能除烦止咳的药物为（　　）。
A. 生姜　　　　B. 陈皮　　　　C. 竹茹　　　　D. 贝母　　　　E. 旋覆花

58. 具有清热滑痰功效的中药为（　　）。
A. 天竹黄　　　B. 竹茹　　　　C. 瓜蒌　　　　D. 竹沥　　　　E. 桔梗

59. 既可清肺化痰、利咽开音，又可润肠通便的药物为（　　）。
A. 白果　　　　B. 菊花　　　　C. 贝母　　　　D. 胖大海　　　E. 苦杏仁

60. 被誉为"诸药之舟楫"，能载药上行的药物为（　　）。
A. 桔梗　　　　B. 柴胡　　　　C. 升麻　　　　D. 白前　　　　E. 葛根

61. 朱砂的功效为（　　）。
A. 养血安神　　B. 潜阳安神　　C. 敛补安神　　D. 镇心安神　　E. 养心安神

62. 既可镇惊安神，又可利尿通淋的药物为（　　）。
A. 朱砂　　　　B. 琥珀　　　　C. 龙骨　　　　D. 柏子仁　　　E. 远志

63. 具有开窍醒神、活血散结作用的药物为（　　）。
A. 苏合香　　　B. 牛黄　　　　C. 石菖蒲　　　D. 冰片　　　　E. 麝香

64. 治疗热闭神昏，常与麝香配伍相须使用的药物为（　　）。
A. 苏合香　　　B. 石膏　　　　C. 大黄　　　　D. 冰片　　　　E. 石菖蒲

65. 治疗寒闭神昏首选药物为（　　）。
A. 苏合香　　　B. 麝香　　　　C. 冰片　　　　D. 附子　　　　E. 石菖蒲

66. 具有补血、活血、止痛、润肠功效的药物为（　　）。
A. 熟地黄　　　B. 白芍　　　　C. 当归　　　　D. 何首乌　　　E. 阿胶

67. 中气下陷，食少便溏，短气乏力，面目浮肿，小便不利者，宜首先选用（　　）。
A. 柴胡　　　　B. 党参　　　　C. 白术　　　　D. 黄芪　　　　E. 升麻

68. 气虚欲脱，脉微欲绝证时应首选（　　）。
A. 人参　　　　B. 党参　　　　C. 西洋参　　　D. 黄芪　　　　E. 太子参

69. 肝肾亏虚，胎动不安，腰膝酸软，应选（　　）。
A. 狗脊　　　　B. 杜仲　　　　C. 五加皮　　　D. 白术　　　　E. 当归

70. 功善养血敛阴、平肝止痛的药物为（　　）。
A. 白芍　　　　B. 赤芍　　　　C. 当归　　　　D. 何首乌　　　E. 阿胶

71. 何首乌的功效为（　　）。
A. 补益精血、平肝止痛　　　B. 补益精血、滋阴润肺　　　C. 补益精血、活血调经
D. 补益精血、截疟解毒　　　E. 补益精血、止血止痛

72. 石斛的功效为（　　）。
A. 益胃生津、清肺降火　　　B. 益胃生津、润肺养阴　　　C. 益胃生津、养阴安神
D. 益胃生津、清心除烦　　　E. 益胃生津、养阴清热

73. 治疗阴虚血热、冲任不固的崩漏、月经过多，宜选用（　　）。
A. 天冬　　　　B. 麦冬　　　　C. 玉竹　　　　D. 龟板　　　　E. 枸杞子

74. 功能润肺止咳、清心安神的药物为（　　）。
A. 百合　　　　B. 玉竹　　　　C. 黄精　　　　D. 沙参　　　　E. 麦冬

75. 既能补气健脾利水，又能止汗安胎的药物为（　　）。
A. 西洋参　　　B. 白术　　　　C. 黄芪　　　　D. 人参　　　　E. 甘草

76. 治疗脘腹四肢挛急作痛，常配伍白芍使用的药物为（　　）。
A. 甘草　　　　B. 大枣　　　　C. 白扁豆　　　D. 桂枝　　　　E. 饴糖

77. 配伍甘遂、大戟、芫花等峻下之剂，能缓和药性，保护脾胃的药物为（　　）。
A. 甘草　　　　B. 大枣　　　　C. 饴糖　　　　D. 白术　　　　E. 山药

78.鹿茸的用量为（　　）。

A.3～10 g　　B.10～20 g　　C.1～2 g　　D.0.1～1 g　　E.5～10 g

79.善治肺虚咳嗽、肾虚作喘、劳嗽痰血，还能治疗阳痿遗精、肾虚腰痛的药物为（　　）。

A.蛤蚧　　B.冬虫夏草　　C.胡桃肉　　D.紫河车　　E.苦杏仁

80.有养血滋阴、补精益髓，为补血要药的药物为（　　）。

A.当归　　B.何首乌　　C.白芍　　D.川芎　　E.熟地黄

81.龙眼肉的功效为（　　）。

A.补益心脾、养血安神　　B.补血止血、滋阴润燥　　C.养血调经、平肝止痛

D.补益精血、润肠通便　　E.补血调经、活血止痛

82.百合除能治疗肺热咳嗽、久咳劳嗽、咯血外，还能治疗（　　）。

A.肝肾阴虚、头晕目眩　　B.胃阴不足、舌干口渴　　C.脾胃虚弱、倦怠无力

D.虚烦惊悸、失眠多梦　　E.老年津亏、肠燥便秘

83.都具有涩肠止泻作用的药物为（　　）。

A.五味子、桑螵蛸　　B.莲子、覆盆子　　C.肉豆蔻、麻黄根

D.乌梅、肉豆蔻　　E.罂粟壳、乌贼骨

84.内服吐风痰，外用灭虱杀虫的药物为（　　）。

A.常山　　B.胆矾　　C.瓜蒂　　D.藜芦　　E.蜀漆

85.主含硫酸铜的药物为（　　）。

A.皂矾　　B.白矾　　C.胆矾　　D.自然铜　　E.石膏

86.外用解毒杀虫止痒，内服补火助阳通便的药物为（　　）。

A.雄黄　　B.土荆皮　　C.大风子　　D.硫黄　　E.白矾

87.既能治目赤翳障，又能治皮肤湿疮的药物为（　　）。

A.滑石　　B.硼砂　　C.雄黄　　D.炉甘石　　E.砒石

88.常与雄黄配伍，治疗湿疹疥癣，组成二味拔毒散的药物为（　　）。

A.蛇床子　　B.硫黄　　C.白矾　　D.炉甘石　　E.砒石

89.热毒上炎致口舌生疮、咽喉肿痛、目赤肿痛，宜选用（　　）。

A.硼砂　　B.炉甘石　　C.明矾　　D.雄黄　　E.轻粉

90.炉甘石的功效为（　　）。

A.清热解毒，清肺化痰　　B.杀虫止痒，温肾壮阳　　C.祛腐蚀疮，收敛生肌

D.祛风除湿，通络止痛　　E.明目祛翳，收湿生肌

（宋瑞丽）

方剂学基础

方剂的发展经历了悠久的历史,与方剂相关的医籍不计其数。方剂是运用中药防治疾病的基本形式。伴随古代医药学的发展,方剂的组成由单方或仅两三味中药组成发展至根据病情需要与药物特性将两味或两味以上药物组成复方进行应用,并以此为基础按照一定的制剂、给药方式及药物配伍来防治疾病,这便是中成药的形成与应用。随着现代制药工业的发展,中成药的剂型日益丰富,其应用十分广泛,其不良反应也日益受到重视。

本章主要是讲方剂的组成特点、方剂的分类与剂型以及方剂的应用。

1.掌握方剂的组成原则、汤剂先煎与后下等5种煎煮方法、中成药的配伍应用与配伍禁忌、常用剂型的种类与主要特点。

2.熟悉汤剂的服用方法、不良反应的临床表现,中药调配审方、配伍、复核、发药的工作流程。

3.了解方剂组成变化、方剂的分类、引起中成药不良反应的原因与防治。

第八章 PPT

第一节　方剂的组方特点

实例分析

患者,女,35岁,淋雨后出现恶寒,发热,无汗,头颈疼痛,咳喘,舌质淡红,苔薄白,脉浮紧。诊断:感冒(风寒证型)。治法:解表发汗,宣肺平喘。方药:麻黄9 g,桂枝6 g,苦杏仁6 g,炙甘草3 g,水煎服。

问题:

1.根据组方原则对该方中四种药物的作用进行分析。

2.若从该方去掉臣药会引致方剂的功用与主治病证发生变化吗?

方剂是以辨证审因立法为基础,依据组方原则,合理地进行药物配伍而成,是中医"理、法、方、药"理论体系的重要组成部分之一,也是中医运用中药进行疾病防治的主要途径与方式。方剂学是研究治法、方剂配伍规律与临床运用的一门学科,是联系中医学基础与临床的桥梁。中成药是方剂的主要体现形式,是以中药为原料,在中医药理论指导下,以方剂为制作依据,按照规定处方与工艺标准,批量生产的具有各种不同剂型的中药制品,其疗效确切、质量可控且稳定,能即取即用。

方由药成,但不是药物的随意堆砌,也不是药效的简单相加。正如清代名医徐灵胎云:"药有个性之专长,方有合群之妙用。"由于药物的作用各具所长,也各具偏性,绝大多数单味中药既具有治疗作用,同时也有毒副作用。在辨证立法的基础上选择合适的两味或两味以上中药并进行有目的、有序列的配伍,使各具特性的药物能组成新的有机整体,能发挥综合的优越性:一是增强原有的功用,调控主治方向,提高临床疗效;二是多种药效综合能扩大治疗范围,适应复杂病情所需;三是降低中药的偏性或毒性,减轻或消除药物对人体的不利影响。《医学源流论》云:"方之与药……故方之既成,能使药各全其性,亦能使药各失其性……"由此可见,方剂是历代医家在长期的医疗实践中运用药物防治疾病的智慧结晶。

一、组方原则

方剂遵循配伍组方的基本原则组织不同药物而成,方剂的组方基本结构包括君药、臣药、佐药、使药。对方剂"君、臣、佐、使"含义的阐述最早记载于《黄帝内经》,《素问·至真要大论》曰:"主病之谓君,佐君之谓臣,应臣之谓使。"金代时期张元素指出:"力大者为君。"元代李杲在《脾胃论》中更详细地指出:"君药分量最多,臣药次之,使药又次之。不可令臣过于君,君臣有序,相与宣摄,则可以御邪除病矣。"明代何柏斋在《医学管见》中云:"大抵药之治病,各有所主。主治者,君也;辅治者,臣也;与君相反而相助者,佐也;经及引治病之药至于病所者,使也。"进一步阐明了君、臣、佐、使的具体含义。清代吴仪洛云:"主病者,对证之要药也,故谓之君,君者,味数少而分量重,赖之以为主也。佐君之谓臣,味数稍多,分两稍轻,所以匡君之不怠也。""君臣佐使"组方理论经过历代医家的不断探讨而日臻完善。现将君药、臣药、佐药、使药的含义归纳表述如下。

(一)君药

君药是指方剂中针对主病或主证起主要治疗作用的药物。在一个方剂中,君药必不可少,其药力为方中最强,药味一般较少,用量较方剂中的臣药、佐药、使药要大。

(二)臣药

臣药包含有以下两种含义:一是能辅助君药增强其治疗主病或主证作用的药物;二是能针对兼证发挥主要治疗作用的药物。一般来说,与君药相比较,臣药的药味较多,其药力与药量均较小。臣药与君药能增效或协同产生新的治疗效果,两者多具有特定的配伍关系。

(三)佐药

佐药包含以下三种含义:一是佐助药,即协助君药与臣药增强治疗作用,或对次要兼证具有直接治疗作用;二是佐制药,即消除或减轻君药与臣药的毒性,或能克制君药与臣药峻烈之性;三是反佐药,指当病重邪甚及拒药的情况下,为了防止药病格拒,以与君药的药性相反但又能在治疗中起相成作用的药物进行配伍。佐药的用量一般较轻,药力常少于臣药。反佐药应根据病情需要并结合君、臣药的性能而用。

(四)使药

使药包含以下两种含义:一是引经药,即引导方剂中的药物到达病所的药物;二是调和药,即调和方中诸药性能,协调诸药相互作用的药物。使药一般药味小且用量轻。

由此可见,方剂中药物的君、臣、佐、使主要是依据所应用的药物在方中所发挥作用的主次和从属关系而设定的。临证遣药组方并没有固定的模式,用药力求精良,用量适宜,切合病情。君药为方的核心部分,不可缺少,而臣、佐、使药是否具备要依据病情、治法以及所运用药物的性能与功用而定,每一个方中,不一定每种意义的臣、佐、使药均具备,亦不一定一味药只任一职。若患者病情单纯,一味君药足以胜任,则无需配以其他药;若君药、臣药无毒或偏性不峻烈,则不必配备佐使药;若君药、臣药能至病所,则不需应用引经药。为进一步说明君、臣、佐、使的理论及其具体运用,现结合病证,以桂枝汤为例说明如下。

桂枝汤出自张仲景所著《伤寒论》,主治外感风寒表虚证。症见:发热头痛,汗出恶风,鼻鸣,干呕,舌苔薄白,口不渴,脉浮缓等。病因为外感风寒。病机为风寒侵犯肌表,腠理不固,卫气失守,营阴外

泄,营卫失和。辨证为风寒束表、营卫失和。治疗以解肌发表、调和营卫立法。其方义分析如下:

$$
桂枝汤
\begin{cases}
君药\text{——}桂枝:辛甘温,解肌发表,透营达卫,使风寒外散,营卫调和\\
臣药\text{——}芍药:酸甘,益阴敛阳,敛固外泄之营阴\\
佐药\text{——}生姜:辛温,解表散寒(佐助药)\\
\qquad\quad 大枣:益气和中,生津补中,助调和营卫(佐助药)\\
使药\text{——}炙甘草:甘温,调和诸药
\end{cases}
$$

通过以上桂枝汤的例子,可见一首方剂的组成应以辨证与治法为依据,进行药物的选择、各药物用量的酌定以及方中君、臣、佐、使的设定,使用方应做到切合病情、主次分明、配伍严谨,才能发挥其综合作用,避免其不利影响。故"方从法出,法随证立",辨证是治法的前提,治法是指导遣药组方的原则,方是治法的体现,"君臣佐使"理论是组方的结构与形式,是确保方剂疗效的手段。

二、组成变化

方剂的组成既具有严格的原则性也具有很大的灵活性。每一首成方都是根据特定的证候配伍设定的。在临床应用时,因患者的性别、年龄、体质、生活习惯、地理环境、气候等各有差异,病证的阶段与病情的轻重缓急不同,导致患者临床证候千差万别,故应针对具体情况,在遵循组成原则的基础上,灵活化裁,加减运用,做到"师其法而不泥其方,师其方而不离其药"。方剂的变化形式归纳起来主要有三种形式。

(一)药味的增减变化

药味的增减变化是指在主证与主病不变的前提下,原方君药不变,随着兼证或次要症状的不同,而增加或减少原方中与目前病证不相适合的药物,或增加原方中没有的药物,亦称为"随证加减"。药味的增减变化主要有臣药增减变化与佐使药物增减变化两种。由于臣药的增减变化改变了原方的配伍关系,随之方剂的功效也会发生根本的变化,例如主治外感风寒表实证的麻黄汤(麻黄、桂枝、苦杏仁、甘草)以发汗解表为主,若去掉臣药(桂枝),则发汗力减弱,苦杏仁为臣药,则止咳平喘功用凸显,成为主治风寒犯肺咳喘的三拗汤。由此可见,麻黄汤与三拗汤均以麻黄汤为基础,君药不变,但臣药的增减引起配伍关系发生变化,其主治与功效则不同。佐使药物的药力较轻,其增减变化一般不会导致原方的功效发生根本变化。例如,针对脾胃气虚,症见面色㿠白,气短,体倦乏力,食少纳呆,便溏者,可直接用四君子汤原方(党参、白术、茯苓、炙甘草)健脾益气。若脾胃气虚兼气滞,兼见胸脘痞闷不舒者,则在四君子汤原方的基础上加上陈皮,即异功散,原方的健脾益气功效没有发生本质的变化,同时兼具行气化滞之功用。

(二)药量的增减变化

药量的增减变化是指在原方的药物组成不变的情况下,增大或减小方中药物的用量,从而改变原方药效的强弱,甚至改变原方配伍关系进而使药效与主治发生变化。药量的增减变化对原方功效、主治的影响主要有以下两种情况:一是增减药量可改变原方功效、主治的强弱。例如,由相同药物(附子、干姜、炙甘草)组成的四逆汤与通脉四逆汤,因四逆汤方中用生附子一枚、干姜一两半,以回阳救逆为功用,则主治四肢厥逆、恶寒蜷卧、呕吐不渴、腹痛下利、脉微之阳衰寒厥证。而通脉四逆汤方中生附子为大者一枚,干姜三至四两,故回阳通脉的功用增强,则主治病情较重的少阴病,症见手足厥逆、下利清谷、身反不恶寒、下利清谷、脉微欲绝(表8-1)。二是药量的增减使原方的主要配伍关系发生了变化,引起方的功用、主治发生改变。例如,桂枝汤与桂枝加芍药汤均由相同的药物组成:桂枝、芍药、生姜、大枣、炙甘草。前者桂枝与芍药等量配伍(各三两),以解肌发表、调和营卫为功用,主治外感风寒表虚证。后者芍药用量增至六两,则以调和脾胃、缓急止痛为功用,主治太阳病误下,脾气损伤,肝旺乘脾导致的腹满时痛(表8-2)。综上所述,药量标识药力,方剂中药物的用量直接决定功用及其强弱。在药物组成不变的前提下,随着主证病机的改变与主证的轻重,相应增减原方的药物用量,以切合不同病情的需要。

表 8-1 四逆汤与通脉四逆汤的比较

方剂名称	药物组成			功效与主治
	附子	干姜	炙甘草	
四逆汤	一枚	一两半	二两	回阳救逆。主治四肢厥逆、恶寒蜷卧、呕吐不渴、腹痛下利、脉微之阳衰寒厥证
通脉四逆汤	生用,大者一枚	三至四两	二两	回阳通脉。主治手足厥逆、下利清谷、身反不恶寒、下利清谷、脉微欲绝之少阴病

表 8-2 桂枝汤与桂枝加芍药汤的比较

方剂名称	药物组成					功效与主治
	桂枝	芍药	生姜	大枣	炙甘草	
桂枝汤	三两	三两	三两	十二枚	二两	解肌发表、调和营卫。主治外感风寒表虚证
桂枝加芍药汤	三两	六两	三两	十二枚	二两	调和脾胃、缓急止痛。主治太阳病误下,脾气损伤,肝旺乘脾导致的腹满时痛

(三)剂型的更换变化

剂型的更换变化是指在方剂的组成药物及药量配比相同的情况下,随着病情的变化配制不同的剂型,以改变药力快慢与峻缓。方剂的剂型各具特点,即使相同药物组成与用量配比的同一方剂,若剂型不同,其作用也大相径庭。一般而言:汤剂的药力快而力强,适合病情急重者;丸剂、散剂的药力慢而力缓,适合病情轻缓者。例如,理中丸与人参汤的药物组成、药量均相同,均由人参、干姜、白术、甘草组成,各药用量均为三两。前者主治脾胃虚寒证,症见脘腹疼痛、喜温、便溏食少,病情较轻缓,以丸剂为用药剂型。后者主治中上焦虚寒之胸痹,症见气逆上冲、心胸痞闷等,病情较急重,故剂型改为汤剂内服,则作用快而药力强,故有"汤荡而丸缓"之说(表 8-3)。可见,剂型的更换主要根据病情的轻重缓急,急治以汤剂、缓治以丸剂的剂型更换变化,在临床运用中十分常见。

表 8-3 理中丸与人参汤的比较

方剂名称	药物组成				用法	功效与主治
	人参	干姜	白术	甘草		
理中丸	三两	三两	三两	三两	蜜和为丸,如鸡子黄大,取丸缓治	温中散寒,补气健脾。主治脾胃虚寒证,症见脘腹疼痛、喜温、便溏食少
人参汤	三两	三两	三两	三两	煮汤日三次分服	温中健脾,散寒除痞。主治中上焦虚寒之胸痹,症见气逆上冲、心胸痞闷等

此外,药味增减、药量增减与剂型更换的方剂组成变化,不仅可以单独运用,也可以联合应用。例如,半夏泻心汤与生姜泻心汤、大承气汤与小承气汤均为药味增减与药量加减的联合变化。这些变化充分体现了方剂组成在临床应用中具有很大的灵活性。由于这些变化可能引起君臣配伍关系、功用的改变,可能引起药力、性能的改变,所以临床处方时注意方剂的药味、药量、剂型。

知识链接

方剂学代表著作及其意义

年代	书名	作者	意义
汉以前	《五十二病方》		我国现存最早的一部方剂学著作
先秦时期	《黄帝内经》		为方剂学的形成与发展奠定了基础
东汉时期	《伤寒杂病论》	张仲景	共收载314首方剂,融理法方药于一体,被后世誉为"方书之祖"
晋朝	《肘后备急方》	葛洪	方药简、便、廉、效
南北朝	《药对》	徐之才	按功效将药物归纳为"宣、通、补、泄、轻、重、滑、涩、燥、湿"10类
唐朝	《千金要方》《千金翼方》	孙思邈	总结汉代至唐朝的名家方剂,是研究唐朝以前方剂学的宝贵著作
	《外台秘要》	王焘	
宋朝	《太平圣惠方》		我国历史上首部由政府颁发的方书
宋朝	《圣济总录》		由政府颁发的方书,对宋以前方剂的总结
宋朝	《太平惠民和剂局方》		我国历史上首部由政府颁发的成药药典
金朝	《伤寒明理药方论》	成无己	首部方论专著
明朝	《医方考》	吴昆	考证方剂的理论专著
明朝	《普济方》	朱橚(等)	我国历史上记载方剂最多的方书,共载方61739首
清朝	《医方集解》	汪昂	开创以方剂功效分类为主、以病证分类为辅的综合分类法的方剂学专著
清朝	《成方切用》	吴仪洛	以汪氏分类法为主,补充了《医方集解》的不足

第二节 方剂的分类与剂型

实例分析

　　《金匮要略》所载桂枝茯苓丸与《济阴纲目》所载催生汤由相同的药物组成:桂枝6 g、茯苓6 g、牡丹皮6 g、桃仁6 g、芍药6 g。但两者的剂型不同,主治有明显差异。前者为丸剂,具有活血化瘀、缓消癥块之功效,主治妇人素有癥块,或妊娠漏下不止,血色紫黑晦暗,腹痛拒按,或腹痛经闭,或产后恶露不绝,舌质紫黯有瘀点,脉沉涩等。后者为汤剂,主治产妇临产,腹痛或腰痛,胞浆已下时服用。

问题:

1. 桂枝茯苓丸剂型改为汤剂后为何主治发生变化?
2. 丸剂与汤剂各自的特点是什么?

在方剂学发展的初期,因方剂的数量不多,方剂的分类并未成为学科发展的重要部分,伴随着方剂数量的日益增多,人们为了更好地运用方剂,需要对方剂及其应用经验进行归纳整理,方剂的分类便成为医家面临的重要问题。在方剂学发展的历程中,历代医家对方剂分类的论述见仁见智,故形成了不同的方剂分类方法,对方剂学发展有重要影响的方剂分类观点包括"七方""十剂""八阵""八法"。

一、方剂的分类

历代医家对方剂的分类进行了不同角度的研究与探讨,因此产生了不同的分类方法,主要包括病证分类法、组成分类法、治法分类法、综合分类法等。

(一)病证分类法

病证分类法有利于临床以病用方,故在方剂中的应用十分广泛,以我国现存最早的医方著作《五十二病方》为首推,但由于其成书时中医的辨证论治体系尚未建立,方剂组成过于简单,用量粗糙,一些病名与药名现已无从考证,缺乏对目前临床的指导意义。以病证进行方剂分类的代表著作有汉代张仲景所著的《伤寒杂病论》、唐代王焘所著的《外台秘要》、宋代官修方书《太平圣惠方》、明代大型方书《普济方》以及清代张璐撰写的《张氏医通》等。

脏腑分类法是按首列脏腑、下分病证的方式进行方剂的分类,故也属于病证分类法,其主要的代表著作有唐代孙思邈所著的《备急千金要方》、清代《古今图书集成医部全录》等。

以病因为纲,下列病证的病因分类法本质上亦归于病证分类法,以该分类方法进行方剂分类的代表著作有宋代陈言所著的《三因极一病证方论》等。

(二)组成分类法

组成分类法有利于对类方的深入研究,在方剂中的应用历史十分悠久,最早见于《素问·至真要大论》,云:"君一臣二,制之小也;君一臣三佐五,制之中也;君一臣三佐九,制之大也。"又云:"君一臣二,奇之制也;君二臣四,偶之制也;君二臣三,奇之制也;君二臣六,偶之制也。""补上治上,制以缓;补下治下,制以急;急则气味厚,缓则气味薄。""奇之不去则偶之,是谓重方。"金元时期成无己在《伤寒明理药方论》中首次提出"七方",即"大、小、缓、急、奇、偶、复",这是以病位的上下、病邪的轻重缓急、病体的强弱为方剂分类的依据。药味多、用量大的为"大方",常用于治疗病邪亢盛之证;药味少、用量小的为"小方",常用于治疗病邪轻微之证;药性缓和的为"缓方",常用于病缓且需长期治疗之证;药性峻烈的为"急方",常用于治疗病情急重之证;药味为单数的为"奇方",药味为双数的为"偶方";两方或多方组成的方为复方。后人以"七方"作为最早的方剂分类方法,但以该分类方法撰写的最早著作为明代施沛的《祖剂》。

(三)治法分类法

治法分类法是依据方剂的功效进行方剂的归纳,亦称为功能分类法。该法最早可追溯到北齐时期,始于徐之才对药物的分类方法:"药有宣、通、补、泻、轻、重、涩、滑、燥、湿十种"。金元时期成无己首次明确提出"十剂",曰:"制方之体,宣、通、补、泻、轻、重、涩、滑、燥、湿十剂是也。"但此后应用此分类方法的方书并不多,清代陈修园的《时方歌括》参考该法,按"宣、通、补、泻、轻、重、涩、滑、燥、湿、寒、热"十二剂进行分类。清代程钟龄在《医学心悟》中提出"八法"并按照八类治法进行方剂的列述,依据治法的分类法能体现病证与方效的内在联系,"以法统方",概念明确,可满足临床实际应用的需要。

(四)综合分类法

综合分类法是对方剂运用多种方法进行分类。由于单一分类法难以囊括多数方剂,按病证分类法常常会引起同一方剂分列于多种疾病之下,故需要运用多种方法综合进行方剂的分类。综合分类法早期出现于一些方书中,如唐代著作《备急千金要方》不仅应用脏腑病证分类法,还有关于内科杂病、外科痔漏、妇产科、儿科以及五官科等的列方；又如宋代《三因极一病证方论》中不仅有外感与内伤等病证的列方，还设有外科、妇人、小儿以及五官科的分科列方。明代《玉机微义》中在病证与科别之门下尚列有治法，例如中风门下列发表、攻里、发表攻里、调血养血、理气、理血、通关透肌、治痰通经、杂方、吐剂等10类，各类下又列数方，为融合了分科、病证与治法或方效一体的综合分类法。清代《医方集解》记载的综合分类法对后世的方剂分类有较重要的影响，它记载了近900首自汉唐至清初的名方，分为发表、泻火、补养、攻里、涌吐、表里、和解、祛寒、理气、理血、祛风、清暑、利湿、润燥、除痰、消导、收涩、杀虫、经产、明目、痈疡、急救共22类方剂，创立以治法为主，同时结合病因、病证、临床专科特点与方剂功效的综合分类法，这种分类方法既遵循了方剂功效与病证类别相统一，还体现了方剂学术与临床应用的统一，弥补了单一以治法分类的不足，该分类方法一直为现代方剂学所常用，该书亦成为近现代方剂学相关教材编撰的基础。

由此可见，在方剂学的发展历史中，方剂的分类方法有多种，依据的目的不同，则各种分类方法各具功能，也各有利弊。若按疾病、病因、脏腑部位以及临床各科的分类法，有利于临床选方使用，但难以体现方剂本身的特点。若按方剂的组成功效进行分类，虽能反映方剂自身的特点，便于方剂学的学术深入研究，但不利于方剂的临床应用。方剂是中医防治疾病的主要途径与形式，为中医理法方药的重要环节，故方剂的分类应与理法相统一，"以法类方"成为现代方剂学分类的常用方法。

知识链接

中成药的分类

大部分中成药是从方剂中产生并制备而成，故中成药的分类方法与方剂的分类方法基本一致。中成药的分类法多种，以功用与剂型为主，该分类方法便于中医临床辨证使用，可分为解表类、祛暑类、泻下类、温里类、止咳平喘类、补益类、固涩类、开窍类。若以临床病证进行分类，可分为感冒类、头痛类、咳嗽类、胃痛类、食滞类、便秘类、腹泻类、眩晕类、失眠类等。若以剂型进行分类，该分类方法有利于经营保管，可分为片剂类、散剂类、蜜丸类、水丸类、糊丸类、膏药类等。若以临床应用科室进行分类，该分类法有利于临床医师使用专方，可分为内科、外科、妇科、儿科、五官科等。

二、方剂的剂型

剂型是指在组成方剂之后，依据具体的病情需要、方中药物的性能与给药的途径，把药物加工制成合适的形态。适宜的剂型不仅有利于药物疗效的发挥，还能降低毒副作用，方便储存、运输和使用。

关于方剂的剂型，历代医家不断地研究与发展，积累了丰富的理论与实践经验。《黄帝内经》中记载的剂型有汤、丸、散、膏、酒、丹等。明代《本草纲目》中记载方剂的剂型已经达到了40余种。中华人民共和国成立以来，随着药业的不断发展，又创制了大量新的剂型，如片剂、冲剂、微丸、注射剂、免煎剂等。目前，汤剂、散剂、丸剂、膏剂、丹剂、酒剂、露剂、片剂、栓剂、茶剂、口服液、颗粒剂、注射剂等最为常用。现分别介绍如下。

（一）汤剂

汤剂，亦称汤液、煎剂，是指将配伍好的药物饮片用水或酒浸泡并煎煮一定时间，去渣取汁而成的液体剂型，是中医临床使用十分广泛的一种剂型。汤剂的使用途径主要为内服，如麻黄汤、桂枝汤、小承气汤等，也可作含漱、洗浴、熏蒸等外用。汤剂具有吸收快、药效作用发挥迅速等优点，因其能依据患者的具体病情随时增减，尤其适合病情较重或不稳定的患者使用，李杲云："汤者荡也，去大病用之。"汤剂的缺点：煎煮耗时长，需临时煎制，携带不便，不适合急重患者的抢救使用；某些药的有效成分难以煎出或者容易挥发散失；口服量较大，且口感不佳，尤其是儿童服用的依从性较差；药液杂质较多，容易霉变。

(二)散剂

散剂是指将一种或以上的药物粉碎并混合均匀而成的粉末状制剂。散剂常对粉碎的细度有一定的要求,研后需均匀混合,用量准确,在临床应用中,为了避免散剂的不良气味,常常将之装入胶囊或制成包衣颗粒剂或微型胶囊剂后使用。散剂具有节省药材、制作简便、吸收迅速、性质稳定、方便携带与服用等优点,多种病证均适合。李杲云:"散者散也,去急病用之。"散剂包括内服与外用两种。内服者常研成细粉后用温水冲服;用量较少者也可直接吞服,如七厘散;也有研成粗末,用水煎后取药液服用者,如逍遥散、银翘散等。散剂外用常将之外敷于疮面或患病部位,如生肌散、金黄散等;也常用作吹喉、点眼等,如喉风散、冰硼散、八宝眼药等。

> **知识链接**
>
> ### 中药煮散剂的历史
>
> 中药煮散剂是指将药物研成粉末状的散剂,然后用水进行煎煮成汤剂服用,这有利于药材有效成分的释出,减少煎煮的时间,能节省药材。中药煮散剂的应用历史悠久,早在唐代孙思邈所著的《备急千金要方》中就有相关的记载,如独活煮散、防风煮散、茯神煮散等。唐末时期,由于战事不断,药材短缺,为了节省药材,中药煮散剂逐步被提倡,至宋代,其应用已十分广泛。明清时期,由于切制技术的不断提升,中药煮散剂的应用逐步减少,但仍然沿用至今,如银翘散、六一散等。

(三)丸剂

丸剂是指将药物细粉或药物提取物中加入合适的黏合剂或辅料而制成的球形固体剂型。与汤剂相比较,丸剂具有吸收缓慢、节省材料、药效持久、携带与服用方便的优点,适用于久病、慢病需长期用药治疗者,如六味地黄丸、理中丸等,李杲云:"丸者缓也,舒缓而治之也。"也有一些因方中组成药物为芳香或有毒之品,不适合入汤剂煎煮而作丸剂使用,如苏合香丸、抵当丸、安宫牛黄丸等。亦有因峻药缓治而作丸剂使用,如大黄䗪虫丸、十枣汤等。丸剂的缺点为污染机会多、疗效易受操作影响、有效成分的标准难以把握、用量较大、小儿较难服用。

按制作所选用的赋型剂不同,丸剂可分为蜜丸、水丸、水蜜丸、糊丸、浓缩丸和滴丸等。

1. 蜜丸 把蜂蜜作为黏合剂与药物细粉炼制而成的丸剂。蜜丸应用十分广泛,具有药性缓和、作用持久的优点,兼有补益与矫味的功效,适用于慢性病或虚弱性病需长期服药者。蜜丸依照丸粒的大小不同可分为大蜜丸、小蜜丸。

2. 水丸 亦称水泛丸,是指以冷开水或蒸馏水、酒、醋、药汁等为黏合剂,与药物细粉制作而成的丸剂。还可依据药物的性质与气味进行分层泛入,以避免不良气味刺激或芳香性成分的挥发。与蜜丸相比较,水丸易于崩解溶散,故吸收快,作用发挥迅速,如防风通圣散。

3. 水蜜丸 以蜂蜜与水作为黏合剂,根据水泛丸制备工艺而制成的丸剂,如大补阴丸。丸粒小而完整、光滑,尤其适合在气候湿润的地方生产与使用。水蜜丸具有制备简单、生产效率高、易于服用等优点。

4. 糊丸 将米糊、曲糊、面糊等黏合剂与药物细粉制备而成的丸剂。糊丸具有质地坚硬、崩解溶散较慢、内服药效作用长、能降低某些毒峻药毒副作用对胃肠道的不良刺激,如舟车丸。

5. 浓缩丸 亦称粉膏剂,是指药物提取液浓缩成浸膏或清膏后与其他药物细粉混合干燥、粉碎,再用水、蜜、酒或药液作为黏合剂制作而成的丸剂,如安神补心丹。浓缩丸是以蜜丸与水丸为基础创制的,且药剂的体积较两者缩小,故其具有崩解溶散较快、药效较强的优点,同时便于贮存、保管、运输与服用,其发展前景好。

6. 滴丸 将药物中提取的有效成分溶解、混悬或乳化于脂溶性或水溶性基质中,再用滴管滴入与其不相混合的冷却液,冷凝而成。滴丸是应用固体分散技术制备而成的一种新型丸剂。滴丸具有制作简便、稳定性好、吸收快、服药量少的优点。含有液体药物或刺激性药物的方剂制作成滴丸,可以提升药物的稳定性,减弱刺激性,避免不良气味。例如速效救心丸、苏冰滴丸等。

除以上丸剂外,还有蜡丸、微丸等。

(四)膏剂

膏剂,亦称膏方,是指将药物用水或者植物油等浓煎去渣而成的剂型。膏剂可分为内服与外用两种。膏剂具有服用简便、药物作用发挥较慢的特点。内服膏剂包含流浸膏、浸膏、煎膏三种。外用膏剂包含硬膏与软膏两种。流浸膏和浸膏常用于调制其他制剂,例如糖浆剂、合剂、颗粒剂等。外用膏剂常直接涂于患处且疗效持久。

1. 煎膏　用水将药物反复煎熬去渣并浓缩,然后加入蜂蜜或炼糖而制成的半流体剂型,亦称膏滋。煎膏具有药剂体积小、浓度高、服用方便、口感佳的优点,兼具补益滋润的疗效,适合于患有慢性疾病或体质虚弱需要用药时间较久者,如八珍膏、十全大补膏等。

2. 浸膏　将药物的有效成分用溶媒浸出,再以低温加热使溶媒全部蒸发而成的膏状或粉状剂型。浸膏具有体积小、浓度高的特点,需用密闭容器保存,并放于阴凉避光处。浸膏可分为稠浸膏与干浸膏:前者为半固体剂型,常用于制作片剂或丸剂,如毛冬青浸膏等;后者为干燥粉状剂型,常装入胶囊服用或直接冲服,如刺五加浸膏等。

3. 流浸膏　将药物的有效成分用溶媒浸出,再以低温加热至溶媒部分蒸发而成的浓度较高的膏状剂型。流浸膏具有有效成分含量高、溶媒副作用小的特点,如益母草流浸膏。流浸膏需用棕色避光容器贮存,并密封放于阴凉干燥处。

4. 软膏　亦称药膏,是指将适宜的基质与药物细粉混合而成的半固体剂型,常外涂于皮肤、黏膜或疮面。软膏具有药物吸收缓慢而疗效发挥持久的特点。一些软膏还具有润滑或保护的作用,常用于治疗烧烫伤、疖肿疮疡等,如生肌玉红膏、金黄膏等。软膏需用锡管或棕色广口瓶等密闭容器进行贮存,并放于阴凉干燥处。

5. 硬膏　亦称膏药,是指将药物用植物油等基质混合并煎熬至一定程度时去渣,煎至滴水成珠状时,将黄丹等加入混匀并冷却而成的膏剂,如万应膏、止痛膏、百部膏等。硬膏在常温时为坚韧固态,在使用前应预热软化,贴敷于患处或穴位上,具有疏通经络、散寒祛风、消肿止痛、去腐生肌、针灸穴位的作用,常用于治疗跌打损伤、疮疡疖肿、风湿痹痛等局部或全身性疾病。硬膏具有作用持久、使用简易、携带方便等优点。其缺点为疗效缓慢、脱落时易沾染衣物。

(五)丹剂

丹剂包括外用与内服两种。外用丹剂,亦称丹药,是指将水银、硫黄、白矾等矿物药经高温加热或熔合而成的不同结晶形状的制品,如九一丹、白降丹等。外用丹剂常研成粉末涂撒于患处,或用之制作药条与外用药膏等,主要用于治疗疮疡、痈疽、瘰疬等外科疾病。内服丹剂常是贵重药品或药效突出的散剂、丸剂等,即指灵丹妙药,它没有固定的剂型,如紫雪丹为散剂,大活络丹为蜜丸剂,梅花点舌丹为水丸剂,人丹为糊丸剂,黍米寸金丹为蜡丸剂。

知识链接

丹剂的历史沿革

丹剂在我国有两千多年的历史,是我国药学的重要组成部分。伴随着古代制药化学与炼丹术的产生与发展,丹剂出现并逐渐被广泛应用。早在公元前 3 世纪至公元前 2 世纪,我国已经出现了炼丹,《周礼·天官篇》有“疡医疗疡,以五毒攻之”的记载。炼丹术盛行于魏晋南北朝时期,如东晋葛洪所著《抱朴子》总结了炼丹的经验,梁代陶弘景所著《合丹法式》对炼丹有较为深入的论述。与此同时,制药化学也获得了很大的进步,到唐宋时期,制药化学进一步发展,白砒、硒等成为炼丹的主要原料。现行丹剂处方中日渐减少汞化合物的使用,一般以天然植物为主,减少了其不良反应的发生,或仅以朱砂为外衣,与宋代大量使用汞化合物的丹剂有本质的区别。

（六）片剂

片剂是指将辅料与药物细粉或药物提取液混合并压制成片状剂型。多用于内服,可用于治疗多种病证。常将味苦或有异味的药物压制后包裹糖衣,需要在肠道中崩解起作用的药物常裹以肠溶衣。另外,还有口含片、泡腾片等。片剂具有生产成本低、产量较高、用量准确、质量稳定、药剂体积小、便于储存与服用等优点。其缺点为容易霉变,储存时间长时药效会降低,儿童与昏迷患者不易吞服等。片剂应密封储存以防吸潮。常用的片剂有银翘解毒片、复方丹参片、桑菊感冒片等。

（七）胶囊剂

胶囊剂是指将药物按剂量装入胶囊中而成的剂型。胶囊剂包括软胶囊剂、硬胶囊剂与肠溶胶囊剂三种,多用于口服。软胶囊剂是指以滴制法或压制法把药物提取后装入密封的软质胶囊中,如麻仁软胶囊、牡荆油胶丸等。软胶囊具有药效稳定、外观整洁、服用方便、能避免药物不良气味的优点,一些软胶囊兼有定时、定位释放药物的作用。硬胶囊剂是将一定量的药材提取物与药粉或辅料制成均匀的粉末或颗粒,充填于空心胶囊中制成,或将药材粉末直接分装于空心胶囊中制成,如全天麻胶囊、羚羊感冒胶囊等。肠溶胶囊剂是将软胶囊或硬胶囊用药用高分子材料或其他适合方法加工而成的剂型,其囊壳在胃中不溶解,但药物有效成分能在肠液中崩解而释放。

（八）酒剂

酒剂,亦称药酒,是指将药物用白酒或黄酒浸泡过滤去杂质而成的澄清液状剂型,如十全大补酒。常用的制作酒剂的方法有冷浸法、热浸法、回流法等,药材常需切成片状或压碎,部分药材需先炮制再行制备,过滤的药酒需色泽均匀、澄清。药酒可分为内服与外用两种,内服具有易于吸收的优点,但孕产妇、儿童,以及心脏病、高血压、阴虚火旺及不胜酒者不宜使用。

（九）颗粒剂

颗粒剂是指将药材提取物与赋形剂或部分药物细粉制作而成的干燥颗粒状制剂,常用开水冲服,如板蓝根冲剂、夏桑菊冲剂等。颗粒剂具有作用快、口感好、易于服用、药剂体积小、患者乐于接受等优点。

（十）口服液

口服液是指将提取的药物用水或其他溶剂精制而成的内服液体剂型,如蒲地蓝口服液、生脉饮口服液等。口服液具有用量少、吸收迅速、易于服用、口感较好的优点。口服液既适用于慢性疾病、久病或体质虚弱者,也适用于急性病患者。近年来,随着保健类与滋养类口服液的需求日益增长,口服液剂型相关药业发展迅速。

（十一）注射剂

注射剂,亦称针剂,是指药物经提取、精制、配制而成的灭菌溶液、无菌混悬液或用于配制成药液的无菌药粉,以静脉、肌内、皮下注射为给药途径的剂型,如生脉注射液、清开灵注射剂。注射剂具有用量准确、作用迅速、不受消化系统影响等优点,尤其适用于急救、神志昏迷、难以口服给药的患者。

（十二）栓剂

栓剂是指将药物粉末与基质混合而成的且具有一定形状的固体剂型,经腔道给药并在其溶解释放药物,如消痔栓、苦参栓等。栓剂具有润滑、收涩、杀虫止痒等作用。栓剂可用于治疗全身性疾病,也可用于局部性病变。用于治疗全身性疾病时,药物经直肠吸收后直接进入体循环,不经过肝脏代谢,故可减少药物对肝脏的毒副作用,也可避免药物对胃肠道的刺激,十分适合用于婴幼儿。

（十三）露剂

露剂,亦称药露,指将新鲜含有挥发性的药物经蒸馏法制成的具有芳香气味的澄清水溶液,常作为清凉解暑饮品,如金银花露等。

（十四）茶剂

茶剂是指用含有或不含茶叶的药物或药物提取液制作而成,常以沸水冲服、泡服或煎服的剂型,如丹参茶、减肥茶等。茶剂具有作用迅速、服用简便的优点,常用于治疗感冒、腹泻、食积、保健、瘦身等。

(十五)气雾剂

气雾剂是指把药物与抛射剂一同装入密封且带有阀门的耐压容器中,应用时使内容物借助抛射剂的压力呈喷雾状喷出的剂型,临床上常用于治疗呼吸系统疾病、冠心病、烧伤等,如复方桂枝气雾剂、复方细辛气雾剂等。

(十六)膜剂

膜剂是指把药物与合适的成膜材料通过成膜机制制成的薄膜状制剂,如复方青黛散膜剂、丹参膜剂等。膜剂的给药途径多种,包括口服、舌下、口含、眼结膜囊内、植入和阴道内给药。膜剂具有药物用量准确、稳定性好、吸收快、作用迅速、体积小、易于携带与运输等优点,其缺点为载药量受限,不适用于较大剂量的药物。常用于烧伤、皮肤和黏膜损伤、炎症等疾病。

(十七)搽剂

搽剂是指把药物溶解于合适的溶剂制备而成的专用于皮肤表面揉搽或涂抹的液体剂型,如松节油搽剂、樟脑油搽剂等。搽剂可分为溶液型、混悬型、乳剂型。搽剂具有止痛、抗炎、抗刺激、收敛、保护和滋润皮肤的作用。搽剂不宜用于破损皮肤。

三、方剂的应用

方剂是在辨证审因确立治法的基础上,按照组方原则选择药物、酌定用量而配伍组成的有特定剂型与用法的中医处方。方剂既是辨证论治的产物,也是中医防治疾病的主要工具,是理法方药的重要组成部分,是古今医家临床经验与学术思想的载体。

方剂是古今中医药仁人志士临床经验与学术思想的结晶,蕴含着中医药的精华,是中医防病治病的重要途径。它揭示了中医"证"的本质,体现了中医辨证思想与整体观念的特点。

目前,方剂在临床上以汤剂、丸剂、片剂、注射剂、胶囊剂、软膏剂等为主要剂型,在未来的很长一段时期里,这些剂型在中医临床治疗中仍发挥着重要的作用,随着现代制剂学的不断发展,很多传统的剂型将进行剂型改革。由于汤剂加减灵活,一直以来十分适合中医辨证用药的需要,它仍然是中医药临床应用的主要剂型之一,近年来,为了减少汤剂临床使用煎煮的不便,新的煎煮器具应运而生,使煎煮更灵活、方便,煎出率更高。针对丸剂容易染菌、不稳定、生产工艺难等问题,人们开发出了微丸、滴丸等,提升了丸剂的质量,减少了服用剂量。片剂不仅在片型、色泽、大小等外观方面更趋完美,更有利于患者接受与使用,并且在内在质量上,也有很大的改进,如溶出度提升、含量更均匀、生物利用度更高,用药安全性更高等,多层片、咀嚼片、分散片、可溶片等不断应用于临床。胶囊剂在胶囊壳的质量不断提升的同时,为了解决胶囊剂的引湿性问题,进一步规范了内容物流动性与均匀性标准,一些新型胶囊品种出现了,如肠溶胶囊、直肠用胶囊与阴道用胶囊等。中药注射剂在解决澄明度与有效药物含量不足的问题上进行了深入的研究,增溶技术、非均相体系稳定性理论、层流空气洁净技术,以及曲颈安瓿、全自动洗瓶灭菌机等在中药注射剂制备中被应用,大大提升了中药注射剂的质量与使用安全性。

四、中成药的用法与用量

中成药是指用中药材作为原材料,按照处方标准制成的各种不同剂型的成药。中成药既有以中药传统制备工艺制成者,如蜜丸、膏药、冲剂等,也有运用现代制备工艺制成者,如针剂、口服液、胶囊等。中成药以疗效确切的方剂为制备基础,副作用少,使用便捷,应用十分广泛,是我国历代医家在长期的医疗实践过程中积累的宝贵经验与智慧结晶。目前,中成药的配伍各异、剂型繁多、功效不同,如合理使用,奏效迅速,有利于疾病的痊愈,如使用不当,则不仅浪费药物,耽误病情,甚至危害患者生命。

中成药主要包括内服与外用两种。内服中成药常用于体内气血阴阳失调或脏腑功能紊乱引起的各种病证,需严格遵循用法用量,防止不良反应的发生。外用中成药常用于外科、骨伤科、皮肤科、五官科的各种病证,某些外用中成药具有一定的毒副作用,应慎重使用,最大限度地减少其不良反应的发生。

(一)中成药的用法

中成药的用法应注意用药途径与用药方法两个方面。

1.用药途径　因为人体的各种组织对药物的吸收性与敏感性各具差异,且药物的分布与消除速度在不同人体组织也不相同,所以不同的用药途径不仅会影响药物吸收的快慢、吸收的多少与药物作用的强弱,而且某些药物必须以某种固定的用药途径才能发挥其药物作用。例如,用于妊娠中期引产的天花粉必须以肌内注射的途径用药、用于杀虫止痒的百部则需要外用等。中成药的用药途径十分丰富,包括口服、皮肤外涂、吸入、舌下含服、黏膜吸收、皮下注射、肌内注射、穴位注射、静脉注射、直肠给药等。其中,以口服与皮肤外涂为主要途径。临床用药过程中,中成药用药途径主要根据病证、方药确定。

2.用药的方法　临床使用中成药时,尤其应当注意内服还是外用,除此之外,还需注意用药的时间、用药的量。

(二)中成药的用量

中成药的用量取决于患者的具体病情、病程、药物配伍、体质、年龄、性别、职业、生活习惯与体重。一般而言:无毒且安全性较高的中成药,用药剂量可稍大;毒副作用较大或者一些名贵中成药,则需严格控制其用量;年老体弱者、儿童、经期产后妇女应适当减少用药量。若患者病情较复杂需要配伍应用中成药,而某些药物重复出现,则需适当减少该药物的用量,例如对于脾肾阳虚的患者,需要合用附子理中丸与金匮肾气丸,而两种中成药均包含具有毒性的附子,为了防止毒副作用的发生,需要减少用量。

知识链接

服药方法不容忽视

患者李女士因感冒咳嗽从药店购买了止咳糖浆,因觉得该药有特殊气味,便每次服用该药后喝大量的温开水。用药4天后,李女士的咳嗽症状并没有明显好转。李女士开始认为是药店的药品质量有问题,后经咨询医生才得知,李女士服用止咳糖浆而咳嗽症状未见好转的主要原因是她的服用方法不恰当。很多患者以为服药后喝水是正确的,但有些药物服用后是不适合喝水的。如上述的止咳糖浆,服用后会在咽喉部形成一层药物膜而发挥治疗作用,若用药后立即喝水,便会冲淡或破坏这层药物膜,从而无法发挥药物的治疗效果。类似的药物还有胃黏膜保护剂硫糖铝、果胶铋等。

五、中成药的合理使用

药物犹如双刃剑,既具有防治疾病的作用,也具有不良作用,若不合理使用会对人体造成损害,甚至危害生命。中成药的临床合理使用应当符合安全性、有效性、经济性与适当性四个基本要求。中成药是在中医药学理论指导下制备而成,因此中成药的使用需根据患者的具体病情,结合中医药学理论体系、原则与方法选用更好的药物、更好的剂型以及更好的给药方案。

(一)须符合证、病、症使用

中成药的使用目的是防治疾病,每种中成药的功效与适应证都是固定的,故须全面掌握患者的病情与中成药的功效及其适应证,中成药的应用符合患者的证、病、症,是合理使用中成药的关键。

1.药证相符　证是指疾病发展过程中,对某一阶段的病理性概括,包括病位、病因、病性以及邪正关系。辨证论治是指通过望、闻、问、切收集患者的病情资料辨别证候,根据证候确立治法,在治法的指导下选择方药进行治疗。辨证论治是中医诊治疾病的基本原则。因此,中成药的使用绝大多数是针对患者的证候,即药证相符。

2. 药病相符 病,即疾病,是指致病因素引起的健康状态的破坏、阴阳平衡失调所表现的病理变化的全过程。病包括病因、发病形式、病机、发病规律与转归,由若干个阶段及其证候所组成。中成药的使用以辨证施治为主,但也不排斥对病用药,例如,针对高血脂使用血脂康胶囊则为对病用药。药病相符也是合理使用中成药的内容之一。

3. 药症相符 症,即症状与体征,是指患者在疾病过程中自身感到的不适或医生检查时发现的异常征象。症虽是疾病过程中个别表面现象,根据中医"急则治标"的基本原则,某些紧急的情况下,中成药主要针对症状使用。例如,针对痛经剧烈的患者使用痛经胶囊。因此,药症相符也是中成药合理使用的内容之一。

4. 药病证相符 辨证是辨别疾病过程某一阶段的病理状态,辨病是探索疾病全过程的规律。中医临床诊治疾病向来重视辨证,也不忽略辨病,故合理使用中成药应以药、病、证三者相符为优先原则。

(二)中成药的配伍使用

中成药绝大多数以固定组成的方剂进行制备,其功效与适应证比较单一,而临床应用中患者的病情往往错综复杂,使用一种中成药不能全面兼顾患者的病情,故需要进行配伍使用。中成药的配伍使用包括中成药与中成药配伍、中成药与药引配伍、中成药与汤药配伍、中成药与西药配伍。

1. 中成药之间的配伍 将两种或两种以上中成药配伍使用,以增强疗效、扩大治疗范围或降低毒副作用,配伍原则主要包括以下三种。一是相辅配伍,即为了扩大治疗范围,将功效类似的中成药进行联用。如具有滋肾养阴功用的左归丸与二至丸配伍治疗绝经前后诸证,具有清热解毒泻火止痛的牛黄解毒丸与清胃黄连丸配伍治疗胃热上攻牙痛等。二是相须配伍,即为了治疗不同性质的疾病,将功用不同的两种或以上中成药联用,如玉屏风散与止嗽散联合治疗小儿慢性支气管炎。三是相制配伍,即为了中成药之间相互制约,减少不良反应,将两种或以上中成药进行配伍,例如,舟车丸与四君子丸配合使用,使峻下逐水而不损伤脾胃。

2. 中成药与药引配伍 药引即引药归经,是指具有引导其他药物到达病变部位或某一经脉发挥治疗作用的药物,某些药引还具有增强疗效、调和诸药与矫味的功效。中成药配伍合适的药引往往能收到相辅相成的效果。常用的中成药与药引配伍如:补中益气、补血安神之大枣以汤送服健脾丸能增强补脾益气的功效,用于治疗脾虚泄泻;温中散寒、解表止咳之生姜以汤送服九味羌活丸,有助于祛风散寒、温胃止呕,用于治疗风寒感冒咳嗽。补血、活血、散寒之红糖化水送服下乳涌泉散,能活络通乳,用于治疗缺乳。

3. 中成药与汤药配伍 使用中成药的基础上加用汤剂。中成药与汤药配伍主要有以下三种情况。一是中成药与汤药同服,常用于由贵重药材或易于挥发的药物制备的中成药,不宜同其他药物一同煎煮,则用汤药送服或化服中成药,如清热解毒、镇惊开窍之安宫牛黄丸与清瘟败毒饮汤剂同服,治疗高热惊厥、神昏谵语等。二是中成药与汤药交替服用,常由于病情缓急所需,急者先以汤剂治疗,病缓巩固疗效则服用中成药。三是中成药与饮片同煎,某些中成药入袋与饮片同煎可促进中成药服用后的吸收。

4. 中成药与西药配伍 西药的治疗作用快,但不良反应较多,某些药物容易导致机体产生耐药性。中成药遵循中医防治疾病的整体观念,治疗过程中扶正而不留邪、祛邪而不伤正,但药物作用较缓慢。中成药与西药合理配伍能扬长避短、标本兼治,防止西药的不良反应。如香砂养胃丸与红霉素配伍,可明显缓解红霉素的胃肠道反应;三黄片与四环素配伍较单用四环素治疗湿热痢疾的临床效果更好等。但值得注意的是,中成药与西药所属的医学体系各异,要避免不必要的中西药合用。中西药的合用需先明确药物的化学成分、药理作用与其在机体的代谢过程,盲目地将两者配伍,容易导致不良反应的发生,甚至危害生命。如麻黄含有麻黄碱,为拟肾上腺素药,使血压上升,与强心药合用会增加强心药对心脏的毒性。

（三）中成药的配伍禁忌

中成药联用需注意避免配伍禁忌，防止因多种药物合用引起相互作用而增加不良反应的发生。常见的中成药配伍禁忌包括以下几种情况。一是中成药的组成药物之间出现"十八反""十九畏"。选择中药组方时需避免"十八反""十九畏"配伍禁忌，故中成药的联用也应当避免"十八反""十九畏"药物的使用。如附子与贝母、甘草与甘遂为"十八反"配伍禁忌，如将含有附子的大活络丸、人参再造丸或天麻丸与川贝枇杷糖浆合用，或含甘遂的祛痰颗粒与含有甘草的橘红痰咳颗粒合用则属于中成药的配伍禁忌。二是中成药含有的毒性药物增加和叠加。将两种或多种含有相同药物成分的中成药联用会产生药物的量增加，若该药物含有毒性成分，则容易导致中毒现象。如重镇安神药朱砂有毒，若将含有朱砂的安神丸与天王补心丹合用，则朱砂的量增加，可对人体产生毒副作用；又如将含有寒凉之药冰片的复方丹参滴丸与速效救心丸合用，量过大则损伤脾胃。三是中成药中所含的药物间相互作用，包括两种或两种以上药物同时使用和先后使用引发的药物间相互作用，若导致药效降低或毒副作用产生，则属于配伍禁忌。如含有麻黄的中成药不应与珍菊降压片联用。

（四）中成药的服用禁忌

服用中成药期间常须避免同时食用生冷、辛热、油腻、刺激之品。病情的具体情况不同，饮食禁忌也有差异。如：火热之病证应忌食油腻、煎炸类、辛辣之品；寒性病证则应忌食生冷之品；胸痹患者应忌食肥肉厚腻、动物内脏或烟酒；阴虚火旺或肝阳上亢者应忌食辣椒、大蒜、白酒等辛辣助热之品；脾胃虚弱忌食寒冷、质硬、难以消化之品；疮疡、皮肤病患者，应忌食辛辣刺激性之品与鱼、虾等腥臊发物。一般情况下，服用中成药期间不宜喝浓茶或食萝卜。因茶叶所含的鞣酸会影响人体对中药有效成分的吸收、降低疗效。萝卜具有消食、破气的功效，与人参合用会降低其补益作用。

（五）中成药的常见不良反应与防治

中成药的不良反应是指中成药在合理用法和用量的过程中，出现了除治疗作用之外的有害于机体的反应。常见的不良反应包括副作用、毒性反应、依赖性、过敏反应、后遗效应、特异质反应、致畸作用、致癌作用和致突变作用等。目前，中成药的临床使用十分广泛，随着中成药现代研究的不断深入与大众医药知识的不断普及，对中成药的不良反应的认识也不断深化。

1. 导致中成药不良反应的原因 导致中成药不良反应的原因纷繁复杂，常见的原因有药物质量问题、方药证候、疗程、个体差异、配伍用药等方面。药物质量不符合要求是引起中成药不良作用的最主要原因，包括以下四个方面。一是药材品种混淆，使用不合理，或者缺乏药材生产质量标准，如以有毒的关木通代替无毒的木通生产的龙胆泻肝汤会导致肾毒性。二是药物的炮制不严格，没有按照规范进行炮制。若含毒性成分的药材炮制不当，容易产生不良反应。如由炮制不当的附子制备的大活络丸、人参再造丸可导致服药者出现毒副作用。三是缺乏对药物成分的明确认识，剂型选择不当而导致不良反应。如含有皂苷的桔梗和远志因有溶血作用，故以内服制剂为使用剂型，若制备成注射剂，人体注射后则会导致溶血现象。四是中成药的生产工艺不稳定。近年来，中药注射剂导致的不良反应屡见不鲜，这些不良反应主要是中药材在提取过程中残留的杂质注入人体后引发的过敏反应。辨证论治是应用中成药的基础，中成药的中医证候与主治较固定，若辨证不准确，方药与证候不符导致药不对证，也常常导致不良反应。

2. 中成药不良反应的常见临床表现 包括以下几个方面：一是循环系统，主要症状为面色苍白、心悸、胸闷、四肢厥冷、心律失常、血压骤变等，常见于使用复方丹参注射液、清开灵注射液、牛黄解毒丸等中成药。二是呼吸系统，主要症状有咳嗽、气喘、发绀、急性肺水肿、血痰、呼吸衰竭、过敏性哮喘等，常见于使用鱼腥草注射液、双黄连注射液等中成药。三是过敏，主要症状有皮肤瘙痒、皮疹、气短、胸闷、心慌、休克等急性反应。导致过敏反应的中成药较多。四是消化系统，主要症状有恶心、呕吐、腹胀、腹痛、腹泻、吐血、便血、肝功能异常等，常见于使用复方青黛丸、六神丸、牛黄解毒丸等。五是泌尿系统，主要症状有尿少、尿频、尿急、尿闭、酸中毒、肾炎、急性肾功能衰竭等，常见于使用牛黄清心丸、龙胆泻肝丸、安宫牛黄丸等。六是血液系统，主要症状有血小板减少、溶血性贫血、紫癜、粒细胞减少、白细胞减少、骨髓抑制、急性白血病,常见于六神丸、双黄连注射液等中成药。

3.中成药不良反应的防治 应做好以下几方面。一是加强药品质量管理,各药品生产企业、经营企业与医疗机构按照国家中成药管理的相关规定,强化药品质量各个有关环节的管理,控制药品的来源、遵守炮制规范、选择合理的剂型、严格按技术控制条件与质量控制标准进行生产。按照《医疗用毒性药品管理办法》进行毒性中药的收购、经营、加工、使用及保管等的管理。二是避免滥用药物,根据患者的具体病情选择合适的中成药,在诊断不明确的情形下,不盲目、滥用中成药。三是严格遵守剂量与疗程用药,严格遵照医嘱或中成药的说明书规定的剂量和疗程使用,不随意增减剂量或停药。四是注意患者个体差异,一般而言,老年人、婴幼儿、孕妇或哺乳期女性患者应慎重用药。年老体弱者尤其慎用峻下作用猛烈的中成药,以防损伤脾胃;肝肾功能不良的患者,避免使用损害肝肾功能的药物;对于过敏体质的患者,尤其注意用药禁忌与观察用药后的反应,一旦出现过敏反应应及时处置,以防导致不良后果。五是加强中成药不良反应监测,注重收集中成药导致不良反应的资料,不断完善中成药引起不良反应的报告制度并加强分析与研究。

知识链接

2020 版《中国药典》收录的有毒中药

《中国药典》将有毒中药分为"有大毒""有毒""有小毒"三类。这沿用了历代本草的记载,可作为临床使用中药的警示性参考。以下列举"有大毒""有毒"部分的中药。"有大毒"的中药 10 种:川乌、马钱子、马钱子粉、天仙子、巴豆、巴豆霜、红粉、闹羊花、草乌、斑蝥。"有毒"的中药 42 种:三颗针、干漆、土荆皮、山豆根、千金子、千金子霜、制川乌、天南星、制天南星、木鳖子、甘遂、仙茅、白附子、白果、白屈菜、半夏、朱砂、华山参、全蝎、芫花、苍耳子、两头尖、附子、苦楝皮、金钱白花蛇、京大戟、制草乌、牵牛子、轻粉、香加皮、洋金花、臭灵丹草、狼毒、常山、商陆、硫黄、雄黄、蓖麻子、蜈蚣、罂粟壳、蕲蛇、蟾酥。

六、汤剂的制备与服药方法

汤剂是方剂临床应用的最常见剂型,方剂的组成配伍与剂型选择固然需要严谨,但汤剂的制备和服药的方法也是保证方剂质量与治疗效果的重要环节。

(一)汤剂的制备

汤剂的制备需要依据患者具体的病情需要与方剂组成药物的性质采用合适的煎煮方法,应注意煎药的用具、用水、浸泡时间、煎药的火候与煎煮的时间,去渣取汁,注意特殊药材的煎煮方法。

1.煎药的用具 煎药用具应选择化学性质稳定、传热均匀、保暖效果好的瓦罐、砂锅为宜,搪瓷或不锈钢器具也可。铁、铜等金属器皿与一些药材煎煮时会产生沉淀,甚至发生化学反应而降低疗效或产生毒副作用。煎药的用具以有盖子的为好,容量宜稍大,有利于药物翻滚促进有效成分释出,避免药物沸腾时药液溢出与水分蒸发过快。

2.煎药的用水 煎药用水应选择水质纯净的自来水、井水或蒸馏水等可供日常饮用水。某些疾病的性质与药物的特点需选用酒或醋进行煎煮。根据药物的具体质地、用量及煎煮时间决定用水量。若药材为中药干饮片,吸收的水分较多,则在煎煮时需加入足够的水,以加水浸泡饮片并适当加压后高于饮片 2~3 cm 为佳,第二次煎煮时用水略少;若药材质地较硬或黏稠或需久煎,用水量应增多;若药材质地疏松、有效成分易于释出或煎煮时间短,则用水量应适当减少。一般而言,每剂药煎 2~3 次,每次煎液 100~150 mL,应适当压榨第二与第三次煎煮后的药渣以收取部分药液,提高方剂煎煮的药效。

3.煎药前的浸泡 在煎药前,一般应将药材用冷水浸泡 20~30 分钟,若为种子或果实为主组成的方剂可浸泡 60 分钟。浸泡有利于药物有效成分在煎煮过程中充分释放出来。

4.煎药的火候与时间 煎药的火候分为武火与文火两种。火候大、火势急为武火,火候小、火势慢为文火。一般应先以武火煎煮至药液沸腾,再改为文火。汤剂火候还应根据组方中具体药物的性味、质地与所需时间确定:解表剂、泻下剂,以及以芳香药为主组成的方剂,用水宜少,武火急煎,煎熬时间应短,以大火煮沸后,改为小火煎煮 10～15 分钟为宜;补益剂,以及有效成分较难释出的矿物药、贝甲类药,包括有毒药,应文火久煎,用小火持续煎煮 30～60 分钟,若不慎煎熬焦煳则应弃之不用。

5.特殊煎煮法 某些药物的性质、性能与临床用途特殊,在煎煮时有次序、时间与特殊处理的要求。常用的特殊煎煮法有先煎、久煎、后下、包煎、另煎、烊化、冲服等,对于这些有特殊煎煮要求的药物,应在处方中标明,并按要求进行方药的制备。

(1)先煎 常用于矿物类与介壳类药物的制备,例如磁石、龟板、生牡蛎、石决明、生石膏等,因其有效成分较难煎出,故应先煮沸 20 分钟左右,再下其他药物一同煎煮;因川乌、附子等药经久煎后可降低其毒性,应先煎 40～60 分钟;此外,一些药物也常先煎取其药汁作为煎药的用水,例如糯稻根、灶心土、白茅根、竹茹等;麻黄先煎去掉上沫可防止令人心烦的副作用。

(2)后下 一些气味芳香的药物或久煎药效容易遭到破坏的药物,为了避免有效成分走散,应在其他药物煎好前加入,一同再煎煮 5 分钟左右便可,如:砂仁、白豆蔻、薄荷等取其挥发性成分为治疗作用,有效成分煎煮过久易于挥发;大黄、番泻叶等煎煮过久则有效成分容易被破坏。

(3)包煎 以下几类药物均宜包煎:一是药物质地较轻,煎煮时容易漂浮于药液表面,如蒲黄、海金沙;二是药物含淀粉或黏液较多,煎煮后容易使药液混浊、糊化、焦化,如车前子、葶苈子;三是药材对咽喉有刺激性,如辛夷、旋覆花等。包煎应用纱布包裹入煎。

(4)另煎 一些贵重的药物,为了避免其有效成分被其他同煎的药物吸附,应切片另外置于加盖碗内隔水炖或另煎后取其药汁和服,也可单独服用,如人参、西洋参、羚羊角等。

(5)烊化 一些胶质药物与其他药物煎煮时容易粘锅、熬焦,应先单独加热熔化再兑入其他药物煎煮好的药液服用以防止浪费药材,如阿胶、朴硝、饴糖等。

(6)冲服 一些芳香或贵重药物应研为细末,用药汁或温水冲服,如牛黄、麝香等。入水即化的芒硝,不宜见火的朱砂、竹沥、蜂蜜等汁液类药,羚羊角、沉香等加水磨取的药汁,均不需入煎,直接用开水或药汁冲服即可。

(二)服药方法

服药方法是否正确,对疗效有直接影响,正如清代徐灵胎在《医学源流论》中说:"病之愈不愈,不但方必中病,方虽中病,而服之不得法,则非特无功,而反有害,此不可不知也。"服药方法包括服药时间、服药次数、服药温度、特殊服法、服药后调护。

1.服药时间 应根据具体病情与药物性质确定:泻下剂与驱虫剂宜空腹服,以利于药物迅速进入肠道发挥治疗作用;补益剂、和胃剂与病在下焦者,宜饭前服,应在饭前 1 小时服药,以利于药物尽快吸收;缓下剂、消食剂、对胃肠有刺激的方药以及病在上焦者,一般宜饭后服用;安神剂宜临睡前服,应在睡前半小时至 1 小时服;慢性病应按时服,使药物持续发挥治疗作用,如治疗截疟的方剂于发病前 2～3 小时服,而鸡鸣散应在天亮前空腹冷服。急重病证、惊厥、呕吐或咽喉病、石淋等煎汤剂代茶服用者,应不定时服。

2.服药次数 一般而言,汤剂一日一剂,煎煮 2～3 次,特殊情形下,也可一日服两剂以增强药效,将各次煎得的药液混合均匀,再按煎煮的次数平均各等分服。病情急重者,可每隔 4 小时左右服用一次,不分昼夜,让药物持续发挥作用。病情较轻缓者,可上午、下午各服药一次。咽喉疾病或呕吐患者应缓慢频服。解表剂、泻下剂应"中病即止",切勿过剂。慢性病服用散、丸、膏、酒等剂型时,一般日服 2～3 次。峻烈或毒性药剂为避免中毒应先少量进服,后逐步增加,显效即止,慎防过量。

3.服药温度 汤剂、丸剂、散剂通常情况下宜温服。特殊者如用寒药治疗热证宜冷服以促进清热,用热药治疗寒证宜热服以增进温热。

4.特殊服法 若患者服药呕吐,宜冷服或少量频服,可在药液中加入少许姜汁,或用鲜生姜搽舌,或咀嚼少许陈皮,然后再服汤药;若患者系真寒假热证,可热药冷服;若为真热假寒证,可寒药热服,以防病势拒药不受;若患者昏迷或吞咽困难,可采用鼻饲法给药。

5. 服药后调护　药后的调护对药效的发挥与患者机体的康复有直接的影响,是汤剂服用方法的重要内容之一。一般来说,服用解表药后,宜使患者微微汗出,但忌大汗或汗出不彻,正如《伤寒杂病论》所记载的"桂枝汤"的药后调护"啜热稀粥一升余,以助药力。温覆令一时许,遍身絷絷微似有汗者益佳,不可令如水流漓,病必不除"。此外,发汗后还需注意避风、慎劳役、忌房事、调情志等。服用泻下方药后,需注意饮食情况,不宜进食生冷碍胃之品,避免有损脾胃功能,正如《伤寒论》所载的十枣汤的药后调护"得快下利后,糜粥自养"。

知识链接

古方的药计量

　　我国古代度量衡制度在不同历史时期各不相同,故古方用药分量数值与现在的差别十分大,尤其是唐朝以前文献所记载的方剂。古代称量以黍、铢、两、斤进行计量。晋代以铢、分、两、斤计量,即十黍为一铢,六铢为一分,四分为一两,十六两为一斤。宋代以两、分、厘、毫之目,即十毫为一厘,十厘为一分,十分为一钱,十钱为一两,以十累计,十六两为一斤。元、明、清时期,一直沿用宋代的度量衡制度,差异不大。因此,宋、明、清之方,凡是方中药量为分者,是指分厘之分,有别于晋代一分为二钱半之分。

　　目前,我国中医处方用药计量单位是按照国务院的指示从1979年1月1日一直沿用至今,采用以克(g)为单位的公制。十六进制与公制计量单位换算率如下。

$$1 斤(16 两) = 0.5 \text{ kg} = 500 \text{ g}$$
$$1 市两 = 31.25 \text{ g}$$
$$1 市钱 = 3.125 \text{ g}$$
$$1 市分 = 0.3125 \text{ g}$$
$$1 市厘 = 0.03125 \text{ g}$$

（注:换算尾数可以舍去）

七、方剂的审方、调配、复核、发药

　　中药调剂是指根据医师的临床处方要求将中药饮片或制剂调配成方剂供患者使用,它具有临用时调配的特点,不仅是医院中医药管理工作的重要内容之一,也是一项专业性、技术性与责任心很强的工作。中药处方调剂的正确与否,不仅会影响临床治疗效果,甚至还会影响患者的生命安全。因此,调剂人员在中药调剂配方管理的过程中,应具备正确的意识,对医师与患者用药安全负责,采用科学合理的方式进行调配管理,绝不能出现错配、漏配、擅自改变处方的情况。

　　中药调配的工作程序可分为审方、计价、调配、复核、包装、发药六个程序。下面主要介绍审方、调配、复核、发药四个环节。

（一）审方

　　审方亦称为接方或收方,是指药房审方人审查医师为患者所开的处方,是中药调配的首要环节。审查处方是为了避免错误的处方进入调配程序。调剂人员接到处方后应从头到尾认真阅读与彻底明确处方的全部内容,并着重审查以下项目。一是患者姓名、性别、年龄、单位或住址、处方日期、费用类别(是否医保及医保类别)。二是处方正文中药的审查,包括药物名称书写是否清楚准确,剂量有无超出正常使用量,尤其注意儿童及年老体弱患者的处方,毒、麻药品处方是否符合规定,处方中药物是否存在"十八反"、"十九畏"、妊娠禁忌等配伍或用药禁忌,需进行特殊处理的中药是否脚注,如先煎、后下等,处方开出的中药在本药房是否备全等。若处方书写潦草导致患者无法看清,调剂员可与患者当面沟通;若为剂量或配伍禁忌、妊娠用药禁忌的应停止调配并做上记号,与处方医师联系沟通,使其进行更正或重新签字;若处方配伍中出现毒、麻中药,也应拒绝调配,并向患者解释清楚,说明购买特殊药品的处方权限及相关证明,以及用法、用量的规定。需注意"同物异名"导致的药味重复,若出现品种不全的药材应及时向顾客说明。三是审核合格的处方需由审方人签名。若审方中发现问题,审方人员应立即与处方医师联系,问明原因,协商处理,并予以修订,绝不能随意处理或者凭主观猜测。

(二)调配

调配处方是指调剂人员根据已经审方人签字并已交款的医师处方准确地进行药物调配的操作。

1. 调配的准备工作 在调配处方前应对前一次调配处方所用的药盘、容器等用具进行清洁,去掉其上面残留的灰尘及黏附的物品,确保没有污染源,然后对处方中的所有药物逐一查阅,确保彻底明白每一味中药饮片的名称、炮制规格、脚注剂量以及药味数等。

2. 调配需注意的事项 一是配方时按处方药物顺序逐一称取并摆放整齐。称取药物时应依照处方所列的顺序呈棋盘格式逐一排列,不能相互覆盖堆叠成塔式,否则容易导致错配、漏配,并不利于复核校对。二是依照中药饮片处方调剂给付规定进行调剂。调剂人员应明确本医院的相关规定,若出现临时缺药的情况,配方人员需与医生联系并处理,绝不能凭主观猜测使用替代品。三是依法炮制有特殊要求的中药饮片。有些中药需在炮制品的基础上再作特殊的处理,才能发挥其药效,如鳖甲、牡蛎打碎,桃仁、苦杏仁捣泥,三七打粉吞服等,调配时必须严格遵医嘱执行。一些需特殊煎法的药物应单独包装,并在药袋上标注先煎、后下、包煎、另煎等。四是调配人员必须集中精神,认真仔细,绝不能出现拿错药品或称错用量的情况,处方应逐张调配,以免混淆,急诊处方应优先调配,已完成的全方调配,应逐一自查无误后签名,进入复核校对环节。

(三)复核

复核校对是指为了保证交给患者的药物完全符合医师处方的要求与炮制规范要求,防止调配差错与遗漏,由经验较丰富、责任心强的中药师进行一次全面的复核校对。复核是调剂过程的重要环节。在复核中发现问题应及时与调配人员联系并更正。由此可见,复核校对也是对调配处方的工作质量考核。复核的过程主要包括对药物品种、药物品规、量化指标、配伍情况以及毒性药的复核。对药物品种、药物品规的复核需按照处方书写的中药饮片的先后次序,逐一依次与盘内实物进行核对,校对药物的品种和质量是否符合医师处方炮制的要求,是否符合国家药品标准的规定,检查需做特殊处理的药物是否依照要求处理到位,如是否存在错配、漏配、多配,或生品代替炮制品,发霉、生虫、变味等质量问题。一旦发现问题,应及时会同调配人员纠正。对量化指标的复核是指检查药物的剂数与处方或计价收款的剂数是否符合,对配方所称取的药物作总量考核,一般情况下只抽查单剂重量,有疑义的将进行全面考核。对配伍的复核主要是检查是否出现配伍禁忌、妊娠禁忌等用药错误,儿童、年老患者的用药是否超量等。应由中药师以上人员负责特殊管理的毒性药物的复核校对,复核无误后由复核人员签字确认。

(四)发药

发药是中药调剂的最后环节,发药时应认真与患者核对处方姓名或取药相关凭证是否一致,对处方调配的剂数和另包等附带药品应一次性全面清点,无误后向患者耐心交代煎煮方法、服药方法、服用剂量、服药期间注意事项等,务必使患者完全明了。切忌发错患者,更不能发生服用方法告知错误的情况,在取药的患者比较多、调配处方量大的时候尤其需要保持认真仔细的态度。

知识链接

中药调剂过程中常见差错原因及其对策

中药的调剂过程中常见差错原因如下:一是医师书写处方不规范、潦草引起调剂人员不能清晰辨认,导致调配错误;二是中药名称、药物外观或体积接近,调配人员没有仔细辨认引起混淆;三是调剂人员"以估代称"导致药物剂量不准;四是调剂人员对医师处方掌握不牢固或调配时不认真引起处方应付不准确。解决以上常见差错的对策包括以下几点:一是完善规章制度,严格管理;二是提升中药调剂人员的医德医风与职业道德修养;三是提升中药调剂人员的专业技术能力。

目标检测

1. 下列哪一项为"反佐"的范畴?( )

A. 壮水制火　　B. 热因热用　　C. 以泻代清　　D. 火郁发之　　E. 寒药热服

2. 下列除了哪一项均为丸剂的特点?( )

A. 服用方便　　B. 不易变质　　C. 吸收缓慢　　D. 药力持久　　E. 适用于慢性虚弱性病证

3. 下列哪一项为使药功用范畴?( )

A. 缓和君药、臣药之峻烈　　　B. 消除或减低君药、臣药之毒性　　C. 协助君药、臣药治疗兼证

D. 针对某一症状发挥治疗作用　　E. 引药至病所或特定部位

4. 下列哪一项符合方剂组成原则要求?( )

A. 每方必须君、臣、佐、使俱全　　B. 方中诸药均须有相应的针对症状

C. 方中必有一药专作引经之用　　D. 君药的用量必须在全方总药量中所占比例最大

E. 方中诸药既须主次有序,各司其职,又须密切配合,相与宣摄

5. 下列哪一项正确解释了"君药分量最多"?( )

A. 君药药量在全方药物总量中所占比例最大

B. 各君药用量之和在全方总药量中所占比例最大

C. 君药必是方中用量最大的药物之一

D. 方中君药比臣药、佐药、使药的用量相应较大

E. 方中君药用量最大、作用最强

6. 下列哪一项为"反佐"的范畴?( )

A. 寒因寒用,热因热用　　　B. 寒者热之,热者寒之　　　C. 热药冷服,寒药热服

D. 形不足者,温之以气　　　E. 壮水之主,以制阳光

7. 君药是指( )。

A. 针对主病或主证起主要治疗作用的药物　　B. 针对兼病或兼证起主要治疗作用的药物

C. 直接治疗次要兼证的药物　　D. 引领方中诸药至特定病所的药物

E. 消除或缓解方中其他药物烈性与毒性的药物

8. 下列哪一项除外均为佐药的范畴?( )

A. 配合君药、臣药加强治疗作用的药物　　B. 引导诸药至病所的药物

C. 用以消除或减低君药、臣药毒性的药物　　D. 用以制约君药、臣药峻烈之性的药物

E. 针对次要兼证、兼病或某一症状发挥治疗作用的药物

9. 下列哪一项除外均为方剂组成原则要求?( )

A. 辨证审因,随证立法,依法制方　　B. 方中诸药,主次有序,分工合作

C. 不一定君臣佐使俱全,但君药不可缺少　　D. 君药的数量不宜过多,药量相应较大

E. 君药的药量在全方总药量中所占比例最大

10. 以下哪两方属于药量增减变化?( )

A. 桂枝汤与桂枝去芍药汤　　B. 麻黄汤与麻黄加术汤　　C. 小承气汤与厚朴三物汤

D. 抵当汤与抵当丸　　　E. 桂枝茯苓丸与催生汤

11.以下哪一种剂型能根据病情变化随证加减,但服用量大,不便于生产和携带?（　　）

A.汤剂　　　　B.散剂　　　　C.丸剂　　　　D.膏剂　　　　E.丹剂

12.下列哪一项无固定的剂型?（　　）

A.汤剂　　　　B.散剂　　　　C丸剂　　　　D.酒剂　　　　E.丹剂

13.下列哪项除外均为丸剂的特点?（　　）

A.吸收较慢　　　　　　　B.药力持久　　　　　　　C.可根据病情随证加减

D.节省药材　　　　　　　E.便于服用与携带

14.下列哪一项除外均为方剂组成变化的形式?（　　）

A.臣药的加减　　　　　　B.佐药、使药的加减　　　　C.药量的增减

D.剂型的更换　　　　　　E.药物炮制的变化

15.下列哪味药需要先煎?（　　）

A.豆蔻　　　　　　　　　B.石膏　　　　　　　　　C.蒲黄

D.阿胶　　　　　　　　　E.牛黄

（李杏英）

常用方剂及中成药

第一节 解表剂及中成药

第九章 PPT

由解表药为主组成,具有发汗、解肌、透疹等作用,用以治疗表证的方剂和中成药,称为解表方药。

使用本类方药时,应注意:①首先观察有无表证,表证是本类方药使用的前提条件,有表证方可使用;②本类方药多为辛散轻宣之品,不宜久煎;③服用时,应选择温水服用,服后增加衣被,以有助于促进汗出;④服药期间,应注意禁食生冷、油腻食物,以免影响药物吸收与疗效的发挥;⑤对于里邪证,麻疹已透,疮疡已溃,或虚证水肿,均不宜使用本类药物。

(一)辛温解表

辛温解表方药,具有发汗解表、祛风散寒的功效,适用于外感风寒表证。症见恶寒发热,头身疼痛,无汗或有汗,鼻塞,流清涕,苔薄白,脉浮等。代表方药以麻黄汤、桂枝汤。

麻黄汤《伤寒论》

【药物组成】麻黄 9 g,桂枝 6 g,苦杏仁 6 g,炙甘草 3 g。

【功能】发汗解表,宣肺平喘。

【主治】主治外感风寒表实证。症见恶寒发热,头身疼痛,无汗,舌苔薄白,脉浮紧。

【配伍分析】本方证治为外感风寒袭表所致。因风寒之邪侵袭肌表,使卫阳被遏,腠理毛窍闭塞,营阴郁滞。治宜发汗解表,宣肺平喘。

方中辛温之麻黄为君药,解表发汗,祛肌表之风寒,又宣肺平喘。桂枝为臣药,既可助麻黄解表,又可畅行营阴,除身痛,解肌发表,温通经脉,透营达卫,二者相须为用。苦杏仁为佐药,降气平喘,与麻黄相配,发挥一宣一降,以调解肺气之气机,增强麻黄平喘之功效。炙甘草为使药,既可缓和麻黄、桂枝的峻烈药性,又可防止汗出太过、太多而耗伤一身正气。

【用法】水煎服,麻黄不宜久煎,服后注意保暖,取微汗。

【注意事项】本方为辛温发汗之峻剂,故外感风温、表虚自汗、阴血亏虚者,不宜使用。

知识链接

麻黄汤

麻黄汤见于张仲景《伤寒杂病论》,为治外感风寒所致风寒表证之基础方。在麻黄汤基础上,通过加减变化,衍生出麻黄加术汤、大青龙汤等方剂。

桂枝汤《伤寒论》

【药物组成】桂枝 9 g,芍药 9 g,甘草 6 g,生姜 9 g,大枣 4 枚。

【功能】解肌发表,调和营卫。

【主治】主治外感风寒表虚证。症见恶风汗出,发热头痛,鼻鸣干呕,苔白不渴,脉浮缓或浮弱。

【配伍分析】本方证治为外感风寒,营卫不和所致。治宜解肌发表,调和营卫。方中桂枝为君药,助卫阳,通经络而止痛,同时解肌发表,祛在表之风邪。芍药为臣药,敛固外泄之汗而导致的营阴不足。桂枝、芍药合用,一散一收,共同达到调和营卫的作用。生姜辛温解表,助桂枝增强辛散表邪的作用,同时又可温中止呕;大枣益气补脾,养血生津,姜枣相配使用,共为佐药,达到补脾和胃、调和营卫的作用。炙甘草为使药,用于调和药性。

【用法】水煎服,服用后进食少量温水,温覆取微汗。

【使用注意】外感风寒表实,无汗者禁用;服药期间禁辛辣、生冷、油腻等食物。

小青龙汤《伤寒论》

【药物组成】麻黄 9 g,桂枝 9 g,芍药 9 g,干姜 6 g,细辛 6 g,炙甘草 6 g,半夏 9 g,五味子 6 g。

【功能】解表化饮,温肺平喘。

【主治】主治外寒内饮证。症见恶寒发热,无汗,头身疼痛,喘咳,痰涎清稀而量大,或痰饮喘咳,不得平卧,或身体痛重,头面四肢浮肿,舌苔白滑,脉浮。

【配伍分析】本方证治为外感风寒,寒饮内停所致。方中麻黄、桂枝发汗散寒解表,麻黄兼具有宣肺平喘的功效,桂枝兼具有化气行水的作用,二者相须配伍,共为君药。干姜、细辛为臣药,共同发挥温肺化饮的作用,同时兼助麻黄、桂枝解表祛邪。五味子敛肺止咳,芍药养血和营,半夏燥湿化痰,降逆和胃,共为佐药。炙甘草益气和中,又能调和诸药,为佐使药。

【用法】水煎温服。

【使用注意】风热咳喘、阴虚干咳无痰或痰热者不宜使用。

九味羌活丸《中国药典》

【药物组成】羌活 150 g,防风 150 g,苍术 150 g,细辛 50 g,白芷 100 g,川芎 100 g,黄芩 100 g,地黄 100 g,甘草 100 g。

【功能】疏风解表,散寒除湿。

【主治】主治外感风寒湿邪,内有蕴热证。症见恶寒发热,无汗,头痛项强,肢体酸楚疼痛,口苦微渴,舌苔白或微黄,脉浮。

【配伍分析】本方证治为外感风寒湿邪,内有蕴热所致。方中羌活祛风散寒,除湿止痛,为君药。防风、苍术祛风除湿,除湿止痛,助羌活解表,为臣药。细辛、白芷、川芎祛风散寒,止头身疼痛;地黄清热生津,黄芩为辛散苦燥之品,伤津,治里热口苦微渴,为佐药。甘草调和诸药,为使药。

【性状规格】为棕褐色的水丸;气香,味辛,微苦。每袋装 6 g、18 g,每盒 30 袋。

【用法用量】姜葱汤或温开水送服。一次 6~9 g,一日 2~3 次。

【使用注意】本品辛温,风热表证及阴虚内热者不宜使用。

【其他制剂】九味羌活颗粒、口服液。

通宣理肺丸《中国药典》

【药物组成】麻黄 96 g,紫苏叶 144 g,前胡 96 g,苦杏仁 72 g,陈皮 96 g,桔梗 96 g,半夏(制)72 g,茯苓 96 g,枳壳(炒)96 g,黄芩 96 g,甘草 72 g。

【功能】解表散寒,宣肺止嗽。

【主治】主治感冒咳嗽。症见发热、恶寒,鼻塞流涕,头痛无汗,肢体酸痛。

【配伍分析】本方证治为外感风寒,肺气不宣所致。方中麻黄、紫苏叶解表散寒,宣肺达表,为君药。前胡、苦杏仁、陈皮、桔梗、半夏止咳化痰,为臣药。茯苓健脾,杜绝生痰之源,枳壳宽胸下气,黄芩防肺气郁久化热,为佐药。甘草调和诸药为使药。

【性状规格】为黑棕色至黑褐色的水蜜丸或大蜜丸;味微甜、略苦。水蜜丸,每 100 丸重 10 g,大蜜丸,每丸重 6 g。

【用法用量】口服。水蜜丸一次 7 g,大蜜丸一次 2 丸,一日 2～3 次。

【使用注意】忌食辛辣、煎炸油腻食物。风热感冒及阴虚咳嗽者忌用。

【其他制剂】通宣理肺胶囊。

(二)辛凉解表

辛凉解表方药,适用于外感风热或温病初起的表证,具有发散风热的功效。症见发热,头咽疼痛,口渴,舌尖红,苔薄黄,脉浮数。常使用薄荷、牛蒡子等发散风热药,代表方药有银翘散、桑菊饮等。

银翘散《温病条辨》

【药物组成】金银花 30 g,连翘 30 g,薄荷 18 g,牛蒡子 18 g,荆芥穗 12 g,淡豆豉 15 g,竹叶 12 g,桔梗 18 g,甘草 15 g。

【功能】辛凉透表,清热解毒。

【主治】主治温病初起。症见发热,无汗或有汗不畅,头痛咳嗽,口渴咽痛,舌尖红,苔薄白或微黄,脉浮数。

【配伍分析】本方证治为温热之邪,侵袭肺卫所致。方中金银花、连翘辛凉,为君药,发挥疏散风热,清热解毒的功效。薄荷、牛蒡子辛凉解表,疏散风热,清利头目,解毒利咽;荆芥穗、淡豆豉,解表散邪,助君药发散表邪,透热外出,共为臣药。竹叶清热生津,桔梗开宣肺气而止咳利咽,为佐药;甘草,调和药性,又能合桔梗清利咽喉,为佐使药。

【用法】制作成散。现代多作汤剂,用量应按照按原方比例减少,勿过煮。

【使用注意】方中药物多为芳香轻宣之品,不宜久煎。外感风寒及湿热病初起者禁用。

【其他制剂】在此方基础上,制成的中成药有银翘解毒丸、片、颗粒、软胶囊及维 C 银翘片。

桑菊饮《温病条辨》

【药物组成】桑叶 7.5 g,菊花 3 g,薄荷 2.5 g,苦杏仁 6 g,桔梗 6 g,连翘 5g,芦根 6 g,生甘草 2.5 g。

【功能】疏风清热,宣肺止咳。

【主治】主治风温初起,表热轻证。症见咳嗽,身热不甚,口微渴,脉浮数。

【配伍分析】本方证治为风温袭肺,肺失清肃所致。方中桑叶走肺经,能清肺止咳,菊花疏散风热,清利头目,二者甘凉轻清,疏散肺中风热,共为君药。薄荷辛凉解表,疏散风热,以助君药解表之力,苦杏仁降肺止咳,桔梗开宣肺气,与苦杏仁相合,一宣一降,以复肺脏宣降而止咳,三者为臣药。连翘透邪解毒,芦根,清热生津,为佐药。生甘草调和诸药,为使药。

【用法】水煎温服。

【使用注意】风寒咳嗽者及湿热病初起者不宜使用。

麻黄杏仁甘草石膏汤《伤寒论》

【药物组成】麻黄 9 g,石膏 18 g,苦杏仁 9 g,炙甘草 6g。

【功能】辛凉解表,清热平喘。

【主治】主治外感风邪,肺热咳嗽证。症见发热,喘咳气急,甚至鼻扇,口渴,苔薄黄,脉数。

【配伍分析】本方证治为表邪入里化热,壅遏于肺,肺失宣肃所致。方中麻黄宣肺平喘,解表散邪;石膏辛甘大寒,清泄肺热,生津止渴。麻黄、石膏二者通过宣肺,清肺,透邪于外,共为君药。本方为辛凉之剂,方中石膏用量倍于麻黄,寒大于温,既能宣肺,又能泄热。麻黄得石膏,宣肺平喘而不助热;石膏得麻黄,清解肺热而不凉遏。苦杏仁止咳平喘,为臣药。炙甘草益气和中,调和诸药,为佐使。

【用法】水煎温服。

【使用注意】风寒咳喘,痰热壅盛者不宜使用。

双黄连颗粒《中国药典》

【药物组成】金银花 1500 g,黄芩 1500 g,连翘 3000 g。

【功能】疏风解表,清热解毒。

【主治】主治风热感冒。症见发热,咳嗽,咽痛。

【配伍分析】本方证治为外感风热所致。方中金银花甘寒清泄,擅清热解毒,清泄肺经热邪,为君药。黄芩苦寒清泄而燥,擅清上焦实热,连翘清解热毒透邪,散上焦风热,为臣药。三药合用,共奏辛凉解表,清热解毒之功。

【用法】口服或开水冲服。一次 10 g,一日 3 次;儿童酌减。

【使用注意】风寒感冒慎用。脾胃虚寒者慎用。

【其他制剂】双黄连栓剂、片、口服液、粉针剂。

板蓝根颗粒《中国药典》

【药物组成】板蓝根 1400 g。

【功能】清热解毒,凉血利咽。

【主治】主治肺胃热盛证。症见咽喉肿痛、口咽干燥、腮部肿胀;急性扁桃体炎、腮腺炎见上述证候者。

【配伍分析】本方证治为肺胃热盛所致。方中板蓝根性味苦寒,具有清热解毒、凉血利咽的功效。

【用法】开水冲服。一次 5～10 g,或一次 3～6 g(无蔗糖);一日 3～4 次。

【其他剂型】板蓝根茶剂、片剂、糖浆、注射剂。

抗病毒口服液《中国药典》

【药物组成】地黄,郁金,芦根,广藿香,石菖蒲,石膏,知母,板蓝根,连翘。

【功能】清热祛湿,凉血解毒。

【主治】主治风热感冒,温病发热及上呼吸道感染,流感、腮腺炎等病毒感染性疾病。

【配伍分析】本方证治外感风热,温病发热所致。方中地黄、郁金、芦根,清热养阴生津;广藿香、石菖蒲芳香化浊,辟秽开窍;石膏、知母相须为用,清肺胃实热;板蓝根、连翘擅清热解毒。

【性状规格】为棕红色液体;味辛、微苦。每支装 10 mL。

【用法用量】口服。一次 10 mL,一日 2～3 次(早饭前和午饭、晚饭后各服一次),小儿酌减。

【使用注意】若病程较长、症状较重或伴有细菌感染者,应合用其他药物。

【其他剂型】抗病毒颗粒剂、胶囊。

(三)扶正解表

扶正解表方药,具有补虚扶弱、发散表邪的功效,适用于表证而兼有正气耗损者。代表方药如参苏饮。

败毒散《小儿药证直诀》

【药物组成】羌活 9 g,独活 9 g,川芎 9 g,柴胡 9 g,桔梗 9 g,枳壳 9 g,前胡 9 g,茯苓 9 g,人参 9 g,生姜(适量),薄荷(适量),甘草 5 g。

【功能】散寒祛湿,益气解表。

【主治】主治气虚,外感风寒湿表证。症见恶寒发热,无汗,头项强痛,肢体酸痛,鼻塞声重,胸膈痞闷,咳嗽有痰,舌淡苔白,脉浮而按之无力。

【配伍分析】本方证治为虚人感受风寒湿邪所致。方中羌活、独活发散风寒,除湿止痛,羌活长于祛上部风寒湿邪,独活长于祛下部风寒湿邪,二者同用为君药。川芎活血行气,祛风止痛,柴胡解肌透邪,二者既助君药解表,又可行气活血加强宣痹止痛之功,为臣药。桔梗宣肺利咽,枳壳理气宽中,前

165

胡化痰止咳,茯苓渗湿以消痰,为佐药。人参,扶正祛邪,使全方散中有补,生姜、薄荷助解表之力,甘草调和药性,兼益气和中,为使药。

【用法】上药除生姜、薄荷外为末,每服 6 g,入生姜、薄荷同煎。

【使用注意】方中多为辛燥之品,外感风热及阴虚外感者忌用。

参苏丸《中国药典》

【药物组成】紫苏叶 75 g,党参 75 g,葛根 75 g,半夏(制)75 g,前胡 75 g,桔梗 50 g,木香 50 g,枳壳(炒)50 g,陈皮 50 g,茯苓 50 g,甘草 50 g。

【功能】益气解表,疏风散寒,祛痰止咳。

【主治】主治气虚外感风寒证。症见恶寒发热,头痛鼻塞,咳嗽痰多,胸闷呕逆,乏力气短,苔白脉弱。

【组方分析】本方证治为素体脾肺气虚,复感风寒而致。方中紫苏叶辛温发散,发散表邪,宣肺止咳,行气宽中,党参益气补脾,共为君药。葛根解肌发汗,为臣药。紫苏叶、葛根得党参相助,则无发散伤正之弊。半夏、前胡、桔梗止咳化痰,宣降肺气;木香、枳壳、陈皮理气宽胸,寓"治痰先治气"之意;茯苓健脾渗湿以杜生痰之源。以上为佐药。甘草补气安中,调和诸药,为使药。

【用法】口服。一次 6~9 g,一日 2~3 次。

【其他剂型】参苏颗粒剂。

目标检测

一、单项选择题

1.具有解肌发表,调和营卫功效的是( )。

A.麻黄汤 　　　B.桂枝汤 　　　C.银翘散 　　　D.桑菊饮

2.桂枝汤所治病证无( )。

A.恶风 　　　B.无汗 　　　C.头痛 　　　D.鼻鸣干呕

3.麻黄汤中组成无( )。

A.麻黄 　　　B.桂枝 　　　C.甘草 　　　D.大枣

4.某患者症见恶寒重,发热轻,头痛鼻塞,咳嗽痰多,气短神疲,宜选用( )。

A.午时茶颗粒 　B.感冒清热颗粒 C.败毒散 　　　D.参苏丸

5.主治外感风寒表实证的方药是( )。

A.桂枝汤 　　　B.小柴胡颗粒 　C.麻黄汤 　　　D.抗病毒口服液

6.被称为"辛凉平剂"的方药是( )。

A.桂枝汤 　　　B.银翘散 　　　C.桑菊饮 　　　D.羚翘解毒丸

二、分析题

李某,女,39岁。昨日因受凉后出现发热,微恶寒,体温 38.9℃,头身疼痛,咽喉肿痛,舌尖红,苔薄黄,脉浮数。根据所学知识,为该患者推荐常用的方剂与中成药,并作简要分析。

第二节　清热剂及中成药

以清热药为主,具有清热、泻火、凉血、解毒及滋阴透热等作用,用以治疗里热证的方剂和中成药,称为清热方药。

使用本类方药时,应注意以下几点。①首先要辨别里热是在气分、营分、血分,对证入药。②辨别热证的虚实,要注意屡用清热泻火之剂而热仍不退者,切忌再用苦寒药,以免化燥伤阴。③邪热在表,尚未入里者,不可使用清热剂;邪热入里,热已成实者,又当通便泻热;应当在里热虽盛但尚未成实的情况下使用。④清热方药性多苦寒凉,易伤脾胃,或内伤中阳,不宜过量久服。若服药入口即吐者,可配伍使用少许辛温之品,或凉药热服。

一、清气分热

清气分热方药,适用于热在气分证。症见壮热,恶热,多出汗,烦渴,脉数有力等。治宜清热生津,代表方药如白虎汤。

白虎汤《伤寒论》

【药物组成】石膏(生)50 g,知母 18 g,甘草(炙)6 g,粳米 9 g。

【功能】清热生津。

【主治】用于气分热盛证。症见壮热面赤,烦渴引饮,汗出恶热,脉洪大有力。

【配伍分析】本方证治为伤寒热邪内伤阳明经,或外感寒邪入里化热,或温热病邪热传入气分所致。方中重用石膏(生),辛甘大寒,辛能透热,寒能胜热,故能外解肌肤之热,内清肺胃之火,为君药。知母苦寒质润,既助石膏清肺胃之热,又可滋阴润燥,救热邪已伤之阴,为臣药。石膏与知母相须为用,可增强清热生津之功。粳米、甘草,和胃生津,亦可防止石膏、知母寒凉伤中之弊,为佐药。甘草(炙)调和诸药为使。

【用法】水煎服。

【使用注意】真寒假热的阴盛格阳证;血虚或阳虚发热,脉洪不胜重按者;表证未解的无汗发热,口不渴者,脉见浮细或沉者均不宜用。

二、清营凉血

清营凉血方药,适用于邪热入营分或热入血分之证。邪热入营,症见身热夜甚,心烦少寐,神昏谵语,舌绛而干,脉虚数;热入血分则病势更重,除见有上述诸证外,尚常见出血、发斑、昏狂等。代表方药有清营汤、犀角地黄丸。

清营汤《温病条辨》

【药物组成】水牛角(原方为犀角) 30 g,地黄 15 g,麦冬 9 g,玄参 9 g,金银花 9 g,连翘 6 g,竹叶心 3 g,黄连 5 g,丹参 6 g。

【功能】清营解毒,透热养阴。

【主治】主治热入营分证。症见身热夜甚,神烦少寐,时有谵语、日常喜开或喜闭,斑疹隐隐,舌绛而干,脉细数。

【配伍分析】本方证治为邪热入营,耗伤营阴所致。方中水牛角,性苦咸寒,清解营分之热,为君药。地黄凉血滋阴、麦冬清热养阴生津、玄参滋阴降火解毒,三药相合,养阴生津,助君药清营凉血解毒,为臣药。金银花、连翘、竹叶心清热解毒,轻清透泄,使营分热邪透出气分而解;黄连苦寒,擅清心解毒;丹参清热凉血,活血散瘀,为佐药。

【用法】水煎服。水牛角镑片先煎,余药后下。

【使用注意】舌苔白滑湿盛者不宜使用本方。

知识链接

犀牛角

原方用犀牛角,药源稀少,价格昂贵,现在常以水牛角代替。水牛角在成分、性味、功效和药理作用上与犀牛角基本相同,但作用和缓,退热效果较好。

犀角地黄汤《备急千金要方》

【药物组成】水牛角(原方为犀角)30 g,生地黄 24 g,白芍 12 g,牡丹皮 9 g。

【功能】清热解毒,凉血散瘀。

【主治】主治温热病热入血分证。症见高热烦躁,神昏谵语,斑色紫黑,吐血、衄血,舌绛起刺,脉细数等。

【配伍分析】本方证治为热毒炽盛入血分,动血扰神所致。方中水牛角,性咸寒清热凉血解毒,为君药。生地黄清热凉血,养阴生津为臣药。白芍、牡丹皮清热凉血、活血散瘀为佐药。

【用法】水煎服,水牛角镑片先煎,余药后下。

【使用注意】本方药性寒凉,对于脾胃虚弱,阳虚失血者忌用。

三、清热解毒

清热解毒方药,适用于热毒、火毒或疮疡疔毒等证。热毒侵袭机体,可见大热烦渴,神昏谵语,吐衄发斑等;热毒上攻头面,可见头面红肿,咽喉肿痛等;三焦火毒炽盛,可见烦热错语、吐衄发斑及疔毒痈疡;胸膈热聚,可见身热面赤,口舌生疮,胸膈烦热,便秘溲赤等。代表方药有黄连解毒汤、牛黄解毒片、六神丸等。

黄连解毒汤《外台秘要》

【药物组成】黄连 9 g,黄芩 6 g,黄柏 6 g,栀子 9 g。

【功能】泻火解毒。

【主治】主治三焦火毒证。症见大热烦躁,谵语不眠,或热病吐衄,或热甚发斑,或湿热黄疸,或外科痈疡疔毒之重症。

【配伍分析】本方证治为热毒壅盛三焦所致。方中黄连,大苦大寒,擅清泻心火,兼泻中焦之火,为君药。黄芩擅清上焦之火,为臣药。黄柏泻下焦之火,栀子清泻三焦之火,导热下行,引邪热从小便而出,为佐使药。

【用法】水煎服。

【使用注意】本方为大苦大寒之品,易伤阴,损伤脾胃,对于非火毒炽盛者,不宜使用。

【附】栀子金花汤《医宗金鉴》

栀子金花汤即黄连解毒汤加大黄。功能泻火解毒,用于黄连解毒汤兼大便秘结者,亦可用于阳证之疮痈疔疖的治疗。

牛黄解毒片《中国药典》

【药物组成】人工牛黄 5 g,石膏 200 g,黄芩 150 g,大黄 200 g,雄黄 50 g,冰片 25 g,桔梗 100 g,甘草 50 g。

【功能】清热解毒。

【主治】主治火热内盛证。症见咽喉、牙龈肿痛,口舌生疮,目赤肿痛。

【配伍分析】本方证治为火热毒盛所致。火毒上攻,则咽喉肿痛,牙龈肿痛,口舌生疮,目赤肿痛。方中人工牛黄,味苦性凉,擅清热解毒,为君药。石膏擅清热泻火,除烦止渴,黄芩擅清热燥湿,泻火解毒,大黄擅清热泻火,泻下通便,为臣药。雄黄、冰片清热解毒,消肿止痛,桔梗宣肺利咽,为佐药。甘草调和诸药,为使药。

【用法】口服。大片一次 2 片,小片一次 3 片,一日 2~3 次。

【使用注意】孕妇禁用。

【其他剂型】牛黄解毒丸、胶囊、软胶囊。

六神丸(部颁标准)

【药物组成】牛黄 4.5 g,蟾酥 3 g,珍珠粉 4.5 g,雄黄 3 g,冰片 3 g,麝香 4.5 g。

【功能】清凉解毒,消炎止痛。

【主治】主治咽喉肿痛,喉风喉痛,单双乳蛾,小儿热疖,痈疡疔疮,乳痈发背,无名肿毒。

【配伍分析】本方证治为外感热毒蕴结所致。方中牛黄可清心开窍,清热解毒,为君药。蟾酥、珍珠粉、雄黄解毒化腐生肌为臣药。冰片、麝香活血消肿止痛。诸药合用,共奏清凉解毒,消炎止痛之功。

【用法】口服。一次 8~10 粒,一日 1~2 次。含服或温开水吞服。外用:取 10 粒用温开水调成糊状,每日涂搽数次。

【使用注意】孕妇忌服。

清开灵胶囊《中国药典》

【药物组成】胆酸,猪去氧胆酸,水牛角,栀子,板蓝根,黄芩苷,金银花,珍珠母。

【功能】清热解毒,镇静安神。

【主治】主治外感风热、火毒内盛证。症见高热不退,烦躁不安,咽喉肿痛,舌质红绛,苔黄,脉数者。亦可用于上呼吸道感染、病毒性感冒、急性化脓性扁桃体炎、急性咽炎、急性气管炎、高热等病症属上述证候者。

【配伍分析】本方证治为外感风热、火毒内盛所致。方中胆酸、猪去氧胆酸清热解毒开窍、定惊安神为君药。水牛角清热凉血解毒,栀子、板蓝根、黄芩苷、金银花,清热解毒为臣药。珍珠母息风化痰、定惊安神为佐药。

【用法】口服。规格 0.25 g:一次 2~4 粒。规格 0.40 g:一次 1~2 粒,一日 3 次。儿童酌减或遵医嘱。

【使用注意】久病体虚患者出现腹泻时慎用。

【其他制剂】清开灵片、泡腾片、注射液。

三黄片《中国药典》

【药物组成】大黄 300 g,盐酸小檗碱 5 g,黄芩浸膏 21 g。

【功能】清热解毒,泻火通便。

【主治】主治三焦热盛证。症见目赤肿痛、口鼻生疮、咽喉肿痛、牙龈肿痛、心烦口渴、尿黄、便秘;亦用于急性胃肠炎,痢疾。

【配伍分析】本方证治为三焦热盛所致。方中大黄泻热通肠、凉血解毒、逐瘀通经;盐酸小檗碱为黄连主要的有效成分,黄芩能清热燥湿、泻火解毒。

【用法】口服。小片一次 4 片,大片一次 2 片。一日 2 次,小儿酌减。

【使用注意】孕妇慎用。

知识链接

盐酸小檗碱为黄连的有效成分,亦称黄连素。研究表明,本品对溶血性链球菌、金黄色葡萄球菌、淋球菌和福氏志贺菌等有抗菌作用。常用治胃肠炎、细菌性痢疾等肠道感染、眼结膜炎、化脓性中耳炎等疾病。

四、清脏腑热

清脏腑热方药,适用于脏腑邪热(如心火、肺热、胃热、肝火等)偏盛所产生的火热证候。根据不同脏腑的火热证候选用不同的清热方药。代表方药有导赤散、龙胆泻肝丸、黄连上清丸等。

导赤散《小儿药证直诀》

【药物组成】生地黄 6 g，木通 6 g，竹叶(适量)，生甘草梢 6 g。

【功能】清心利水滋阴。

【主治】主治心经火热证。症见心胸烦热，口渴面赤，意欲饮冷，以及口舌生疮，或心热移于小肠，小便赤涩刺痛，舌红，脉数。

【配伍分析】本方证治为心经热盛或移于小肠所致。方中生地黄药性甘寒而润，能够凉血滋阴以抑心火，木通入心、小肠经，上清心火，下导小肠之热，两药，发挥制火滋阴而不留邪，利水通淋而不耗阴的功效，为君药。煎煮时加入适量竹叶，竹叶可清心除烦，引火下行，为臣药。生甘草梢清热解毒，可直达茎中而止痛，并能调和诸药，为佐使药。

【用法】上药除竹叶外，为末，每服三钱(9 g)，水一盏，入竹叶同煎至五分，食后温服。

【使用注意】脾胃虚弱者慎用。

【附】导赤丸《中国药典》

导赤丸由连翘120 g、黄连60 g、栀子(姜炒)120 g、木通60 g、玄参120 g、天花粉120 g、赤芍60 g、大黄60 g、黄芩120 g、滑石120 g组成。功能清热泻火，利尿通便。用于口舌生疮，咽喉疼痛，心胸烦热，小便短赤，大便秘结。导赤丸的药物组成与古方导赤散相比变动很大，本品清心降火之力更强。

清胃散《脾胃论》

【药物组成】黄连 6 g，生地黄 6 g，牡丹皮 9 g，当归身 6 g，升麻 9 g。

【功能】清胃凉血。

【主治】主治胃火牙痛。症见牙痛，引起头痛、面颊发热，其齿喜冷恶热，或牙龈出血，或牙龈红肿溃烂，或唇舌腮颊肿痛，口气热臭，口干舌燥，舌红苔黄，脉滑数。

【配伍分析】本方证治为胃火循经上攻所致。方中黄连味苦性寒，擅清中焦胃火，清胃腑之热，为君药。生地黄凉血滋阴，牡丹皮凉血清热，共为臣药。当归身养血活血，以助消肿止痛，为佐药。升麻清热解毒，以治胃火导致的牙痛，兼以引经，为使药。

【用法】水煎服。

【使用注意】风寒牙痛及肾虚火炎者不宜用。

龙胆泻肝丸《中国药典》

【药物组成】龙胆120 g，黄芩60 g，栀子(炒)60 g，泽泻120 g，木通60 g，盐车前子60 g，地黄120 g，酒当归60 g，柴胡，120 g，炙甘草60 g。

【功能】清肝胆，利湿热。

【主治】主治肝胆湿热证。症见头晕目赤，牙肿疼痛，耳鸣耳聋，胸胁痛口苦，尿赤涩涌，湿热带下。

【配伍分析】本品证治为肝胆实火上炎或肝胆湿热下注所致。方中龙胆泻肝胆实热，清下焦湿热，为君药。黄芩、栀子共奏清热利湿之功，共为臣药。泽泻、木通、盐车前子，引湿热下行，利尿通淋；地黄、酒当归益阴养血，祛邪而不损正；柴胡引诸药入肝胆经，疏泄肝郁为佐药。炙甘草调和药性。

【性状规格】大蜜丸，黄褐色，味苦、微甜。水丸，黑棕色，味苦。大蜜丸，每丸重6g。

【用法用量】口服。水丸：一次 3～6 g，一日 2 次。大蜜丸：一次 1～2 丸，一日 2 次。

【使用注意】脾胃虚寒者及孕妇慎用。

左金丸《中国药典》

【药物组成】黄连 600 g，吴茱萸 100 g。

【功能】泻火，疏肝，和胃，止痛。

【主治】主治肝火犯胃证。症见脘胁疼痛，口苦嘈杂，呕吐酸水，恶热饮。

【配伍分析】本方证治为肝郁化火，横犯脾胃，肝胃不和所致。方中大量使用黄连，擅清泻肝火及胃火，肝火得清，自不横逆犯胃；胃火降则其气自和，一药达到肝胃两清的功效，标本兼顾，为君药。吴茱萸药性辛热，疏肝解郁，吴茱萸反制黄连之寒，使泻火而无凉遏之弊，取吴茱萸下气之功，以和胃降逆，又可引领黄连入肝经，为佐药。一味而功兼四用，以为佐使。二药合用，共收泻火，疏肝，和胃，止痛之效。

【性状规格】为黄褐色的水丸。气特异，味苦，辛。每50粒重3 g，每袋18 g。

【用法用量】口服。一次3～6 g，一日2次。

【使用注意】忌食生冷、辛辣、油腻饮食。孕妇及肝血虚所致胁痛不宜使用。

【附方】戊己丸《中国药典》

戊己丸由黄连300 g、吴茱萸(制)50 g、白芍(炒)300 g组成。功能泻肝和胃，降逆止呕，主治肝火犯胃、肝胃不和所致的胃痛，症见胃脘灼热疼痛、呕吐吞酸、口苦嘈杂、腹痛泄泻。

黄连上清丸《中国药典》

【药物组成】黄连10 g，黄芩80 g，黄柏(酒炒)40 g，栀子(姜制)80 g，酒大黄320 g，石膏40 g，连翘80 g，荆芥穗80 g，防风40 g，川芎40 g，白芷80 g，薄荷40 g，菊花160 g，炒蔓荆子80 g，旋覆花20 g，桔梗80 g，甘草40 g。

【功能】散风清热，泻火止痛。

【主治】主治上焦风热、肺胃热盛证。症见头晕目眩，暴发火眼，牙龈肿痛，口舌生疮，咽喉肿痛，耳鸣耳聋，大便干燥，小便黄赤。

【配伍分析】本品证治为上焦风热证所致。方中黄芩性味苦寒，清热泻火，为君药。黄芩、黄柏、栀子通泻三焦实火，取其苦降直折，疗效迅速，且栀子通利三焦，具有凉血、除烦、利尿作用，促使邪热从小便排出；酒大黄导滞通便，引热下行；石膏清肺胃热，除烦止渴；又以连翘清热解毒。均为臣药。佐用：荆芥穗、防风、川芎、白芷散风止头痛；薄荷、菊花、炒蔓荆子清宣上焦风热，明目消肿，旋覆花、桔梗清肺利咽喉；甘草调和诸药。

【性状规格】本品为暗黄色至黑褐色的水丸、黄棕色至棕褐色的水蜜丸或黑褐色的大蜜丸，气芳香，味苦。每丸重6 g。

【用法用量】口服。水丸或水蜜丸，一次3～6 g，大蜜丸一次1～2丸，一日2次。

【使用注意】忌食辛辣食物；孕妇慎用；脾胃虚寒者禁用。

【其他制剂】黄连上清片。

牛黄上清丸《中国药典》

【药物组成】黄连16 g，人工牛黄2 g，薄荷30 g，菊花40 g，荆芥穗16 g，白芷16 g，川芎16 g，栀子50 g，黄柏10 g，黄芩50 g，大黄80 g，连翘50 g，赤芍16 g，当归50 g，地黄64 g，桔梗16 g，甘草10 g，石膏80 g，冰片10 g。

【功能】清热泻火，散风止痛。

【主治】主治热毒内盛、风火上攻证。症见头痛眩晕，目赤耳鸣，咽喉肿痛，口舌生疮，牙龈肿痛，大便燥结。

【配伍分析】本品证治为热毒内盛、风火上攻所致。以黄连上清丸为基础方，增加人工牛黄、冰片、赤芍、当归、地黄，去掉防风、旋覆花、蔓荆子，清热泻火作用更强。

【性状规格】为红褐色或黑褐色的大蜜丸或棕黄色至深棕色的水丸；气芳香，味苦。每袋装6 g。

【用法用量】口服。水丸，一次3 g；大蜜丸，一次1丸，一日2次。

【使用注意】孕妇慎用。

【其他制剂】牛黄上清片。

五、清热祛暑

清热祛暑方药,适用于夏月暑热证。症见身热烦渴,汗出体倦,小便短赤,脉数或洪大等。夏日感受暑热,易伤津耗气;夏月多雨,暑多挟湿,故暑病多夹有湿邪。代表方药有六一散、十滴水等。

<h3 style="text-align:center">六一散《中国药典》</h3>

【药物组成】滑石粉 600 g,甘草 100 g。

【功能】清暑利湿。

【主治】主治暑湿证。症见暑热泄泻,身倦口渴,小便黄少;外治痱子。

【配伍分析】本品证治为暑热挟湿所致。方中滑石粉,味甘淡性寒,质地沉重而滑利,既可清解暑热,又可通利水道,治暑热烦渴,使三焦湿热从小便而泄,为君药。甘草益气和中,清热泻火,与滑石相伍,利小便而津液不伤,且可防滑石之寒滑重坠,为臣药。本方用六份滑石粉,一份甘草,研为散服,故名"六一散"。

【性状规格】本品为浅黄白色粉末,具甘草甜味,手捻油润滑感。散剂,每袋 9、15、25、30、50、60 g。

【用法用量】调服或包煎服,一次 6～9 g。一日 1～2 次。外用,扑撒患处。

【使用注意】阴亏液伤,内无湿热,或小便清长者,忌用。

知识链接

> **滑石**
>
> 研究表明,滑石不仅能利尿,且对伤寒杆菌、副伤寒杆菌有抑制作用;滑石能保护肠道,止泻而不引起鼓肠;滑石粉细腻光滑,可在黏膜、皮肤处形成膜,起到保护皮肤及黏膜的作用。

<h3 style="text-align:center">十滴水《中国药典》</h3>

【药物组成】大黄 20 g,薄荷油或桉叶油 12.5 mL,肉桂 10 g,小茴香 10 g,干姜 25 g,辣椒 5 g,樟脑 25 g。

【功能】健胃,祛暑。

【主治】用于中暑。症见头晕,恶心呕吐,腹痛泄泻。

【配伍分析】本品证治为夏秋季节受暑湿所致。方中大黄,味苦性寒清热,降气通腑,薄荷油疏风凉解,祛暑化湿,共为君药。肉桂、小茴香、干姜、辣椒发挥温中散寒、和胃止呕、缓痛止泻的功效,樟脑通窍辟秽止痛为佐使药。

【性状规格】为棕红色至棕褐色的澄清液体;气芳香,味辛辣。每瓶装 5～10 mL。

【用法用量】口服。一次 2～5 mL,儿童酌减。

【使用注意】孕妇忌服。驾驶员和高空作业者慎用。

【其他制剂】十滴水软胶囊。

六、清虚热

清虚热方药,适用于肝肾阴虚,症见盗汗、骨蒸潮热、五心烦热或热病后期,邪留未尽,阴液已伤,症见暮热早凉,舌红少苔,代表方有青蒿鳖甲汤。

<h3 style="text-align:center">青蒿鳖甲汤《温病条辨》</h3>

【药物组成】鳖甲 15 g,青蒿 6 g,生地黄 12 g,知母 6 g,牡丹皮 9 g。

【功能】养阴透热。

【主治】主治温病后期,邪伏阴分证。症见夜热早凉,热退无汗,舌红苔少,脉细数。

【配伍分析】本品证治温病后期,阴液已伤,余邪深伏阴分所致。方中鳖甲滋阴退热,直入阴分,达到入络搜邪的功效;青蒿其气芳香,清中有透散之力,清热透络,引邪外散,两者共为君药。生地黄滋阴凉血,知母质润,擅滋阴降火,共助鳖甲以养阴退虚热,为臣药。牡丹皮泄血中伏火,以助青蒿清透阴分伏热,为佐药。

【用法】水煎服。

【使用注意】阴虚动风者不宜用。

> **知识链接**
>
> **青蒿素**
>
> 　　青蒿鳖甲汤方中青蒿含倍半萜类、黄酮类、香豆素类、挥发性成分等,倍半萜类为青蒿素、青蒿酸、青蒿内酯、青蒿醇等。研究表明,青蒿素抗疟作用快,主要作用于疟原虫红细胞内期,是一种具有过氧基的新型倍半萜内酯类化合物。

目标检测

目标检测答案

一、单项选择题

1.用于气分热盛证的方剂是(　　)。

A.导赤丸　　　B.白虎汤　　　C.清营汤　　　D.黄连解毒汤

2.用于热毒壅盛三焦,充斥内外的方剂是(　　)。

A.龙胆泻肝丸　B.栀子金花丸　C.白虎汤　　　D.黄连解毒汤

3.症见咽喉肿痛,牙龈肿痛,口舌生疮,目赤肿痛,治当首选(　　)。

A.六一散　　　B.抗病毒口服液 C.牛黄解毒片　D.清营汤

4.龙胆泻肝丸的主治病证是(　　)。

A.肝胆湿热　　B.阴虚火旺　　C.气分实热　　D.心火上炎

5.温病后期,邪伏阴分,而见夜热早凉,热退无汗,舌红苔少,脉细数,治宜(　　)。

A.牛黄解毒片　B.黄连上清丸　C.牛黄上清丸　D.青蒿鳖甲汤

6.六一散中甘草与滑石的比例是(　　)。

A.6∶1　　　　B.5∶1　　　　C 3∶1　　　　D.1∶6

7.具有健胃、祛暑之功,用于中暑的是(　　)。

A.养血退热丸　B.十滴水　　　C.安宫牛黄丸　D.六一散

8.黄连解毒汤的组成是(　　)。

A.黄连、黄芩、黄柏、栀子　　　B.黄连、黄芩、黄柏、白头翁

C.黄连、秦皮、黄柏、白头翁　　D.黄连、黄芩、黄柏、秦皮

二、分析题

张某,女,22岁。近日因吃辛辣油腻食物,症见牙龈肿痛,咽喉肿胀,口臭,舌红,苔黄燥。根据所学知识,为该患者推荐常用的方剂与中成药,并作简要分析。

第三节　泻下剂及中成药

以泻下药为主,具有通便、泻热、攻积、逐水等作用,治疗里实证的方剂和中成药,称为泻下方药。因导致里实证的病因多种多样,包括热结、寒结、燥结以及人体虚实病情的变化之不同,因此立法处方亦随病证而各有差异。根据方药功用的不同,具体可分为寒下、润下、温下、攻补兼施四类。

使用泻下方药,要注意以下几点。①泻下剂是用于表邪已解,里实已成,若表证未解,里实已成,应根据表里证的轻重,先表后里,或表里双解。②病后伤津、亡血、老年体虚,以及孕妇、产妇或正值经

期者慎用或禁用。③本类方药大都易伤胃气,故中病即止,慎勿过剂。④服药期间应忌食油腻及不消化的食物,以防重伤胃气。

一、寒下

寒下方药,适用于里热积滞实证。症见大便秘结,腹部胀满疼痛,甚至潮热,舌苔黄厚,脉实等。代表方药如大承气汤。

大承气汤《伤寒论》

【药物组成】大黄 12 g,芒硝 6 g,厚朴 24 g,枳实 12 g。

【功能】峻下热结。

【主治】①阳明腑实证。症见大便不通,矢气频转,脘腹痞满,腹痛拒按,脘腹痞满而硬,神昏谵语,手足汗出,舌苔黄燥起刺或焦黑燥裂,脉沉实。②热结旁流证。症见下利清水,色纯青,其气臭秽,脐周疼痛,按之坚硬有块,口舌干燥,脉滑数。③里热实证之热厥、痉病,或发狂。

【配伍分析】本方证治为邪热与肠中燥屎互结成实所致。方中大黄为君药,泻热通便,荡涤肠胃,用于实热积滞。芒硝味咸性寒,软坚泻下,为臣药。厚朴、枳实共为佐药,行气除满,导滞消痞,助大黄、芒硝推荡热结,攻下积滞。六腑以通为用,胃气以下降为顺,本方峻下热结,承顺胃气下行,故方名"大承气",为寒下经典名方。

【用法】水煎,后下大黄,溶服芒硝。

【使用注意】年老体弱、孕妇,以及气虚阴亏、燥结不甚者慎用,应中病即止,以免伤正。

大黄清胃丸《中国药典》

【药物组成】大黄 504 g,芒硝 63 g,黄芩 96 g,牵牛子(炒)42 g,胆南星 42 g,槟榔 63 g,羌活 42 g,白芷 42 g,木通 63 g,滑石粉 168 g。

【功能】清热通便。

【主治】主治胃火炽盛导致的便秘。症见头痛目眩,口干舌燥,大便燥结。

【配伍分析】方中大黄、芒硝为君药,具有软坚散结,清热泻火的功效。黄芩以清心火,泻胃火为主,牵牛子泻火通便,胆南星息风化痰,和中定惊,此三者共为臣药。槟榔行气导滞,羌活、白芷祛风止痛,木通、滑石粉利水导热,通淋下行,共为佐药。用蜂蜜制丸,增强润肠通便之功,此外兼具有调和药性,此为使药。

【性状规格】为黑褐色大蜜丸;味苦,辛。每丸重 9 g。

【用法用量】口服。一次 1 丸,一日 2 次。

【使用注意】本品含牵牛子,服用量大可导致副作用及中毒,注意使用剂量,此外,孕妇忌服。

二、润下

润下剂,适用于肠燥津亏,大便秘结证。症见大便干结,状如羊粪,小便短赤,舌苔黄,或头晕耳鸣,潮热盗汗等。代表方如麻仁丸、麻仁润肠丸等。

麻仁丸《中国药典》

【组成】火麻仁 200 g,大黄 200 g,苦杏仁 100 g,炒白芍 200 g,枳实(炒)200 g,姜厚朴 100 g。

【功能】润肠通便。

【主治】主治肠热津亏证。症见大便干结难下、腹部胀满不舒,或习惯性便秘见上述证候者。

【配伍分析】本方证治为胃肠燥热,脾津不足所致。方中火麻仁质润而润燥通便,为君药。大黄味苦性寒,攻积泄热而通便;苦杏仁富含油脂而润肠通便,兼降肺气而止咳,使大肠之气易于下行;炒白芍具有养阴敛津,调和肝脾的作用。此三者共为臣药。炒枳实、姜厚朴用于行气除满,以增强降泄通便之功,为佐药。以蜂蜜为丸,发挥润燥通便之功,调和诸药,亦为佐药。

【性状规格】本品为黄褐色的水蜜丸、小蜜丸或大蜜丸,味苦。大蜜丸每丸重 9 g。

【用法用量】口服。水蜜丸一次 6 g,小蜜丸一次 9 g,大蜜丸一次 1 丸,一日 1~2 次。

【使用注意】本方虽为润肠缓下之剂,但含有攻下破滞之品,老年体弱,津亏血少者,不宜久服,孕妇慎用。

麻仁润肠丸《中国药典》

【药物组成】火麻仁 120 g,大黄 120 g,苦杏仁(去皮炒)60 g,白芍 60 g,陈皮 120 g,木香 60 g。

【功能】润肠通便。

【主治】用于肠胃积热之便秘。症见胸腹胀满,大便秘结。

【配伍分析】本方证治为肠胃积热所致。方中火麻仁质润多脂,润肠通便,为君药。大黄苦寒攻积泻下,苦杏仁、白芍,益阴增液以润肠通便,使腑气通、津液行,为臣药。陈皮、木香行气,调中宣滞,加强降泄通便之力,为佐药。

【性状规格】本品为黄褐色的大蜜丸;气微香,味苦、微甘。每丸重 6 g。

【用法用量】口服。一次 1~2 丸,一日 2 次。

【使用注意】孕妇忌服。

三、温下

温下药,适用于里寒积滞实证。症见大便秘结,艰涩难出,便质干或不干,面色萎黄无华,甚则少腹冷痛,小便清长,畏寒肢冷,舌质淡,苔白润,脉沉迟。代表方药有温脾汤。

温脾汤《备急千金要方》

【药物组成】附子 6 g,大黄 15 g,干姜 9 g,当归 9 g,芒硝 6 g,人参 6 g,炙甘草 6 g。

【功能】攻下冷积,温补脾阳。

【主治】主治阳虚寒积证。腹痛便秘,脐下绞结,绕脐不止,手足不温,苔白不渴,脉沉弦而迟。

【配伍分析】本方证治为脾阳不足,冷积内停所致。方中附子药性为大辛大热之品,温阳散寒,大黄苦寒泻下,荡涤积滞,与辛热附子相配伍,组成温下之剂,为君药。干姜温中散寒,当归、芒硝补血润肠、软坚散结,此三者为臣药。人参、炙甘草温补脾胃阳气,补气升阳,为佐药。炙甘草调和药性,兼以为使。

【用法】水煎,大黄后下。

【使用注意】里热实证,肠道津伤者不宜服用。

四、攻补兼施

攻补兼施方药,用于里实积滞而正气亏虚之证。症见便秘,脘腹胀满,神倦少气、脉虚,或燥屎不行,下之不通,舌红少苔,脉细数等。代表方如增液承气汤。

增液承气汤《温病条辩》

【组成】玄参 30 g,地黄 24 g,麦冬 24 g,大黄 9 g,芒硝 9 g。

【功能】滋阴增液,通便泄热。

【主治】主治温病热结阴亏,燥屎不行,下之不通者,脘腹胀满,口干唇燥,苔黄,脉细数。

【配伍分析】本方证治为温病热结阴亏所致。以增液汤(玄参、地黄、麦冬),壮水滋阴。芒硝、大黄攻下,以便舟行。阴虚液枯,燥屎不行,下之徒伤其阴,润之又有恋邪之弊。芒硝、大黄配增液汤,下之而不伤其阴,增液汤配伍芒硝、大黄,润之而无恋邪之弊。本方滋阴泄热,增水行舟,是增液汤与调胃承气汤(去甘草)的复方,故名增液承气汤。

【用法】水煎服。

【使用注意】产后血虚、老年肾虚便秘者不宜使用。

目标检测答案

目标检测

一、单项选择题

1. 大承气汤的功效是( )。
A. 轻下热结　　　B. 缓下热结　　　C. 峻下热结　　　D. 攻下寒积
2. 主治肝胆火旺之便秘的是( )。
A. 当归龙荟丸　　B. 五仁润肠丸　　C. 清胃散　　　　D. 大黄清胃丸
3. 能温补脾阳,攻下冷积,主治阳虚寒积证的是( )。
A. 龟苓膏　　　　B. 苁蓉通便口服液　　　　C. 增液颗粒　　　D. 温脾汤
4. 大承气汤煎服方法正确的是( )。
A. 先煮枳实、厚朴,再下芒硝,最后下大黄　　　B. 先煮大黄、芒硝,最后下枳实、厚朴
C. 所有药物一起煎　　　　　　　　　　　　　D. 先煮枳实、厚朴,再下大黄,芒硝溶服
5. 大黄清胃丸的功效是( )。
A. 清热通便　　　B. 泻火通便　　　C. 润肠通便　　　D. 养阴生津,清热润燥

二、分析题

李某,女,34岁。喜食辛辣。现症见大便干结,脘腹胀痛,面红身热,口臭,舌红苔黄。根据所学知识,为该患者推荐常用的方剂与中成药,并作简要分析。

第四节　和解剂及中成药

凡具有和解少阳、调和肝脾、调和寒热、表里双解等作用,用以治疗邪在少阳、肝脾不和、寒热错杂等病证的方剂,称为和解方药。使用和解方药时应注意:和解方药以驱邪为主,纯实者以及纯虚者不宜使用;凡邪在肌表,未入少阳,或邪已入里,阳明热盛者,均不宜使用和解方药。

一、和解少阳

本类方药,具有和解少阳的功效,适用于邪在少阳半表半里证。症见寒热往来,胸胁苦满,口苦咽干,默默不欲饮食,目眩,脉弦等。代表方药有小柴胡汤。

小柴胡汤《伤寒论》

【药物组成】柴胡 24 g,黄芩 9 g,半夏 9 g,生姜 9 g,人参 9 g,大枣 4 枚,炙甘草 9 g。

【功能】和解少阳。

【主治】主治:①伤寒少阳证。②疟疾、黄疸等病而见少阳证者。症见寒热往来,胸胁苦满,默默不欲饮食,心烦喜呕,口苦,咽干,目眩,舌苔薄白,脉弦。③热入血室证。症见妇人经水适断,寒热发作有时。

【配伍分析】本方证治为邪犯少阳所致。方中重用柴胡为君药,入肝胆经,具有轻清升散、宣透疏解的特点,能透达少阳之邪从外而散,又能疏泄气机之郁滞。黄芩苦寒,能清泄少阳之热,为臣药。柴胡升散,黄芩降泄,两者配伍,使邪热外透内清而达到和解少阳之目的。半夏善降逆和胃,生姜既解半夏之毒,又助半夏和胃止呕,人参、大枣益气健脾,既扶正以祛邪,又益气以防邪气内传,以上四味共为佐药。炙甘草助人参益气补中,且调和诸药,为使药。

【用法】水煎服。

【使用注意】因方中柴胡升散,黄芩、半夏性燥,易伤阴血,故阴虚血少者忌用本方。

知识链接

小柴胡汤

　　小柴胡汤为张仲景所创名方之一,为治少阳病证之代表方。该方配伍严谨,疗效确凿,深得后世医药赞誉及推广。

　　现代研究表明,本方具有保肝利胆、抗炎、降血脂及抗动脉粥样硬化、抗精神失常、抗肿瘤、抗自由基、抗溃疡、抗衰老、抗菌及抗病毒、抗氧化、抗惊厥、增强机体免疫能力、解热等作用。

二、调和肝脾

　　本类方药适用于肝郁犯脾,或脾虚不运所致的肝脾不和证,具有疏肝理脾或补脾柔肝的功效。症见脘腹胀痛,或泄泻腹痛,或月经不调,脉弦等。代表方药有四逆散、逍遥丸等。

四逆散《伤寒论》

　　【药物组成】柴胡 6 g,白芍 6 g,枳实 6 g,炙甘草 6 g。

　　【功能】透邪解郁,疏肝理气。

　　【主治】主治:①阳郁厥逆证。症见手足不温,或身微热,或咳,或悸,或小便不利,或腹痛,或泄利下重,脉弦。②肝脾不和证。症见胁肋胀闷,脘腹疼痛,脉弦。

　　【配伍分析】本方证由阳郁气滞所致。方中柴胡入肝、胆经,疏肝解郁,透邪升阳,使肝气条达,阳郁得疏,为君药。白芍敛阴养血,并能防柴胡劫肝阴,且白芍养血柔肝,缓急止痛作用较好,为臣药。枳实下气破结泄热,既助柴胡调畅气机,又合白芍调理气血,为佐药。炙甘草既能调和诸药,又助白芍缓急止痛,为使药。四味药物配伍,调和肝脾,舒畅气机。

　　【用法】水煎服。

　　【使用注意】阴虚气郁所致的胁肋、脘腹疼痛,忌用本方。

　　【附】柴胡疏肝散《证治准绳》

　　柴胡疏肝散引《医学统旨》方,由柴胡 6 g、陈皮 6 g、川芎 4.5 g、香附 4.5 g、枳壳 4.5 g、芍药 4.5 g、炙甘草 1.5 g 组成。功能疏肝行气,活血止痛。用于肝气郁滞证。症见胁肋疼痛,胸闷喜太息,情志抑郁易怒,或嗳气,脘腹胀满,脉弦。

逍遥丸《中国药典》

　　【药物组成】柴胡 100 g,白芍 100 g,当归 100 g,炒白术 100 g,茯苓 100 g,炙甘草 80 g,薄荷 20 g。

　　【功能】疏肝解郁,养血健脾。

　　【主治】主治肝郁血虚脾弱证。症见两胁作痛,头痛目眩,口燥咽干,神疲食少,或往来寒热,或月经不调,乳房胀痛,舌质淡红,脉弦而虚。

　　【配伍分析】本方证治为情志不畅,肝气郁结,脾失健运,阴血不足所致。方中柴胡疏肝解郁,使肝气得以条达,为君药。白芍酸苦微寒,养血敛阴,柔肝缓急;当归甘辛苦温,养血和血,助柴胡疏解肝郁,为臣药。炒白术、茯苓、炙甘草健脾益气,使营血生化有源,助当归、白芍养血之功,薄荷芳香辛散,助柴胡疏理气机,调畅情志,共为佐药。炙甘草调和药性,为使药。诸药合用,肝脾同调,气血兼顾,使肝郁得疏,肝血得养,脾弱得复。

　　【性状规格】本品为棕褐色大蜜丸;味甜。小蜜丸:每 100 丸重 20 g。大蜜丸:每丸重 9 g。

　　【用法用量】口服。小蜜丸一次 9 g,大蜜丸一次 1 丸,一日 2 次。

　　【使用注意】肝郁多因情志不遂所致,治疗时须嘱患者心情舒畅,方能奏效。

【附】加味逍遥散《内科摘要》

加味逍遥散由当归 6 g、芍药 6 g、茯苓 6 g、白术(炒)6 g、柴胡 6 g、牡丹皮 3 g、栀子(炒)3 g、炙甘草 3 g 组成。功能养血健脾,疏肝清热。用于肝郁血虚,内有郁热证。症见烦躁易怒,或自汗盗汗,少腹胀痛,月经不调,舌红,苔薄黄,脉弦虚数。

三、表里双解

本类方药具有表里同治的功效,适用于表里同病的证候,如少阳阳明合病、表寒里热等。多由解表药与泻下药或清热药等组成。代表方药如大柴胡汤、防风通圣丸。

大柴胡汤《金匮要略》

【药物组成】柴胡 15 g,大黄 6 g,黄芩 9 g,枳实 9 g,芍药 9 g,半夏 9 g,生姜 15 g,大枣 4 枚。

【功能】和解少阳,内泻热结。

【主治】主治少阳阳明合病。症见往来寒热,胸胁苦满,呕吐,心烦,心下痞硬或心下满痛,大便不解或下利不畅,舌苔黄,脉弦数有力。

【配伍分析】本方所治乃少阳与阳明合病。方中以柴胡、大黄为君药,柴胡入少阳疏邪透表,大黄入阳明泻热通腑,为君药。黄芩味苦性寒,清少阳郁热,与柴胡配伍,以和解少阳,枳实善行中焦之气,能破气散结,消除痞满,与大黄同用,增强内泻热结之力,为臣药。芍药缓急止痛,与枳实相伍,除心下满痛,半夏和胃降逆,与生姜合用,止呕之力更强,共为佐药。大枣益气和中,为使药。

【用法】水煎服。

【使用注意】使用时应根据少阳证与阳明热结的轻重,调整方中药量比例。

防风通圣丸《中国药典》

【药物组成】防风 50 g,麻黄 50 g,荆芥穗 25 g,薄荷 50 g,大黄 50 g,芒硝 50 g,滑石 300 g,栀子 25 g,石膏 100 g,黄芩 100 g,连翘 50 g,桔梗 100 g,当归 50 g,川芎 50 g,白芍 50 g,白术(炒)25 g,甘草 200 g。

【功能】解表通里,清热解毒。

【主治】主治外寒内热,表里俱实之证。症见恶寒壮热,头痛咽干,小便短赤,大便秘结,咽喉肿痛,风疹湿疮,舌苔黄腻,脉数有力。

【配伍分析】本方证治为外感风邪,内有蕴热所致。方中以防风、麻黄、荆芥穗、薄荷发汗散邪,疏风解表,使表邪从汗而解;大黄、芒硝泻热通便,使里热积滞从大便而解;滑石、栀子清热利尿,引邪热从小便排出;石膏、黄芩、连翘清泻肺胃积热;桔梗宣肺利咽;当归、川芎、白芍养血和血;白术健脾燥湿;甘草调和诸药。

【性状规格】为包衣或不包衣的水丸,丸芯颜色为浅棕色至黑褐色;味甘、咸、微苦。每 20 丸重 1 g。

【用法用量】口服。一次 6 g,一日 2 次。

【使用注意】孕妇慎用。

▶ 目标检测

一、单项选择题

1.患者经期感冒,往来寒热,胸胁苦满,咽干目眩,心烦喜呕,舌苔薄白,脉弦。治宜选用(   )。

A.逍遥丸　　　B.小柴胡汤　　　C.大柴胡汤　　　D.香附丸

2.小柴胡汤中柴胡配伍黄芩的意义是(   )。

A.疏肝泄热　　　B.调和营卫　　　C.理气疏肝　　　D.和解少阳

3.逍遥丸所治病证是(　　　),方中的君药是(　　　)。

A.脾胃气虚兼气滞;柴胡　　　　B.脾肾虚弱,冲脉不固;当归

C.肝郁血虚脾弱;柴胡　　　　　D.肝脾不和;白芍

4.患者月经不调,经行头痛,两胁作痛,口燥咽干,神疲食少,乳房胀痛,舌淡苔白,脉细弦。治宜选用(　　　)。

A.逍遥丸　　　　B.四物汤　　　　C.归脾丸　　　　D.小柴胡汤

5.具有疏肝解郁,养血健脾功效的方药是(　　　)。

A.参苏丸　　　　B.逍遥丸　　　　C.香连丸　　　　D.香附丸

6.大柴胡汤所治病证是(　　　)。

A.脾虚肝郁之痛泻　　　　　　　B.肝脾不和证

C.阳郁厥逆证　　　　　　　　　D.少阳阳明合病

7.防风通圣丸的功效是(　　　)。

A.解表通里,清热解毒　　　　　B.和解少阳,内泻热结

C.解肌清热,止泻止痢　　　　　D.解表散热,和解少阳

8.四逆散的功效是(　　　)。

A.活血化瘀,平肝息风　　　　　B.透邪解郁,疏肝理气

C.温中祛寒,回阳救逆　　　　　D.柔肝和胃,缓急止痛

二、分析题

李某,女,22岁。两年来每到月经来潮前1周左右开始感冒。曾多次服药效果不佳。临床表现为:鼻塞,流涕,咽干咽痛,畏寒发热,但体温不高,全身酸痛无力,头痛眩晕,口干口苦,舌淡苔薄白,脉沉细。根据所学知识,为该患者推荐常用的方剂与中成药,并作简要分析。

第五节　温里剂及中成药

由温里药为主组成,具有温中散寒、回阳救逆、温经散寒等作用,用以治疗里寒证的方剂,称为温里方药。

里寒证的成因:有因表寒证治疗不当,寒邪趁虚入里者;有因寒邪直中脏腑者;有因误服寒药或过服生冷,损伤脾阳者;有因素体阳虚,寒从内生者。但不外乎寒从外来与寒从内生两个方面。因而温里方药分为温中散寒、回阳救逆、温经散寒三类。

使用温里方药时,首先应当辨清寒热真假,如真热假寒者,虽有四肢厥冷,亦不宜使用。其次温里方药多由辛温燥热药组成,易耗伤阴液,故须中病即止,慎勿过剂,更不宜用于阴虚证。

一、温中散寒

本类方药,具有温中散寒的功效,适用于中焦虚寒证。症见脘腹冷痛,喜温喜按,不思饮食,手足不温,呕吐,下利等。代表方药有理中丸、小建中汤、香砂养胃丸等。

理中丸《伤寒论》

【药物组成】干姜90 g,人参90 g,白术90 g,炙甘草90 g。

【功能】温中祛寒,补气健脾。

【主治】主治:①中焦虚寒证。症见脘腹冷痛,喜温喜按,不思饮食,下利清谷,口淡不渴,畏寒肢冷,舌淡苔白,脉沉细或沉迟无力。②阳虚失血证。症见便血、衄血或崩漏等,血色黯淡或清稀。③胸痹、小儿慢惊、病后喜唾流涎等属中焦虚寒者。

【配伍分析】本方证治为脾胃虚寒,失其运化、升降、统摄之职所致。方中干姜辛热,功善温中祛寒

以振脾阳,又和胃止呕,为君药。人参甘温益气,健脾补中,培补后天之本,使脾气健旺而阳气自复,为臣药。脾喜燥恶湿,故佐以白术健脾燥湿。炙甘草与诸药等量,既助君药健脾益气,又能缓急止痛,兼为佐使药。

【用法】亦常作汤剂使用,水煎服,用量按原方比例酌减。

【使用注意】湿热内蕴中焦或脾胃阴虚者禁用。

小建中汤《伤寒论》

【药物组成】饴糖 30 g,芍药 18 g,桂枝 9 g,生姜 9 g,大枣 6 枚,炙甘草 6 g。

【功能】温中补虚,缓急止痛。

【主治】主治中焦虚寒之虚劳里急证。症见脘腹疼痛,喜温喜按,或心中悸动,虚烦不宁,或手足烦热,咽干口燥,或虚劳发黄,面色不荣,舌淡苔白,脉细弦。

【配伍分析】本方所治虚劳诸证,为中焦虚寒,化源不足,气血亏虚,阴阳俱乏所致。本方由桂枝汤倍芍药加饴糖组成。方中重用甘温质润之饴糖温补脾胃,生化气血,缓急止痛,为君药。芍药用量倍于桂枝,合饴糖滋阴养血,缓急止痛;桂枝合饴糖辛甘化阳,温阳散寒,脾阳得通而腹痛可止,桂枝、芍药共为臣药。生姜温胃散寒,大枣补脾益气,为佐药。炙甘草既能助饴糖、桂枝"辛甘化阳",温中焦而补脾虚,又合芍药"酸甘化阴",缓肝急而止腹痛,是为佐使之用。六药合用,温中补虚缓急之中,蕴有柔肝理脾,益阴和阳之意。用之可使中气强健,阴阳气血生化有源,而诸症自愈。所谓建中者,建立中焦之气也。

【用法】水煎服,加入饴糖溶化,温服。

【使用注意】呕吐或中满者不宜使用;阴虚火旺之胃脘疼痛忌用。

香砂养胃丸《中国药典》

【药物组成】白术 300 g,砂仁 210 g,豆蔻(去壳)210 g,广藿香 210 g,陈皮 300 g,姜厚朴 210 g,木香 210 g,醋香附 210 g,茯苓 300 g,枳实(炒)210 g,半夏(制)300 g,甘草 90 g。

【功能】温中和胃。

【主治】用于胃阳不足、湿阻气滞所致的胃痛、痞满。症见胃痛隐隐,脘闷不舒,呕吐酸水,嘈杂不适,不思饮食,四肢倦怠,舌淡,苔白滑,脉沉迟无力。

【配伍分析】本方证治为胃阳不足、湿阻气滞所致。方中白术补气健脾,燥湿利水,为君药。砂仁、豆蔻、广藿香化湿行气,和中止呕;陈皮、姜厚朴行气和中,燥湿除积;木香、醋香附理气解郁,和胃止痛,为臣药。茯苓健脾利湿;炒枳实破气消积,散结除痞;制半夏降逆止呕,消痞散结,为佐药。甘草调和药性,为使药。

【性状规格】为黑色的水丸,除去包衣后显棕褐色;气微,味辛、微苦。

【用法用量】口服。一次 9 g,一日 2 次。

【使用注意】服药期间饮食宜清淡,忌酒及辛辣、生冷、油腻食物。

【其他制剂】香砂养胃颗粒。

知识链接

　　研究表明,香砂养胃丸具有调整消化液分泌功能;对胃肠道平滑肌具有良好的双向调节作用;对胃溃疡的形成有明显的抑制作用,可降低溃疡发病率;有较强的抑菌作用;有利胆作用,可增加胆汁的分泌,降低胆囊的压力。

二、回阳救逆

本类方药适用于阳气衰微,阴寒内盛,甚至阴盛格阳的危重病证,具有回阳救逆的功效。症见四肢厥逆,精神萎靡,恶寒蜷卧,甚至冷汗淋漓,脉微欲绝等。代表方药有四逆汤、参附汤等。

四逆汤《伤寒论》

【药物组成】附子 15 g,干姜 9 g,炙甘草 6 g。

【功能】回阳救逆。

【主治】主治心肾阳衰寒厥证。症见四肢厥逆,恶寒蜷卧,神疲欲寐,腹痛下利,呕吐不渴,舌苔白滑,脉沉细。

【配伍分析】本方证治为心肾阳气衰微,阴寒内盛所致。方中附子辛热,温肾暖脾,壮阳祛寒,回阳救逆,为君药。干姜辛热,温中散寒,助阳通脉,且能制约附子之毒,为臣药。炙甘草益气补中,调和药性,并能制姜、附之峻猛,为佐使。三药合用,药简力专,使阳复厥回,故名"四逆汤"。

【用法】水煎服。

【使用注意】非阳衰阴盛之厥逆证不可使用本方;中病即止,不宜多服,以防伤阴;若服药后出现呕吐拒药,可将药液置凉后服用。

参附汤《济生续方》

【药物组成】人参 9 g,附子 15 g。

【功能】回阳,益气,固脱。

【主治】主治元气大亏,阳气暴脱证。症见手足逆冷,头晕气短,面色苍白,喘促,冷汗淋漓,脉微欲绝。

【配伍分析】本方证治为阴阳气血暴脱所致。方中重用人参,大补元气,以固后天;附子大辛大热,温壮元阳,大补先天。二药相须,具有上助心阳,下温肾命,中补脾土之功。

【用法】水煎温服。

【使用注意】①本方乃急救之方,大温大补,不可久服,阳气得复后则当另行调理。②一般不能用党参代替人参。③附子先煎。

三、温经散寒

本类方药具有温通经络,散寒通脉的功效,适用于寒凝经脉证。代表方药如当归四逆汤、艾附暖宫丸等。

当归四逆汤《伤寒论》

【药物组成】当归 12 g,桂枝 9 g,白芍 9 g,细辛 3 g,通草 6 g,大枣 8 枚,甘草 6 g。

【功能】温经散寒,养血通脉。

【主治】主治血虚寒厥证。症见手足厥寒,口淡不渴,或腰、股、腿、足、肩臂疼痛,舌淡,脉细欲绝或沉细。

【配伍分析】本方证治为素体血虚,感受寒邪,血寒凝滞所致。方中当归甘温,养血活血,温经散寒,为君药。桂枝温通血脉,祛经脉中客留之寒邪,为臣药。白芍养血和营,助当归补益营血;细辛温经散寒,助桂枝温通血脉;通草通利经脉,以畅血行,为佐药。重用大枣,以助归、芍补营血,又可防桂、辛燥烈之性;甘草调和诸药并解毒,为使药。

【用法】水煎服。

【使用注意】本方性温,阴虚体质慎用;阳气内郁,不达四肢之厥逆者不可使用。

艾附暖宫丸《中国药典》

【药物组成】艾叶(炭)120 g,醋香附 240 g,肉桂 20 g,制吴茱萸 80 g,当归 120 g,川芎 80 g,白芍(酒炒)80 g,炙黄芪 80 g,地黄 40 g,续断 60 g。

【功能】理气养血,暖宫调经。

【主治】用于血虚气滞,下焦虚寒所致的月经不调、痛经。症见行经后错,经量少,有血块,经行小腹冷痛喜热,腰膝酸痛。

【配伍分析】本方证治为血虚气滞、下焦虚寒所致。方中艾叶暖宫温经散寒;醋香附理气解郁,调经止痛,为君药。肉桂、制吴茱萸补肾固冲,散寒止痛,为臣药。当归、川芎、白芍皆入肝经,能活血祛瘀,养血调经止痛;炙黄芪、地黄益气滋阴养血;续断活血通经,为佐药。

【性状规格】为深褐色至黑色的小蜜丸或大蜜丸;气微,味甘而后苦、辛。大蜜丸每丸重9 g。

【用法用量】口服。小蜜丸一次9 g,大蜜丸一次1丸,一日2～3次。

【使用注意】孕妇禁服。

→ **目标检测**

目标检测答案

一、单项选择题

1.下列哪项不属于理中丸的主治证候?(　　　)

A.脘腹冷痛　　　B.畏寒肢冷　　　C.下利清谷　　　D.脉弦数

2.理中丸与四君子汤共有的药物是(　　　)。

A.人参、白术、茯苓　　　　　　B.人参、茯苓、炙甘草

C.人参、白术、炙甘草　　　　　D.人参、干姜、炙甘草

3.方中以饴糖为君药的是(　　　)。

A.理中丸　　　B.小建中汤　　　C.四逆汤　　　D.香砂养胃丸

4.香砂养胃丸的功效是(　　　)。

A.温中和胃　　　　　　　　　　B.理气消胀,和胃止痛

C.行气和胃,制酸止痛　　　　　D.理气,活血,止痛

5.具有回阳,益气,固脱功效的方药是(　　　)。

A.坎离砂　　　B.四逆汤　　　C.参附汤　　　D.当归四逆汤

6.小建中汤的组成是(　　　)。

A.桂枝汤去生姜,加饴糖　　　　B.桂枝汤易桂枝为肉桂,加饴糖

C.桂枝汤倍桂枝,加饴糖　　　　D.桂枝汤倍芍药,加饴糖

二、分析题

王某,男,58岁。因长期工作于寒湿之地,半年来经常手足厥寒,口不渴,时有腰、股、腿、足疼痛,舌淡苔白,脉沉细欲绝。根据所学知识,为该患者推荐常用的方剂与中成药,并作简要分析。

第六节　补益剂及中成药

由补益药为主组成,具有补养人体气、血、阴、阳等作用,用以治疗各种虚证的方剂,称补益方药。补益方药分为补气、补血、补阴、补阳四类。

使用补益方药时,应注意以下问题。①正虚而外邪未尽者,当先祛邪,一般不宜过早使用补益方药,以免"闭门留寇"。或使用攻补兼施等法,使祛邪而不伤正,补虚而不碍邪。②要辨清虚实真假。真虚假实,若误用攻伐之剂,则虚者更虚;真实假虚,若误用补益之剂,则实者更实。③要辨清虚证的类别(阴阳气血)和涉及的脏腑,再结合脏腑相互资生关系,予以补益。

一、补气

本类方药,具有补气的功效,适用于脾肺气虚证。症见倦怠乏力,少气懒言,动则气喘,食少便溏,舌淡苔白,脉虚弱。代表方药有四君子汤、参苓白术散、补中益气丸、生脉饮等。

四君子汤《太平惠民和剂局方》

【药物组成】人参 9 g,白术 9 g,茯苓 9 g,甘草 6 g。

【功能】益气健脾。

【主治】主治脾胃气虚证。症见面色萎白,语气低微,气短乏力,食少便溏,舌淡苔白,脉虚弱。

【配伍分析】本方证治为脾胃气虚,运化无权所致。方中人参甘温,补气健脾养胃,为君药。白术健脾燥湿,增强人参补气健脾之功,为臣药。茯苓健脾渗湿,为佐药。甘草补脾益气,加强参、术益气补中之力,又调和方中诸药,为使药。

【用法】水煎服。

【使用注意】阴虚内热或实热证者忌用。

参苓白术散《太平惠民和剂局方》

【药物组成】人参 100 g,白术(炒)100 g,茯苓 100 g,山药 100 g,莲子 50 g,白扁豆(炒)75 g,薏苡仁(炒)50 g,砂仁 50 g,桔梗 50 g,炙甘草 100 g。

【功能】益气健脾,渗湿止泻。

【主治】主治脾虚湿盛泄泻证。症见胸脘痞闷,饮食不化,肠鸣泄泻,肢倦乏力,形体消瘦,面色萎黄,舌淡苔白腻,脉虚缓。

【配伍分析】本方证治为脾胃气虚夹湿所致。方中人参、炒白术、茯苓益气养胃,健脾渗湿,为君药。山药、莲子助参、术、苓以健脾益气养胃,兼能止泻;白扁豆、薏苡仁助术、苓以健脾渗湿,为臣药。砂仁醒脾和胃,行气化滞;桔梗宣肺利气,通调水道,又能载药上行,培土生金,共为佐药。炙甘草健脾和中,调和诸药,为使药。

【用法】上为细末,每次服 6~9 g,一日 2~3 次。亦可作汤剂水煎服,用量按原方比例酌减。

【使用注意】中焦湿热及肺有痰热者慎用。

补中益气丸《中国药典》

【药物组成】炙黄芪 200 g,党参 60 g,炒白术 60 g,炙甘草 100 g,当归 60 g,柴胡 60 g,升麻 60 g,陈皮 60 g。

【功能】补中益气,升阳举陷。

【主治】主治脾胃虚弱、中气下陷所致的泄泻、脱肛。症见体倦乏力、食少腹胀、便溏久泻、肛门下坠或脱肛、子宫脱垂。

【配伍分析】本方证治为饮食劳倦损伤脾胃,中气下陷所致。方中炙黄芪长于补中益气,升阳举陷,为君药。党参、炒白术、炙甘草益气健脾,为臣药。方中以当归补养阴血,柴胡、升麻升阳举陷,协诸益气之品升举清阳之气,陈皮理气和胃,使诸药补而不滞,为佐药。炙甘草调和诸药,兼为使药。

【用法用量】口服。小蜜丸一次 9 g,大蜜丸一次 1 丸,一日 2~3 次。

【使用注意】阴虚发热、内热炽盛者不宜使用。

生脉饮《中国药典》

【药物组成】红参 100 g,麦冬 200 g,五味子 100 g。

【功能】益气复脉,养阴生津。

【主治】主治气阴两亏证。症见体倦,心悸气短,脉微自汗。

【配伍分析】本方证治为温热、暑热之邪耗气伤阴或久咳伤肺,气阴两亏所致。方中以红参大补元气,复脉固脱,为君药。麦冬养阴生津,清心除烦,使气旺津生,脉气得复。以五味子益气生津,敛阴止汗,为佐药。

【性状规格】为黄棕色至红棕色的澄清液体;气香,味酸甜、微苦。每支装 10 mL。

【用法用量】口服。一次 10 mL,一日 3 次。

【使用注意】①若属外邪未解,或暑病热盛,气阴未伤者,均不宜用本方。②久咳肺虚,亦应在阴伤气耗,纯虚无邪之时使用。

人参健脾丸《中国药典》

【药物组成】人参 25 g,麸炒白术 150 g,炙黄芪 100 g,茯苓 50 g,山药 100 g,砂仁 25 g,陈皮 50 g,木香 12.5 g,当归 50 g,炒酸枣仁 50 g,制远志 25 g。

【功能】健脾益气,和胃止泻。

【主治】主治脾胃虚弱所致的饮食不化证。症见脘闷嘈杂,恶心呕吐,腹痛便溏,不思饮食,体弱倦怠。

【配伍分析】本方证治为脾胃虚弱、运化失常所致。方中人参、麸炒白术补中益气、健脾养胃,为君药。炙黄芪助参、术补中益气,茯苓、山药、砂仁健脾化湿和胃,为臣药。陈皮、木香理气醒脾,当归、炒酸枣仁、制远志养血宁心,为佐药。全方以补为主,以行为辅,气血兼顾。

【性状规格】本品为棕褐色至棕黑色的水蜜丸或大蜜丸,气香,味甜、微苦。大蜜丸,每丸重 6 g。

【用法用量】口服。水蜜丸一次 8 g,大蜜丸一次 2 丸,一日 2 次。

【使用注意】感冒发热患者不宜服用。

二、补血

本类方药适用于血虚诸证,具有补血的功效。症见面色无华,头目眩晕,心悸,失眠,舌淡,脉细等。代表方药有四物汤、当归补血汤、归脾丸等。

四物汤《仙授理伤续断秘方》

【药物组成】熟地黄 12 g,当归 9 g,白芍 9 g,川芎 9 g。

【功能】补血和血。

【主治】主治营血虚滞证。症见心悸失眠,头晕目眩,面色无华,妇人月经不调,量少或闭经,脐腹作痛,舌淡,脉细弦或细涩。

【配伍分析】本方证治为营血虚滞所致。方中熟地黄甘温味厚,长于滋阴补血,为君药。当归甘温质润,能活血,调经,为臣药。白芍养血调经,与熟地黄、当归配伍,加强滋阴养血之功,且能缓急止痛;川芎为血中气药,长于活血行气,上行头目,下行血海,与当归相伍促进血行,共为佐药。四药相伍,补中有通,滋阴不腻,温而不燥,阴阳调和,使营血恢复。

【用法】水煎服。

【使用注意】方中熟地黄滋腻碍胃,当归滑润,故湿盛中满,大便溏泄者忌用。若为大失血者,治当补气以固脱,不宜使用本方。

归脾丸《中国药典》

【药物组成】党参 80 g,龙眼肉 160 g,炙黄芪 80 g,炒白术 160 g,茯苓 160 g,当归 160 g,制远志 160 g,炒酸枣仁 80 g,大枣 40 g,木香 40 g,炙甘草 40 g。

【功能】益气健脾,养血安神。

【主治】①心脾两虚证;②脾不统血证。症见气短心悸,失眠多梦,头昏头晕,肢倦乏力,面色萎黄,食欲不振,崩漏,便血,舌淡苔薄白,脉细弱。

【配伍分析】本方证治为心脾气血两虚所致。方中党参补脾益胃,龙眼肉补益心脾,养血安神,两药合用,补气生血,益脾养心,为君药。炙黄芪、炒白术、茯苓补气健脾,助党参健脾益气摄血,又使气血生化有源,当归补血和血,增强龙眼肉养血补心之功,为臣药。制远志、炒酸枣仁、大枣宁心安神,木香醒脾行气,与补气血之药合用,发挥其补益之功,为佐药。炙甘草为使药。

【性状规格】为棕褐色的水蜜丸、小蜜丸或大蜜丸;气微,味甘而后微苦、辛。大蜜丸每丸重 9 g。

【用法用量】用温开水或生姜汤送服。水蜜丸一次 6 g,小蜜丸一次 9 g,大蜜丸一次 1 丸,一日 3 次。

【使用注意】感冒发热患者不宜服用。

十全大补丸《中国药典》

【药物组成】党参 80 g,茯苓 80 g,当归 120 g,酒白芍 80 g,炙黄芪 80 g,炒白术 80 g,炙甘草 40 g,川芎 40 g,熟地黄 120 g,肉桂 20 g。

【功能】温补气血。

【主治】主治气血两虚证。症见面色苍白,气短心悸,头晕自汗,体倦乏力,四肢不温,舌淡,脉细弱,妇女月经不调,崩漏。

【配伍分析】本方证治为气血两虚所致。本品为四君子合四物再加炙黄芪、肉桂而成。四君子汤益气补中,健脾养胃;四物汤补血调经;黄芪擅补后天之气,又能升阳固表止汗;肉桂温补命门,填补真元,增强补益之功。本方由 10 味药组成,功能大补气血,故名"十全大补"。

【性状规格】为棕褐色至黑褐色的水蜜丸或大蜜丸;气香,味甘而微辛。大蜜丸每丸重 9 g。

【用法用量】口服。水蜜丸一次 6 g,大蜜丸一次 1 丸,一日 2~3 次。

乌鸡白凤丸《中国药典》

【药物组成】乌鸡(去毛爪肠)640 g,人参 128 g,黄芪 32 g,山药 128 g,熟地黄 256 g,当归 144 g,鹿角胶 128 g,白芍 128 g,地黄 256 g,鳖甲(制)64 g,天冬 64 g,银柴胡 26 g,香附(醋制)128 g,川芎 64 g,丹参 128 g,鹿角霜 48 g,桑螵蛸 48 g,芡实(炒)64 g,煅牡蛎 48 g,甘草 32 g。

【功能】补气养血,调经止带。

【主治】主治气血两虚,冲任不固所致的月经不调、痛经、闭经、带下及久不成孕。症见身体瘦弱,腰膝酸软,月经不调,崩漏,带下。

【配伍分析】本方证治气血两虚,冲任不固所致。方中以乌鸡为君药,补阴血,滋肝肾,清虚热。人参、黄芪、山药补气健脾;熟地黄、当归、鹿角胶、白芍补益肝肾,滋阴养血;地黄、制鳖甲、天冬、银柴胡滋阴生津,清虚热,共为臣药。醋制香附、川芎、丹参疏肝行气,活血调经;鹿角霜、桑螵蛸、炒芡实、煅牡蛎补益下元,收敛固涩,为佐药。甘草调和诸药,为使药。

【性状规格】为黑褐色至黑色的水蜜丸、小蜜丸或大蜜丸;味甜、微苦。

【用法用量】口服。水蜜丸一次 6 g,小蜜丸一次 9 g,大蜜丸一次 1 丸,一日 2 次。

【使用注意】孕妇忌服。服药期间少食辛辣生冷食物。

【其他剂型】乌鸡白凤片、胶囊、口服液。

阿胶补血膏《中国药典》

【药物组成】阿胶 50 g,熟地黄 100 g,党参 100 g,黄芪 50 g,枸杞子 50 g,白术 50 g。

【功能】补益气血,滋阴润肺。

【主治】用于气血两虚所致的久病体弱、目昏、虚劳咳嗽。

【配伍分析】本方证治为气血两虚所致。方中以阿胶补血润肺;黄芪、党参、白术补中益气;熟地黄养血滋阴,补精益髓;枸杞子滋补肝肾,明目,润肺。

【性状规格】为棕褐色的黏稠液体;味甜、微苦。每瓶装 200 g 或 300 g。

【用法用量】口服。一次 20 g,早晚各一次。

【使用注意】本品气血双补,性质较黏腻,有碍消化,故咳嗽痰多,脘腹胀痛,纳食不消,腹胀便溏者忌服。

【其他剂型】阿胶补血口服液、颗粒。

三、补阴

本类方药具有滋阴的功效,适用于阴虚证。症见形体消瘦,头晕耳鸣,潮热盗汗,口燥咽干,舌红少苔,脉细数等。代表方药如六味地黄丸、左归丸等。

六味地黄丸《小儿药证直诀》

【药物组成】熟地黄 24 g,山茱萸 12 g,山药 12 g,泽泻 9 g,牡丹皮 9 g,茯苓 9 g。

【功能】滋阴补肾。

【主治】主治肾阴虚证。症见腰膝酸软,头晕目眩,耳鸣耳聋,盗汗,遗精,消渴,骨蒸潮热,手足心热,舌燥咽痛,牙齿动摇,足跟作痛,以及小儿囟门不合,舌红少苔,脉沉细数。

【配伍分析】本方证治为肾阴亏损,虚火上炎所致。方中重用熟地黄,滋阴补肾,填精益髓,为君药。山茱萸主入肝经,滋补肝肾,收涩固脱;山药主入脾经,健脾益气,涩精固肾,为臣药。泽泻利湿泄浊,并防熟地黄滋腻;牡丹皮清泄相火,并制山茱萸之温;茯苓健脾补中,利水渗湿,助山药健运脾胃,又助泽泻泄肾浊,共为佐药。本方三补三泻,以补为主;肝脾肾三阴并补,以补肾阴为主。补中有泻,寓泻于补,标本同治,以治本为主。

【用法】上药为末,炼蜜为丸,温开水化服;亦可水煎服。

【使用注意】方中熟地黄滋腻碍胃,脾虚食少便溏者慎用。

左归丸《景岳全书》

【药物组成】熟地黄 240 g,山茱萸 120 g,山药 120 g,枸杞子 120 g,鹿角胶 120 g,龟板胶 120 g,菟丝子 120 g,川牛膝 120 g。

【功能】滋阴补肾,填精益髓。

【主治】主治真阴不足证。症见腰膝酸软,头晕眼花,耳聋失眠,遗精滑泄,自汗盗汗,口燥舌干,舌红少苔,脉细。

【配伍分析】本方证治为真阴不足,精髓亏损所致。方中重用熟地黄滋肾填精,大补真阴,为君药。山茱萸养肝滋肾,涩精敛汗;山药补脾益阴,滋肾固精;枸杞子补肾益精,养肝明目;鹿角胶咸温,温肾助阳,生精益血;龟板胶咸寒,滋阴潜阳,益肾健骨;龟、鹿二胶可沟通任督二脉,共助熟地黄益精填髓,滋补真阴之力,为臣药。菟丝子、川牛膝补肝肾,强筋骨,壮腰膝,为佐药。诸药合用,共奏滋阴补肾,填精益髓之功。

【用法】先将熟地黄蒸烂,杵膏,炼蜜为丸,如梧桐子大。亦可水煎服,用量按原方比例酌减。

【使用注意】脾虚腹胀泄泻者慎用。

四、补阳

本类方药具有温阳的功效,适用于阳虚证。症见形寒肢冷,腰膝酸软,小便清长或小便不利,男子阳痿早泄,女子宫寒不孕,舌淡苔白,脉沉细。代表方药如桂附地黄丸、右归丸、肾宝合剂、五子衍宗丸等。

桂附地黄丸《中国药典》

【药物组成】肉桂 20 g,附子(制)20 g,熟地黄 160 g,酒山茱萸 80 g,山药 80 g,茯苓 60 g,泽泻 60 g,牡丹皮 60 g。

【功能】温补肾阳。

【主治】主治肾阳不足证。症见腰膝酸冷,肢体浮肿,小便不利或反多,痰饮喘咳,消渴,舌淡胖,脉虚弱而尺部沉细。

【配伍分析】本方证治为肾阳不足所致。方中肉桂、附子为辛甘大热之品,温补肾阳,益火之源,为君药。熟地黄滋阴补肾,酒山茱萸补肾益肝,山药益气健脾,三药滋补肝脾肾之阴,可使阴生阳长,为臣药。茯苓健脾渗湿,泽泻利水渗湿,且防熟地黄滋腻,牡丹皮清肝胆相火而凉血,三药寓泻于补,为佐药。诸药合用,共奏温补肾阳之功。

【性状规格】为黑棕色的水蜜丸、黑褐色的小蜜丸或大蜜丸;味甜而带酸、辛。

【用法用量】口服。水蜜丸一次 6 g,小蜜丸一次 9 g,大蜜丸一次 1 丸,一日 2 次。

【其他剂型】桂附地黄胶囊。

【使用注意】肾阴不足,虚火上炎者,不宜使用。

右归丸《中国药典》

【药物组成】炮附片 60 g,肉桂 60 g,鹿角胶 120 g,熟地黄 240 g,枸杞子 120 g,山药 120 g,酒山茱萸 90 g,菟丝子 120 g,盐杜仲 120 g,当归 90 g。

【功能】温补肾阳,填精止遗。

【主治】主治肾阳不足,命门火衰证。症见腰膝酸冷,精神不振,怯寒畏冷,阳痿遗精,大便溏薄,尿频而清,舌淡苔白,脉沉迟。

【配伍分析】本方证治为肾阳不足,命门火衰所致。方中以炮附片、肉桂、鹿角胶温补肾阳,填精补髓,为君药。熟地黄、枸杞子、酒山茱萸、山药滋阴益肾,养肝补脾为臣药。菟丝子补阳益阴,固精缩尿,盐杜仲补益肝肾,强筋壮骨,当归补血养肝,为佐药。诸药配合,共奏温补肾阳,填精止遗之功。

【性状规格】为黑色的小蜜丸或大蜜丸;味甜、微苦。小蜜丸每 10 丸重 1.8 g;大蜜丸每丸重 9 g。

【用法用量】口服。小蜜丸一次 9 g,大蜜丸一次 1 丸,一日 3 次。

【使用注意】忌食生冷,肾虚有湿浊者不宜使用。

> **知识链接**
>
> ### 左归丸和右归丸
>
> 中医认为,肾有二脏,其左者为肾,右者为命门。左属水主阴,右属火主阳。左归丸能补肾阴,使阴精得归其原,所以名左归丸;右归丸能补肾阳,使元阳(命火)得归其原,所以名右归丸。

五子衍宗丸《中国药典》

【药物组成】枸杞子 400 g,菟丝子(炒)400 g,覆盆子 200 g,五味子(蒸)50 g,盐车前子 100 g。

【功能】补肾益精。

【主治】用于肾虚精亏所致的阳痿不育、遗精早泄、腰痛、尿后余沥。

【配伍分析】本方证治为肾虚滑脱,精关不固所致。方中枸杞子、菟丝子(炒)补肾益精,菟丝子益阴兼能扶阳,温而不燥,补而不滞,为君药。覆盆子甘酸微温,固精益肾,五味子固肾涩精,助阳止遗,共为臣药。盐车前子泻有形之邪,涩中兼通,使补而不滞,为佐使药。

【性状规格】为棕褐色的水蜜丸、棕黑色的小蜜丸或大蜜丸;味甜、酸、微苦。

【用法用量】口服。水蜜丸一次 6 g,小蜜丸一次 9 g,大蜜丸一次 1 丸,一日 2 次。

【使用注意】孕妇慎服。

【其他剂型】五子衍宗片。

目标检测

目标检测答案

一、单项选择题

1.四君子汤的组成药物为(　　　　)。

　A.人参、白术、干姜、炙甘草　　　　B.人参、茯苓、干姜、炙甘草

C.白术、茯苓、黄芪、炙甘草 　　　　D.人参、白术、茯苓、炙甘草

2.四君子汤的主治病机是（　　　）。

A.脾肾阳虚　　　B.肝脾不和　　　C.脾胃气虚　　　D.心脾两虚

3.参苓白术散的功效是（　　　）。

A.健脾和胃，行气消痞 　　　　B.益气健脾，渗湿止泻

C.益气补中，健脾养胃 　　　　D.养胃健脾，理气和中

4.参苓白术散的主治病机是（　　　）。

A.脾胃气虚　　　B.脾虚湿盛　　　C.脾虚痰阻　　　D.脾虚气滞

5.具有益气生津，敛阴止汗功用的方药是（　　　）。

A.生脉散　　　B.炙甘草汤　　　C.玉屏风散　　　D.大补阴丸

6.生脉散的组成药物是（　　　）。

A.人参、当归、五味子 　　　　B.人参、地黄、五味子

C.人参、麦冬、五味子 　　　　D.人参、地黄、玄参

7.补中益气丸的功效是（　　　）。

A.益气补血，健脾养心 　　　　B.补中益气，渗湿止泻

C.益气固表止汗 　　　　D.补中益气，升阳举陷

二、分析题

赵某，男，47岁。主诉腹泻1年。常年胸脘痞闷，肠鸣泄泻，大便一日3～4次，稀溏，四肢乏力，形体消瘦，面色萎黄，舌淡苔白腻，脉虚缓。根据所学知识，为该患者推荐常用的方剂与中成药，并作简要分析。

第七节　理气剂及中成药

由理气药为主组成，具有行气或降气等作用，用以治疗气滞、气逆病证的方剂，称为理气方药。肝气郁滞以及脾胃气滞是气滞的主要表现，治宜行气；气逆则表现为肺气上逆与胃气上逆，治宜降气。因此理气方药相应地分为行气药和降气药。

理气剂的注意事项：①首先应辨清疾病之虚实。若气虚之证，当补其虚气；若滞实证，当须行气。②其次若气机郁滞与气逆不降相兼为病，应分清主次，行气与降气配伍使用；若兼气虚者，则需配伍适量补气之品，辨有无兼夹。③理气药多芳香辛燥，易伤津耗气，尤其是年老体弱、阴虚火旺、孕妇或素有崩漏吐衄者应慎用。

一、行气

本类方药，具有疏畅气机的功效，适用于气滞证。气滞一般以肝气郁滞和脾胃气滞为多见。肝气郁滞，症见胸胁胀痛，或疝气痛，或月经不调，或痛经等；脾胃气滞，症见脘腹胀痛，嗳气吞酸，呕恶食少，大便失常等。

越鞠丸《丹溪心法》

【药物组成】香附6 g，川芎6 g，苍术6 g，栀子6 g，神曲6 g。

【功能】行气解郁。

【主治】主治六郁证。症见胸膈痞闷，脘腹胀痛，嗳腐吞酸，恶心呕吐，饮食不消等。

【配伍分析】本方证治为情志变化或饮食不节等所致气、血、痰、火、湿、食六郁轻症，以气郁为主。方中香附行气解郁，以治气郁，为君药。川芎为血中气药，活血祛瘀治血郁，助香附行气解郁；栀子清热泻火，以治火郁；苍术燥湿运脾，以治湿郁；神曲消食导滞，以治食郁。共为臣佐。

【用法】上为末,水丸如绿豆大。现代用法:水丸,每服 6～9 g,温开水送服。

柴胡舒肝散《景岳全书》

【药物组成】柴胡 6 g,香附 5 g,川芎 5 g,陈皮 6 g,枳壳 5 g,芍药 5 g,甘草 3 g。

【功能】疏肝解郁,行气止痛。

【主治】主治肝气郁滞证。症见胁肋疼痛,或寒热往来,嗳气太息,脘腹胀满,脉弦。

【配伍分析】本方证治为情志不遂,肝失疏泄,肝气郁结所致。方中柴胡疏肝解郁,为君药。香附理气疏肝,川芎行气活血止痛,为臣药。陈皮、枳壳理气行滞,芍药养血柔肝,缓急止痛,为佐药。甘草调和药性,为使药。

【用法】水煎,食前服。

半夏厚朴汤《金匮要略》

【药物组成】半夏 12 g,厚朴 9 g,茯苓 12 g,生姜 15 g,紫苏叶 6 g。

【功能】行气散结,降逆化痰。

【主治】主治梅核气。症见咽中如有物阻,咯吐不出,吞咽不下,胸膈满闷,或咳或呕,舌苔白润或白滑,脉弦缓或弦滑。

【配伍分析】本方证治为痰气互结咽喉,肺胃宣降失常所致。方中半夏化痰散结,降逆和胃,为君药。厚朴下气除满,助半夏散结降逆,茯苓渗湿健脾,以助半夏化痰,共为臣药。生姜辛温散结,和胃止呕,且制半夏之毒,紫苏叶芳香行气,理肺舒肝,为佐使药。

【用法】水煎服。

【使用注意】气郁化火,阴伤津少之颧红口苦、舌红少苔者,虽见梅核气之特征,本方亦不宜使用。方中药物多辛温苦燥,适宜于痰气互结而无热者。

护肝片《中国药典》

【药物组成】柴胡 313 g,茵陈 313 g,板蓝根 313 g,五味子 168 g,猪胆粉 20 g,绿豆 128 g。

【功能】疏肝理气,健脾消食。

【主治】具有降低转氨酶作用。用于慢性肝炎及早期肝硬化。

【配伍分析】方中柴胡疏肝解郁,为君药。茵陈清热利湿退黄,板蓝根清热解毒,为臣药。五味子酸敛生津,以护肝阴,猪胆粉清热润燥,解毒,为佐药。绿豆清热解毒,为使药。

【性状规格】为糖衣片或薄膜衣片,除去包衣后显棕色至褐色;味苦。薄膜衣片每片重 0.36 g 或 0.38 g,糖衣片(片芯重 0.35 g)。

【用法用量】口服。一次 4 片,一日 3 次。

气滞胃痛颗粒《中国药典》

【药物组成】柴胡,枳壳,香附(炙),白芍,炙甘草,延胡索(炙)。

【功能】舒肝理气,和胃止痛。

【主治】主治肝郁气滞,胸痞胀满,胃脘疼痛。

【配伍分析】本方证治为肝胃不和所致。方中柴胡为君药,疏肝解郁。枳壳理气和中,与柴胡一升一降,升清降浊,炙香附理气疏肝,二者共为臣药。白芍、炙甘草养血柔肝,缓急止痛,炙延胡索行气止痛,为佐药。甘草调和药性,为使药。

【性状规格】为淡棕色至棕黄色颗粒;具特异香气,味甜、微苦辛。每袋装 5 g。

【用法用量】开水冲服。一次 5 g,一日 3 次。

【使用注意】孕妇慎用。

二、降气

本类方药,具有降气平喘或降逆止呕的功效,适用于肺胃气逆证。肺气上逆常见咳喘、呕吐、嗳气、呃逆等症。代表方药有苏子降气丸等。胃气上逆常见呕吐、嗳气、呃逆等症。代表方药有旋覆代赭汤、四磨汤口服液、木香顺气丸等。

旋覆代赭汤《伤寒论》

【药物组成】旋覆花 9 g,代赭石 6 g,生姜 15 g,半夏 9 g,人参 6 g,炙甘草 9 g,大枣 12 枚。

【功能】降逆化痰,益气和胃。

【主治】主治胃虚痰阻气逆证。症见胃脘痞闷或胀满,按之不痛,频频嗳气,或见纳差、呃逆、恶心,甚至呕吐,舌苔白腻,脉缓或滑。

【配伍分析】本方证治为胃虚痰阻,气逆不降所致。方中旋覆花下气消痰,降逆止嗳,为君药。代赭石质重沉降,善镇冲逆,为臣药。生姜和胃降逆止呕,宣散水气祛痰,半夏祛痰散结,降逆和胃,人参、炙甘草、大枣益脾胃,补气虚,扶助已伤之中气,为佐药。炙甘草调和诸药,为使药。

【用法】水煎服。

> **知识链接**
>
> **旋覆代赭汤**
>
> 旋覆代赭汤中原方用代赭石,现在药典正名为赭石;赭石有生用、煅用之别,镇逆或止血都以煅用为好,因易于煎出有效成分。临床研究表明,此方运用广泛,可用于:外感热病后痰浊中阻、气虚上逆之证;内伤杂病如反胃、呕吐、呃逆、痞胀、噫气、痰饮、哮喘、梅核气等;神经官能症、精神分裂症、急性腰痛。

苏子降气丸《中国药典》

【药物组成】炒紫苏子 145 g,姜半夏 145 g,厚朴 145 g,前胡 145 g,沉香 102 g,当归 102 g,陈皮 145 g,甘草 145 g。

【功能】主治上实下虚喘咳证。

【主治】症见痰涎壅盛,胸膈满闷,喘咳短气,呼多吸少,或腰痛脚弱,肢体倦怠,或肢体浮肿,舌苔白滑或白腻,脉弦滑。

【配伍分析】本方证治为痰涎壅肺,肾阳不足所致。方中炒紫苏子降气平喘,祛痰止咳,为君药。姜半夏燥湿化痰降逆,厚朴下气宽胸除满,前胡下气祛痰止咳,三药为臣药。沉香纳气平喘,当归既治咳逆上气,又养血补肝润燥,同沉香以增温补下虚之效,陈皮燥湿行气化痰,为佐药。甘草调和药性,为使药。

【性状规格】为浅黄色或黄褐色的水丸;气微香,味甜。每 13 粒重 1 g。

【用法用量】口服。一次 6 g,一日 1～2 次。

【使用注意】阴虚,舌红无苔者忌服。

四磨汤口服液《中成药标准汇编》

【药物组成】木香 37.5 g,枳壳 37.5 g,乌药 37.5 g,槟榔 37.5 g。

【功能】顺气降逆,消积止痛。

【主治】用于婴幼儿乳食内积证。症见腹胀、腹痛、啼哭不安、厌食纳差、腹泻或便秘,中老年气滞、食积证,症见脘腹胀满、腹痛、便秘,以及腹部手术后促进肠胃功能的恢复。

【配伍分析】本方证治为脾胃气滞所致。方中木香善行脾胃气滞,行气止痛,健脾消食,为君药。枳壳理气宽中,乌药行气止痛,共为臣药。槟榔行气化滞以除满,为佐药。

【性状规格】为棕黄色至棕色的澄清液体;气芳香,味甜、微苦。每支 10 mL。

【用法用量】口服,成人一次 20 mL,一日 3 次,疗程 7 日;新生儿一次 3～5 mL,一日 3 次,疗程 2 日;幼儿一次 10 mL,一日 3 次,疗程 3～5 日。

【使用注意】孕妇、肠梗阻、肠道肿瘤、消化道术后禁用。

木香顺气丸《中国药典》

【药物组成】木香 100 g,砂仁 100 g,槟榔 100 g,厚朴 100 g,苍术(炒)100 g,陈皮 100 g,醋香附 100 g,青皮(炒)100 g,枳壳(炒)100 g,甘草 50 g,生姜 200 g。

【功能】行气化湿,健脾和胃。

【主治】主治湿浊中阻、脾胃不和所致的胸膈痞闷、脘腹胀痛、呕吐恶心、嗳气纳呆。

【配伍分析】本方证治为湿困脾胃,气机阻滞所致。木香善行脾胃气滞,行气止痛,健脾消食;砂仁化湿和胃,为君药。槟榔行气利水消痞,厚朴下气燥湿除满,为臣药。苍术、陈皮燥湿健脾,醋香附、炒青皮、炒枳壳疏肝理气,消积化滞,为佐药。甘草调和诸药,为使药。生姜温中止呕,为佐药。

【性状规格】为棕褐色的水丸;气香,味苦。每100 丸重 6 g。

【用法用量】口服。一次 6～9 g,一日 2～3 次。

【使用注意】孕妇慎用。

 目标检测

目标检测答案

一、单项选择题

1.越鞠丸所治"六郁"证不包括(　　　)。

A.湿郁　　　　　B.火郁　　　　　C.寒郁　　　　　D.痰郁

2.木香顺气丸的病机是(　　　)。

A.气机中阻　　　B.痰浊中阻　　　C.湿浊中阻　　　D.气血郁阻

3.患者咽中如有物阻,咳之不出,咽之不下。治宜选用(　　　)。

A.越鞠丸　　　　B.柴胡疏肝散　　C.半夏厚朴汤　　D.木香顺气丸

4.治疗慢性肝炎及早期肝硬化的中成药是(　　　)。

A.越鞠丸　　　　B.护肝片　　　　C.柴胡疏肝散　　D.三九胃泰颗粒

5.具有降逆化痰,益气和胃功能的方药是(　　　)。

A.苏子降气丸　　B.旋覆代赭汤　　C.木香顺气丸　　D.三九胃泰颗粒

二、分析题

李某,男,58 岁。咳喘反复发作多年,现喘咳短气,痰涎壅盛,胸膈满闷,伴腰痛脚弱,肢倦浮肿,苔白腻,脉弦滑。根据所学知识,为该患者推荐常用的方剂与中成药,并作简要分析。

第八节　理血剂及中成药

由理血药为主组成,具有活血祛瘀或止血作用,用以治疗血瘀或出血证的方剂药,称为理血方药。理血方药分为止血药和活血化瘀药。

一、止血

本类方药,具有止血的功效,适用于各种出血证,如吐血、衄血、咯血、便血、尿血、崩漏等。

十灰散《十药神书》

【药物组成】大蓟 9 g,小蓟 9 g,侧柏叶 9 g,荷叶 9 g,白茅根 9 g,茜草根 9 g,棕榈皮 9 g,大黄 9 g,

栀子 9 g,牡丹皮 9 g。

【功能】凉血止血。

【主治】主治血热妄行之上部出血证。症见呕血、吐血、咯血、嗽血、衄血等,血色鲜红,来势急暴,舌红,脉数。

【配伍分析】本方证治为火热炽盛,损伤血络所致。方中大蓟、小蓟甘凉,长于凉血止血,兼能祛瘀,共为君药。侧柏叶、荷叶、白茅根、茜草根皆能凉血止血,棕榈皮收涩止血,共为臣药。大黄、栀子擅清热泻火,凉血止血,使邪热从大小便而去,为佐药。牡丹皮配大黄凉血祛瘀,为使药。诸药炒炭存性,可加强收敛止血之力。

【用法】上药各炒炭存性,研极细末,用纸包,碗盖于地上一夕,出火毒,用时先将白藕捣汁或萝卜汁磨京香墨半碗,调服五钱,食后服下(现代用法:各药炒炭存性,为末,藕汁或萝卜汁磨京香墨适量,调服 9~15 g;亦可作汤剂,水煎服,用量按原方比例酌定)。

【使用注意】虚寒性出血忌用。

小蓟饮子《济生方》

【药物组成】小蓟 9 g,生地黄 9 g,蒲黄 9 g,藕节 9 g,滑石 9 g,淡竹叶 9 g,木通 9 g,栀子 9 g,当归 9 g,甘草 9 g。

【功能】凉血止血,利水通淋。

【主治】主治血淋、尿血。症见尿中带血,小便频数,赤涩热痛,舌红,脉数。

【配伍分析】本方证治由下焦瘀热,损伤膀胱血络所致。方中小蓟清热凉血止血,利尿通淋,为君药。生地黄凉血止血,养阴清热,蒲黄、藕节助君药凉血止血,并能消瘀,为臣药。滑石、淡竹叶、木通清热利水通淋,栀子清泄三焦之火,导热从下而出,当归养血和血,引血归经,为佐药。甘草调和药性为使药。

【用法】水煎服。

【使用注意】虚寒性出血忌用。

槐角丸《中国药典》

【药物组成】槐角 200 g,地榆炭 100 g,防风 100 g,黄芩 100 g,枳壳 100 g,当归 100 g。

【功能】清肠疏风,凉血止血。

【主治】主治血热所致的肠风便血、痔疮肿痛。

【配伍分析】本方证治为风热邪毒,壅遏大肠,损伤血络所致。方中槐角清泄大肠湿热,凉血止血,为君药。地榆炭、防风疏风清肠止血,为臣药。黄芩清热燥湿,凉血止血,枳壳宽肠理气,当归活血养血,为佐药。

【性状规格】为黑褐色至黑色的水蜜丸、小蜜丸或大蜜丸;味苦、涩。大蜜丸,每丸重 9 g。

【用法用量】口服。水蜜丸一次 6 g,小蜜丸一次 9 g,大蜜丸一次 1 丸,一日 2 次。

【附】地榆槐角丸《中国药典》

地榆槐角丸由地榆炭 72 g、蜜槐角 108 g、炒槐花 72 g、大黄 36 g、黄芩 72 g、当归 36 g、红花 9 g、荆芥穗 36 g、地黄 72 g、赤芍 36 g、防风 36 g、麸炒枳壳 36 g 组成。功能疏风凉血,泻热润燥。用于脏腑实热、大肠火盛所致的肠风便血、痔疮肛瘘、湿热便秘、肛门肿痛。

四生丸《妇人大全良方》

【药物组成】生侧柏叶 9 g,生地黄 9 g,生荷叶 9 g,生艾叶 9 g。

【功能】凉血止血。

【主治】主治血热妄行。症见吐血、衄血,血色鲜红,口干咽燥,舌红或绛,脉弦数。

【配伍分析】本方证治为火热迫血妄行所致。方中生侧柏叶凉血止血,兼能收涩止血,为君药。生地黄清热凉血,养阴生津,为臣药。生荷叶、生艾叶既能止血,又能散瘀,使血止而不留瘀,共为佐药。诸药合用,共起凉血止血之功。

【用法】共研,丸如鸡子大,每服一丸(现代用法,作汤剂,水煎服)。

【使用注意】对内热暴作之吐血、衄血疗效较好,只可暂用,中病即止。药性寒凉,不宜多服、久服。

二、活血祛瘀

本类方药,具有活血化瘀,消散瘀血的功效,适用于瘀血阻滞证。症见痛经、闭经、产后恶露不行、半身不遂、外伤肿痛、胁肋疼痛、痈肿初起等。代表方药血府逐瘀汤、补阳还五汤、复方丹参滴丸等。

血府逐瘀汤《医林改错》

【药物组成】桃仁 12 g,红花 9 g,赤芍 6 g,川芎 4.5 g,牛膝 9 g,生地黄 9 g,当归 9 g,桔梗 4.5 g,枳壳 6 g,柴胡 3 g,甘草 6 g。

【功能】活血化瘀,行气止痛。

【主治】主治胸中血瘀证。症见胸痛,头痛,日久不愈,痛如针刺而有定处,或呃逆日久不止,或饮水即呛,干呕,或内热憋闷,或心悸怔忡,失眠多梦,急躁易怒,入暮潮热,唇暗或两目暗黑,舌质暗红,或舌有瘀斑、瘀点,脉涩或弦紧。

【配伍分析】本方证治为瘀血内阻胸中,气机郁滞所致。方中桃仁破血行滞润燥,红花活血祛瘀止痛,为君药。赤芍、川芎活血祛瘀,牛膝活血通经,祛瘀止痛,引血下行,为臣药。生地黄、当归养血益阴,清热活血,桔梗、枳壳,宽胸行气,柴胡疏肝解郁,与桔梗、枳壳同用,善理气行滞,使气行而血行,为佐药。桔梗能载药上行,甘草调和诸药,为使药。

【用法】水煎服。

【使用注意】孕妇忌用。

【其他制剂】血府逐瘀胶囊、片、颗粒、口服液等。

补阳还五汤《医林改错》

【药物组成】黄芪 120 g,当归尾 6 g,赤芍 5 g,川芎 3 g,桃仁 3 g,红花 3 g,地龙 3 g。

【功能】补气,活血,通络。

【主治】主治中风后遗证。症见半身不遂,口眼歪斜,语言謇涩,口角流涎,小便频数或遗尿失禁,舌暗淡,苔白,脉缓无力。

【配伍分析】本方证治为中风后气虚血滞,脉络瘀阻所致。方中重用黄芪,补益元气,意在气旺则血行,瘀去络通,为君药。当归尾活血通络而不伤血,为臣药。赤芍、川芎、桃仁、红花活血祛瘀,地龙通经活络,为佐药。

【用法】水煎服。

【使用注意】方中黄芪的用量较大,一般从 30~60 g 开始,逐渐加大,且愈后还须继续服用,防止复发。

复方丹参滴丸《中国药典》

【药物组成】丹参,三七,冰片。

【功能】活血化瘀,理气止痛。

【主治】气滞血瘀所致的胸痹,症见胸闷、心前区刺痛;冠心病心绞痛见上述证候者。

【配伍分析】本方证治为气滞血瘀胸中所致。方中丹参主入心经,活血祛瘀,通脉止痛,且清心安神,为君药。三七活血化瘀,通络止痛,为臣药。冰片芳香通窍,散瘀止痛,为佐药。诸药合用,共奏活血化瘀,理气止痛之功。

【性状规格】为棕色的滴丸,或为薄膜衣滴丸,除去包衣后显黄棕色至棕色;气香,味微苦。每丸重 25 mg;薄膜衣滴丸每丸重 27 mg。

【用法用量】吞服或舌下含服。一次 10 丸,一日 3 次。28 日为一个疗程;或遵医嘱。

【使用注意】孕妇慎用。

【其他制剂】复方丹参片、颗粒、喷雾剂、胶囊、注射液等。

知识链接

复方丹参滴丸

　　研究表明:本品具有增加冠脉血流量,增强心肌耐缺氧能力、保护缺血心肌,抗血小板聚集,防止血栓形成,改善微循环等作用。

益母草颗粒《中国药典》

【药物组成】益母草 1350 g。

【功能】活血调经。

【主治】主治血瘀所致的月经不调、产后恶露不绝。症见经水量少、淋漓不净、产后出血时间过长;产后子宫复旧不全见上述证候者。

【配伍分析】本方证治为瘀血阻滞胞宫所致。方中单用益母草活血调经。

【性状规格】为棕黄色至棕褐色的颗粒;味甜、微苦。每袋装 15 g。

【用法用量】开水冲服。一次 15 g,一日 2 次。

【使用注意】孕妇禁用。

【其他制剂】益母草片、口服液、膏、胶囊等。

速效救心丸《中国药典》

【药物组成】川芎,冰片。

【功能】行气活血,祛瘀止痛,增加冠脉血流量,缓解心绞痛。

【主治】主治气滞血瘀型冠心病,心绞痛。

【配伍分析】本方证治为气滞血瘀,心脉痹阻所致。方中川芎活血化瘀,行气止痛,为君药。冰片芳香通窍,散瘀止痛,为臣药。

【性状规格】为棕黄色的滴丸;气凉,味微苦。每丸重 40 mg。

【用法用量】含服。一次 4～6 丸,一日 3 次;急发作时,一次 10～15 丸。

【使用注意】孕妇禁用。寒凝血瘀、阴虚血瘀、胸痹心痛不宜单用。有过敏史者慎用。伴有中重度心力衰竭、心肌缺血慎用。在治疗期间心绞痛持续发作宜加用硝酸酯类药。

桂枝茯苓丸《中国药典》

【药物组成】桂枝 100 g,茯苓 100 g,牡丹皮 100 g,赤芍 100 g,桃仁 100 g。

【功能】活血化瘀,缓消癥块。

【主治】瘀阻胞宫证。妇人素有癥块,妊娠漏下不止,或胎动不安,血色紫黑晦暗,腹痛拒按,或经闭腹痛,或产后恶露不尽而腹痛拒按者,舌质紫暗或有瘀点,脉沉涩。

【配伍分析】本方为瘀阻胞宫所致。方中桂枝温通血脉,茯苓渗利下行,补益心脾,有助于行瘀血,安胎元,共为君药。桃仁活血祛瘀,为臣药。牡丹皮、赤芍活血散瘀,兼清瘀热,芍药缓急止痛,为佐药。丸以白蜜,缓诸药破泄之力,为使药。

【性状规格】为棕褐色的大蜜丸;味甜。每丸重 6 g。

【用法用量】口服。一次 1 丸,一日 1～2 次。

【使用注意】孕妇慎用。

七厘散《中国药典》

【药物组成】血竭 500 g,红花 75 g,乳香(制)75 g,没药(制)75 g,人工麝香 6 g,冰片 6 g,儿茶 120 g,朱砂 60 g。

【功能】化瘀消肿,止痛止血。

【主治】用于跌扑损伤,血瘀疼痛,外伤出血。

【配伍分析】本方证治为跌打损伤或血瘀气滞所致。方中血竭祛瘀止痛,收敛止血;辅以红花活血祛瘀,乳香、没药祛瘀行气,消肿止痛,并配伍气味辛香,走窜通络之人工麝香、冰片,以活血通络,散瘀止痛;儿茶收敛、清热;朱砂定惊安神。

【性状规格】为朱红色至紫红色的粉末或易松散的块;气香,味辛、苦,有清凉感。每瓶装:1.5 g; 3 g。

【用法用量】口服。一次 1～1.5 g,一日 1～3 次;外用,调敷患处。

【使用注意】孕妇禁用。

知识链接

七厘散

七厘散原方出自《良方集腋》,是一种既可内服又供外用的伤科良药。虽有散瘀定痛,止血愈伤之效,但多数药为香窜辛散,行气活血之品,内服易耗伤正气,不宜大量久服,一般每次只服七厘,以其每次用量而命名为七厘散。

近年来,临床应用表明本品不仅对外伤出血等具有良好的止痛散瘀作用,而且还用于治疗痔疮、压疮、带状疱疹、痛经、阴囊血肿、中耳炎等疾病,本品还能催乳。

 目标检测

目标检测答案

一、单项选择题

1.传统炒炭止血的代表方药是(　　)。

A.七厘散　　　　B.槐角丸　　　　C.四生丸　　　　D.十灰散

2.小蓟饮子的主治是(　　)。

A.吐血　　　　B.血淋、尿血　　C.咯血　　　　D.便血

3.具有清肠疏风,凉血止血功能的方药是(　　)。

A.槐角丸　　　B.四生丸　　　C.十灰散　　　　D.小蓟饮子

4.血府逐瘀汤的功能是(　　)。

A.益气活血,通络止痛　　　　B.活血化瘀,行气止痛

C.活血化瘀,益气养阴　　　　D.止血镇痛,祛瘀生新

5.补阳还五汤为活血化瘀之剂,其君药是(　　)。

A.红花　　　　B.当归　　　C.黄芪　　　　D.地龙

6.复方丹参滴丸的功能是(　　)。

A.活血化瘀,理气止痛　　　　B.止血镇痛,祛瘀生新

C.益气活血,通络止痛　　　　D.活血化瘀,益气养阴

二、分析题

韩某,女,28 岁。产后恶露不畅,夹有血块,小腹冷痛,舌质紫暗,脉涩。根据所学知识,为该患者推荐常用的方剂与中成药,并作简要分析。

第九节　祛湿剂及中成药

由祛湿药为主组成,具有化湿利水、通淋泄浊等作用,用以治疗水湿病证的方剂和中成药,称为祛湿方药。祛湿方药分为燥湿和胃、清热祛湿、利水渗湿、祛风胜湿四类。

使用祛湿方药时:首先,应当辨别内湿还是外湿;其次,祛湿方药多由芳香温燥或甘淡渗利之品组成,易伤津耗气,应中病即止,不可大量久服,且渗利之品有碍胎元,故素体阴血不足,或体弱者及孕妇应慎用;再次,服药期间饮食宜清淡,忌生冷、油腻食物。

一、燥湿和胃

本类方药,具有燥湿和胃的功效,适用于湿邪中阻,脾胃失和证。症见脘腹胀满、嗳气吞酸、呕吐泄泻、食少体倦等。代表方药有平胃散、藿香正气水等。

平胃散《简要济众方》

【药物组成】苍术 120 g,厚朴 90 g,陈皮 60 g,甘草 30 g。

【功能】燥湿运脾,行气和胃。

【主治】主治湿滞脾胃证。症见脘腹胀满,不思饮食,口淡无味,恶心呕吐,嗳气吞酸,肢体沉重,怠惰嗜卧,常多自利,舌苔白腻而厚,脉缓。

【配伍分析】本方证治为湿阻气机,脾胃失和所致。方中苍术辛香苦温,善燥湿以祛湿浊,为燥湿运脾要药,为君药。厚朴为臣药,苦燥辛散,能燥湿,又下气除胀满。陈皮理气和胃,燥湿醒脾,协苍术、厚朴燥湿行气之力益彰,为佐药。甘草益气补中而实脾,合诸药泄中有补,祛邪而不伤正,调和诸药,为使药。

【用法】共为细末,每服 4～6 g,姜枣煎汤送下;汤剂,水煎服,用量按原方比例酌减。

【使用注意】本方药物辛苦温燥,易耗气伤津,故阴津不足,脾胃虚弱者以及孕妇不宜使用。

藿香正气水《中国药典》

【药物组成】广藿香油 1.6 mL,生半夏 160 g,陈皮 160 g,白芷 240 g,茯苓 240 g,大腹皮 240 g,厚朴(姜制)160 g,紫苏叶油 0.8 mL,苍术 160 g,甘草浸膏 20 g。

【功能】解表化湿,理气和中。

【主治】主治外感风寒或夏伤暑湿,内伤湿滞证。症见头痛昏重,胸膈痞闷,脘腹胀痛,呕吐泄泻,舌淡红,苔白腻,脉浮或濡缓。

【配伍分析】本方证治为外感暑湿,湿滞中焦所致。方中广藿香(油)辛温芳香,为治霍乱吐泻之要药,为君药。生半夏、陈皮理气燥湿,和胃降逆以止呕,白芷、茯苓健脾运湿以止泻,为臣药。大腹皮、厚朴行气化湿,紫苏叶(油)、白芷辛温发散,助广藿香外散风寒,紫苏叶(油)尚可醒脾宽中,行气止呕,白芷兼能燥湿化浊,苍术宣肺利膈,既利于解表,又益于化湿,为佐药。甘草(浸膏)调和药性,为使药。

【性状规格】为深棕色的澄清液体(贮存略有沉淀);味辛、苦。每支 10 mL。

【用法用量】口服。一次 5～10 mL,一日 2 次,用时摇匀。

【使用注意】本方重在化湿和胃,解表散寒之力较弱,故服后宜温覆以助解表。湿热霍乱之吐泻,不宜使用。因本品为含乙醇液体制剂,故对小儿、妇女、老人及不饮酒患者,常可引起酒样反应。极少数患者口服该药后可引起过敏性药疹。

【其他制剂】藿香正气口服液、软胶囊、胶囊、丸、滴丸。

二、清热祛湿

本类方药适用于湿热证,具有清热祛湿的功效。症见足膝红肿痛热,两足萎软,小便淋漓涩痛,带下色黄腥臭,舌红苔黄腻,脉滑数等。代表方药有茵陈蒿汤、八正合剂、二妙丸、消炎利胆片、排石颗粒、三金片等。

茵陈蒿汤《伤寒论》

【药物组成】茵陈 18 g,栀子 12 g,大黄 6 g。

【功能】清热,利湿,退黄。

【主治】主治湿热黄疸。症见一身面目俱黄,黄色鲜明,发热,无汗或但头汗出,口渴欲饮,恶心呕吐,腹微满,小便短赤,大便不爽或秘结,舌红苔黄腻,脉沉数或滑数有力。

【配伍分析】本方证治为邪热入里,与脾湿相合,湿热壅滞中焦所致。方中茵陈清热利湿,为治黄疸之要药,为君药。栀子清热降火,通利三焦,为臣药。大黄泻热逐瘀,通利大便,导瘀热从大便而下,为佐药。三药合用,利湿与泄热并进,通利二便,湿除热去,黄疸自退。

【用法用量】水煎服。

【使用注意】阴黄患者不宜使用。

【附方】茵栀黄口服液《中国药典》

茵栀黄口服液由茵陈提取物 12 g、栀子提取物 6.4 g、黄芩提取物(以黄芩苷计)40 g、金银花提取物 8 g 组合。功能清热解毒,利湿退黄。用于肝胆湿热所致的黄疸,症见面色悉黄,胸胁胀痛,恶心呕吐,小便黄赤、急、慢性肝炎见上述症候者。口服。一次 10 mL,一日 3 次。

八正合剂《中国药典》

【药物组成】瞿麦 118 g,车前子(炒)118 g,萹蓄 118 g,大黄 118 g,滑石 118 g,川木通 118 g,栀子 118 g,甘草 118 g,灯心草 59 g。

【功能】清热,利尿,通淋。

【主治】主治湿热下注之淋证。症见小便短赤,淋漓涩痛,口燥咽干,舌苔黄腻,脉滑数。

【配伍分析】本方证治为湿热下注,蕴于膀胱,气化不利所致。方中滑石善能滑利窍道,清热渗湿,利水通淋;川木通上清心火,下利湿热,使湿热从小便而去,为君药。萹蓄、瞿麦、车前子均为清热利水通淋之常用药,为臣药。栀子清泄三焦,通利水道,以增强君、臣药清热利水通淋之功;大黄荡涤邪热,并能使湿热从大便而去,为佐药。甘草调和诸药,兼能清热、缓急止痛,为佐使之用。煎加灯心草以增利水通利之力。

【性状规格】为棕褐色的液体;味苦、微甜。每瓶装 100 mL、120 mL、200 mL。

【用法用量】口服。一次 15～20 mL,一日 3 次,用时摇匀。

【使用注意】忌食生冷油腻食物。阴虚胃痛,症见胃部灼热、隐隐作痛、口干舌燥者不宜使用。

二妙丸《中国药典》

【药物组成】黄柏(炒)500 g,苍术(炒)500 g。

【功能】燥湿清热。

【主治】主治湿热下注证。症见足膝红肿热痛,下肢丹毒,白带,阴囊湿痒,小便短赤,舌苔黄腻。

【配伍分析】本方证治为湿热下注所致。方中黄柏清热燥湿,长于清下焦湿热,为君药。苍术,辛散苦燥,长于燥湿健脾,为臣药。二药相伍,清热燥湿,标本兼顾。

【性状规格】为黄棕色的水丸;气微香,味苦涩。

【用法用量】口服。一次 6～9 g,一日 2 次。

【使用注意】忌食生冷油腻食物。

消炎利胆片《中国药典》

【药物组成】溪黄草 868 g,穿心莲 868 g,苦木 868 g。

【功能】清热,祛湿,利胆。

【主治】主治肝胆湿热之胁痛证。症见胁痛,口苦,厌食油腻,尿黄,舌苔黄腻,脉弦滑数。

【配伍分析】本方证治为肝胆湿热所致。方中溪黄草味苦性寒,清热利湿,退黄,为君药。穿心莲苦寒,清热解毒,燥湿消肿,为臣药。苦木苦寒,清热祛湿解毒,为佐药。

【性状规格】为糖衣片或薄膜衣片,除去包衣后显灰绿色至褐绿色;味苦。

【用法用量】口服。一次 6 片(小片)或 3 片(大片),一日 3 次。

【使用注意】孕妇慎用;脾胃虚寒者慎用。

排石颗粒《中国药典》

【药物组成】连钱草,盐车前子,木通,石韦,瞿麦,滑石,茼麻子,徐长卿,忍冬藤,甘草。

【功能】清热利水,通淋排石。

【主治】主治下焦湿热所致的石淋。症见腰腹疼痛,排尿不畅或伴有血尿,舌红,苔黄腻,脉弦或弦数;泌尿系结石见上述证候者。

【配伍分析】本方证治为下焦湿热所致。方中连钱草、盐车前子均能清热利尿通淋,两药合用为君药。木通、石韦、瞿麦、滑石、茼麻子利尿通淋,为臣药。徐长卿利尿通淋,解毒止痛,忍冬藤清热解毒,通络止痛,合用可增强清热通淋之功,又治疗疼痛兼证,为佐药。甘草缓急止痛,调和诸药,为使药。

【性状规格】为浅黄色至棕褐色的颗粒或混悬性颗粒(无蔗糖);气微,味甜、略苦或味微甜、微苦(无蔗糖)。

【用法用量】开水冲服。一次 1 袋,一日 3 次,或遵医嘱。

【使用注意】宜多饮水,配合适量运动,忌食辛辣、油腻和煎炸之品。气虚淋证不宜使用。孕妇禁用。

三金片《中国药典》

【药物组成】金沙藤,菝葜,羊开口,积雪草,金樱根。

【功能】清热解毒,利湿通淋,益肾。

【主治】主治下焦湿热所致的热淋。症见小便短赤,淋漓涩痛,尿急尿频,舌红苔黄腻,脉滑数。

【配伍分析】本方证治为下焦湿热所致。方中金沙藤清热解毒,利尿通淋,菝葜消肿利尿,为君药。羊开口与积雪草清热解毒,利尿通淋,兼能补益肝肾,为臣药。金樱根固肾缩尿,与君臣相反相成,为佐药。

【用法用量】口服。小片一次 5 片,大片一次 3 片,一日 3～4 次。

【性状规格】为糖衣片或薄膜衣片,除去包衣后显棕色至黑褐色;味酸、涩、微苦。

【使用注意】忌食辛辣油腻食物,多饮水,避免过度劳累。肝郁气滞或脾肾两虚者慎用。

三、利水渗湿

本类方药具有利水渗湿的功效,适用于水湿壅盛所致的水肿、泄泻等证。代表方药如五苓散、五皮散等。

五苓散《伤寒论》

【药物组成】泽泻 15 g,茯苓 9 g,猪苓 9 g,白术 9 g,桂枝 6 g。

【功能】利水渗湿,温阳化气。

【主治】主治膀胱气化不利之蓄水证。症见小便不利,头痛微热,烦渴欲饮,甚至水入即吐;或脐下动悸,吐涎沫而头目眩晕;或短气而咳;或水肿、泄泻。舌苔白,脉浮或浮数。

【配伍分析】本方证治为阳不化气,水湿内停所致。方中泽泻利水渗湿,为君药。茯苓、猪苓,增强泽泻利水渗湿之力,为臣药。白术补气健脾,燥湿利水,桂枝温阳化气,助膀胱气化,又兼解表散邪以祛表邪,共为佐药。

【用法】散剂,每服 6～10 g;汤剂,水煎服,多饮热水,取微汗,用量按原方比例酌减。

【使用注意】孕妇慎用;忌食辛辣、油腻之品。

【附】四苓散《丹溪心法》、茵陈五苓散《金匮要略》

四苓散由茯苓 45 g、猪苓 45 g、白术 45 g、泽泻 75 g 组成。四味共为末,每次 12 g,水煎服。功能健脾渗湿。用于脾胃虚弱,水湿内停证,症见小便赤少,大便溏泄。

茵陈五苓散由茵陈蒿末 4 g、五苓散 2 g 组成。每服 6 g,日三服。功能利湿退黄。用于湿热黄疸,湿重于热,小便不利者。

五皮散《华氏中藏经》

【药物组成】茯苓皮 9 g,大腹皮 9 g,陈皮 9 g,生姜皮 9 g,桑白皮 9 g。

【功能】利水消肿,理气健脾。

【主治】主治脾虚湿盛,气滞水泛之皮水证。症见一身悉肿,肢体沉重,心腹胀满,上气喘急,小便不利,以及妊娠水肿,苔白腻,脉沉缓。

【组方分析】本方证治为脾湿壅盛,泛溢肌肤所致。方中茯苓皮甘淡性平,功专行皮肤水湿,善利水消肿,为君药。大腹皮,行气消胀,利水消肿,陈皮理气和胃,醒脾化湿,为臣药。生姜皮和脾散水消肿,桑白皮清降肺气,通调水道以利水消肿,为佐药。

【用法】水煎服。

【使用注意】忌食生冷油腻硬物。

四、祛风胜湿

本类方药具有祛风除湿的功效,适用于风湿在表所致的头痛身重,或风湿侵袭痹阻经络所致的腰膝顽麻痛痹等证。

骨刺消痛片《中国药典》

【药物组成】制川乌 53.25 g,制草乌 53.25 g,秦艽 53.25 g,粉萆薢 106.5 g,穿山龙 106.5 g,徐长卿 159.75 g,白芷 53.25 g,薏苡仁 106.5 g,红花 106.5 g,当归 53.25 g,制天南星 53.25 g,甘草53.25 g。

【功能】祛风止痛。

【主治】主治风湿痹阻,瘀血阻络所致的痹病。症见关节疼痛、腰腿疼痛、屈伸不利;骨性关节炎、风湿性关节炎、风湿痛见上述证候者。

【配伍分析】本方证治为风湿痹阻,瘀血阻络所致。方中制川乌、制草乌祛风除湿,温经止痛,为风寒湿痛之要药,为君药。秦艽、粉萆薢、穿山龙、徐长卿、白芷均能祛风利湿、止痛,为臣药。薏苡仁能利湿除痹,红花、当归活血化瘀,制天南星燥湿化痰,祛风止痉,兼能消肿散结,为佐药。甘草缓急止痛,调和诸药,为使药。

【性状规格】为糖衣片,除去糖衣后显黄褐色;味微麻、辣、咸。

【用法用量】口服。一次 4 片,一日 2～3 次。

【使用注意】孕妇及哺乳期妇女禁用;严重心脏病、高血压、肾病患者慎用。

风湿骨痛胶囊《中国药典》

【药物组成】制川乌,制草乌,红花,木瓜,麻黄,乌梅,甘草。

【功能】温经散寒,通络止痛。

【主治】主治寒湿痹阻经络所致的痹病。症见腰脊疼痛、四肢关节冷痛;风湿性关节炎见上述证候者。

【配伍分析】本方证治为寒湿痹阻经络所致。方中制川乌、制草乌祛风除湿,温经止痛,为君药。红花活血通经,散瘀止痛,木瓜化湿舒筋,麻黄祛风散寒,三药合用,助君药祛风散寒止痛,为臣药。乌梅酸涩而温,能入筋骨,利筋脉,去痹,为佐药。甘草缓急止痛,调和诸药,为使药。

【性状规格】为硬胶囊,内容物为黄褐色的粉末;味微苦、酸。

【用法用量】口服。一次 2～4 粒,一日 2 次。

【使用注意】本品含毒性药,不可多服;孕妇忌服。

独活寄生汤《备急千金要方》

【药物组成】独活 9 g,细辛 6 g,秦艽 6 g,肉桂 6 g,防风 6 g,桑寄生 6 g,杜仲 6 g,牛膝 6 g,当归 6 g,川芎 6 g,干地黄 6 g,白芍 6 g,党参 6 g,茯苓 6 g,甘草 6 g。

【功能】祛风湿,止痹痛,益肝肾,补气血。

【主治】主治痹证日久,肝肾两虚,气血不足证。症见腰膝疼痛、痿软,肢节屈伸不利,或麻木不仁,畏寒喜温,心悸气短,舌淡苔白,脉细弱。

【配伍分析】本方证治为风寒湿邪客于肢体关节,气血运行不畅所致。方中独活善祛下焦与筋骨间的风寒湿邪,为君药。细辛入少阴肾经,温经散寒除湿,秦艽祛风湿,舒筋络,利关节,肉桂温经散寒,通利血脉,防风祛一身之风而胜湿,为臣药。桑寄生、杜仲、牛膝补益肝肾,强壮筋骨,且桑寄生可祛风湿,牛膝尚能活血通筋脉,当归、川芎、干地黄、白芍养血和血,党参、茯苓、甘草健脾益气,为佐药。甘草调和诸药,为使药。

【用法】水煎服。

【使用注意】痹证属热实证者忌用;孕妇慎用。

尪痹颗粒《中国药典》

【药物组成】淫羊藿,续断,骨碎补,狗脊(制),羊骨,附子(制),独活,桂枝,防风,威灵仙,伸筋草,红花,皂角刺,熟地黄,地黄,白芍,知母。

【功能】补肝肾,强筋骨,祛风湿,通经络。

【主治】主治肝肾不足、风湿阻络所致的尪痹。症见肌肉、关节疼痛,局部肿大,僵硬畸形,屈伸不利,腰膝酸软,畏寒乏力;类风湿关节炎见上述证候者。

【配伍分析】本方证治为肝肾不足,风湿阻络所致。方中淫羊藿、续断、骨碎补、狗脊(制)、羊骨补肝肾,益精血,强筋骨,祛风湿,通经络,止痹痛。附子(制)补肾助阳,逐风散寒,除湿止痛。独活、桂枝、防风、威灵仙、伸筋草祛风散寒除湿,活血通络止痛。红花、皂角刺活血祛瘀,散结消肿,通络止痛。熟地黄、地黄、白芍、知母滋补肝肾,益精养血。诸药合用,共奏补肝肾,强筋骨,祛风湿,通经络之功效。

【性状规格】为棕黄色或棕色的颗粒;味微苦。

【用法用量】开水冲服。一次 6 g,一日 3 次。

【使用注意】孕妇禁用;忌食生冷食物。

【其他制剂】尪痹胶囊、片。

小活络丸《中国药典》

【药物组成】制川乌 180 g,制草乌 180 g,胆南星 180 g,乳香(制)66 g,没药(制)66 g,地龙 180 g。

【功能】祛风散寒,化痰除湿,活血止痛。

【主治】主治风寒湿邪闭阻,痰瘀阻络所致的痹病。

【配伍分析】本方证治为风寒湿邪闭阻,痰瘀阻络所致。方中制川乌、制草乌祛风除湿,温通经络,为君药。胆南星祛风燥湿化痰,以除经络中的风痰湿浊,为臣药。乳香(制)、没药(制)行气活血,化瘀通络,止痛,使气血流畅,地龙性善走窜,能通经活络,为佐药。

【性状规格】为黑褐色至黑色的大蜜丸;气腥,味苦。每丸重 3 g。

【用法用量】黄酒或温开水送服。一次 1 丸,一日 2 次。

【使用注意】本品药力峻,以体质壮实患者为宜。孕妇禁用。

壮骨关节丸《中国药典》

【药物组成】狗脊,淫羊藿,独活,鸡血藤,骨碎补,续断,补骨脂,桑寄生,熟地黄,乳香(醋炙),没药(醋炙),木香。

【功能】补益肝肾,养血活血,舒筋活络,理气止痛。

【主治】主治肝肾不足、血瘀气滞、脉络痹阻所致的骨性关节炎、腰肌劳损。症见关节肿痛、疼痛、麻木、活动受限。

【配伍分析】本方证治为肝肾不足、血瘀气滞、脉络痹阻所致。方中狗脊、淫羊藿补肝肾,强腰膝,祛风湿,为君药。独活善于除下焦风寒湿痹,通痹止痛,鸡血藤活血养血,化瘀通络,为臣药。骨碎补、续断、补骨脂、桑寄生补肝肾、强筋骨,熟地黄养血补肝肾,乳香(醋炙)、没药(醋炙)行气活血,化瘀通络,木香理气止痛,共为佐药。

【性状规格】为黑色的浓缩水丸或水丸;气芳香,味微苦。

【用法用量】口服。浓缩丸一次 10 丸;水丸一次 6 g,一日 2 次。早晚饭后服用。

【使用注意】本品可能引起肝损伤。肝功能不全、孕妇及哺乳期妇女禁用;在治疗期应进行肝功能监测,如发现肝功能异常,应立即停药,并采取相应的处理。应在医生指导下严格按照适应证使用,避免大剂量、长疗程服用。

目标检测

目标检测答案

一、单项选择题

1.治湿热黄疸的方药是(　　)。

A.平胃散　　　　B.茵陈蒿汤　　　C.八正合剂　　　D.消炎利胆片

2.藿香正气水的功效是(　　)。

A.燥湿健脾,理气和中　　　　　　B.理气健脾,化湿解表

C.解表化湿,理气和中　　　　　　D.燥湿化浊,理气和中

3.用于下焦湿热之热淋的是(　　)。

A.八正合剂　　　B.二妙丸　　　　C.三金片　　　　D.排石颗粒

4.五苓散的组成是(　　)。

A.猪苓、茯苓、泽泻、白术、桂枝　　B.猪苓、茯苓、车前子、桂枝、泽泻

C.猪苓、泽泻、白术、茯苓、滑石　　D.猪苓、泽泻、桂枝、茯苓、滑石

5.二妙丸的组成是(　　)。

A.苍术、黄连　　B.白术、黄柏　　　C.苍术、黄柏　　　D.黄连、黄柏

6.能祛风湿,止痹痛,益肝肾,补气血的方药是(　　)。

A.小活络丸　　　B.独活寄生丸　　C.尪痹颗粒　　　D.壮骨关节丸

二、分析题

王某,女,64 岁。半年来经常出现腰膝疼痛,天冷更甚,得温则缓,还伴有心悸气短,舌淡苔白,脉细弱。根据所学知识,为该患者推荐常用的方剂与中成药,并作简要分析。

第十节　化痰止咳剂及中成药

由化痰药与止咳平喘药为主组成,具有化痰、止咳、平喘等功效,用以治疗痰证及咳喘证的方剂和中成药,称为化痰止咳方药。化痰止咳类方药分为燥湿化痰、清热化痰、润燥化痰、治风化痰、止咳平

喘四类。

一、燥湿化痰

本类方药,具有燥湿化痰的功效,主治湿痰证。症见痰多易咳,胸脘痞闷,呕吐恶心,眩晕头痛,肢体困倦,舌苔白腻或白滑,脉缓或滑。代表方药有二陈汤等。

二陈汤《太平惠民和剂局方》

【药物组成】法半夏 15 g,陈皮 15 g,茯苓 9 g,炙甘草 5 g。

【功能】燥湿化痰,理气和中。

【主治】主治湿痰证。症见咳嗽痰多,色白易咳,胸膈痞闷,恶心呕吐、肢体困倦,或头眩心悸,舌苔白润,脉滑。

【配伍分析】本方证治为脾失健运,聚湿生痰所致。方中法半夏辛温性燥,可燥湿化痰,又和胃降逆止呕,为君药。陈皮理气和中,燥湿化痰,为臣药。茯苓健脾渗湿,渗湿以助化痰之力,健脾以杜生痰之源,为佐药。使药炙甘草和中补脾,调和诸药。方中法半夏和陈皮皆以陈旧者为佳,故方名"二陈"。

【用法】水煎服。加生姜 7 片,乌梅 1 个,热服。

【使用注意】本方药物性燥,故燥痰者慎用;吐血、消渴、阴虚、血虚者忌用。

【附】二陈丸《中国药典》

二陈丸由陈皮 250 g、半夏(制)250 g、茯苓 150 g、甘草 75 g 组成。功能燥湿化痰,理气和胃。用于痰湿停滞所致的湿痰证,症见咳嗽痰多,胸脘胀闷,恶心呕吐。

二、清热化痰

本类方药具有清热化痰功效,主治热痰证。症见咳嗽痰黄,黏稠难咳,舌红苔黄腻,脉滑数以及痰热所致胸痹、眩晕、失眠、惊悸等。代表方药有清气化痰丸、川贝枇杷糖浆、羚羊清肺丸、蛇胆川贝散等。

清气化痰丸《中国药典》

【药物组成】胆南星 150 g,瓜蒌仁霜 100 g,酒黄芩 100 g,枳实 100 g,陈皮 100 g,茯苓 100 g,苦杏仁 100 g,半夏(制)150 g。

【功能】清肺化痰。

【主治】主治热痰证。症见咳嗽痰多,痰黄稠黏,胸腹满闷,舌红苔黄腻,脉滑数。

【配伍分析】本方证治为火热内盛,痰热内结犯肺所致。方中胆南星味苦性凉,清热化痰,为君药。瓜蒌仁霜、酒黄芩降肺火化痰热为臣药。枳实、陈皮下气化痰,茯苓健脾渗湿,苦杏仁宣肺下气,半夏(制)燥湿化痰,为佐药。诸药合用使热清则痰自消,共奏清热理气化痰之功。

【性状规格】为灰黄色的水丸;气微,味苦。

【用法用量】口服。一次 6～9 g,一日 2 次;小儿酌减。

【使用注意】寒痰咳嗽者忌用,孕妇慎用。

川贝枇杷糖浆《中国药典》

【药物组成】川贝母流浸膏 45 mL,枇杷叶 300 g,薄荷脑 0.34 g,桔梗 45 g。

【功能】清热宣肺,化痰止咳。

【主治】主治风热犯肺证。症见咳嗽痰黄或咳痰不爽,咽喉肿痛,胸闷胀痛。

【配伍分析】本方证治为风热犯肺所致。方中川贝母(流浸膏)清热化痰、润肺止咳,为君药。枇杷叶清肺化痰,为臣药。薄荷脑疏散风热,桔梗开宣肺气,祛痰止咳,为佐使药。诸药合用,共奏清肺热,止咳化痰之功。

【性状规格】为棕红色的黏稠液体;气香,味甜、微苦、凉。

【用法用量】口服。一次 10 mL,一日 3 次。

【使用注意】服药期间忌食辛辣、油腻食物,药品性状发生改变时禁用。

蛇胆川贝散《中国药典》

【药物组成】蛇胆汁 100 g,川贝母 600 g。

【功能】清肺,止咳,除痰。

【主治】主治肺热之咳嗽。症见咳嗽,痰多。

【配伍分析】本方证治为痰热壅肺,肺失宣降所致。方中蛇胆汁可清热解毒,为君药。川贝母能清热散结,为臣药。君臣同用共奏清肺,止咳,除痰之功。

【性状规格】为浅黄色至浅棕黄色的粉末;味甘、微苦。

【用法用量】口服。一次 0.3～0.6 g,一日 2～3 次。

【使用注意】忌食辛辣、油腻食物。支气管扩张、肺脓疡、肺心病、肺结核患者应在医师指导下服用。

【其他制剂】蛇胆川贝胶囊、软胶囊。

橘红丸《中国药典》

【药物组成】化橘红 75 g,半夏(制)37.5 g,石膏 50 g,陈皮 50 g,瓜蒌皮 50 g,浙贝母 50 g,炒紫苏子 37.5 g,紫菀 37.5 g,桔梗 37.5 g,苦杏仁 50 g,款冬花 25 g,茯苓 50 g,麦冬 50 g,地黄 50 g,甘草 25 g。

【功能】清肺,化痰,止咳。

【主治】主治痰热咳嗽。症见咳嗽痰多,色黄黏稠,涩而难出,胸闷口干。

【配伍分析】本方证治为痰热壅肺所致。方中化橘红、半夏(制)理气和中、燥湿化痰,石膏清热泻火,三药共为君药。陈皮理气化痰,瓜蒌皮、浙贝母清热化痰,为臣药。炒紫苏子、紫菀降气化痰,止咳,桔梗、苦杏仁宣降肺气,祛痰止咳,款冬花润肺化痰,茯苓健脾渗湿,麦冬、地黄养阴润肺,为佐药。甘草祛痰止咳,调和诸药,为使药。

【性状规格】为棕褐色的水蜜丸、小蜜丸或大蜜丸;气微香,味甜、微苦。

【用法用量】口服。水蜜丸一次 7.2 g,小蜜丸一次 12 g,大蜜丸一次 2 丸(每丸重 6 g)或 4 丸(每丸重 3 g),一日 2 次。

【使用注意】忌食油腻辛辣食物。

【其他制剂】橘红颗粒。

急支糖浆《中国药典》

【药物组成】鱼腥草,金荞麦,四季青,麻黄,前胡,紫菀,枳壳,甘草。

【功能】清热化痰,宣肺止咳。

【主治】主治外感风热,痰热壅肺证。

【配伍分析】本方证治为外感风热,痰热壅肺所致。方中鱼腥草长于清肺解毒,为君药。金荞麦、四季青清热泻火,排脓解毒,为臣药。麻黄宣肺降气,止咳平喘,前胡宣散风热,降气化痰,止咳平喘,紫菀化痰止咳,枳壳疏利气机,四药共为佐药。甘草化痰止咳,调和诸药,为佐使药。

【性状规格】为棕黑色的黏稠液体;味甜、微苦。每瓶装 100 mL、200 mL。

【用法用量】口服。一次 20～30 mL,一日 3～4 次;儿童一岁以内一次 5 mL,一岁至三岁一次 7 mL,三岁至七岁一次 10 mL,七岁以上一次 15 mL,一日 3～4 次。

【使用注意】咳嗽属寒者忌服;孕妇、糖尿病患者禁用;服药期间忌食辛辣燥热食物。

三、润燥化痰

本类方药具有润燥化痰的功效,适用于燥痰证。症见咽喉干燥,干咳少痰、无痰或痰稠而黏,咳之不爽等。代表方药有百合固金丸、养阴清肺膏、川贝雪梨膏等。

百合固金丸《中国药典》

【药物组成】百合 100 g,地黄 200 g,熟地黄 300 g,麦冬 150 g,玄参 80 g,当归 100 g,白芍 100 g,川贝母 100 g,桔梗 80 g,甘草 100 g。

【功能】养阴润肺,化痰止咳。

【主治】主治肺肾阴虚证。症见燥咳少痰,痰中带血,咽干喉痛,舌红少苔,脉细数。

【配伍分析】本方证治为肺肾阴虚所致。方中百合、地黄、熟地黄滋养肺肾阴液,为君药。麦冬养肺阴,清肺热,玄参益肾阴,降虚火,为臣药。当归、白芍养血和营,川贝母、桔梗化痰止咳,为佐药。甘草调和诸药,为使药。

【性状规格】为黑褐色的水蜜丸或大蜜丸;味微甜。大蜜丸每丸重 9 g。

【用法用量】口服。水蜜丸一次 6 g,大蜜丸一次 1 丸,一日 2 次。

【使用注意】风寒咳嗽,脾胃虚弱、食少腹胀、大便稀溏,痰湿壅盛者不宜服用。

【其他制剂】百合固金颗粒、浓缩丸。

养阴清肺膏《中国药典》

【药物组成】地黄 100 g,玄参 80 g,麦冬 60 g,白芍 40 g,牡丹皮 40 g,川贝母 40 g,薄荷 25 g,甘草 20 g。

【功能】养阴润燥,清肺利咽。

【主治】主治阴虚肺燥证。症见咽喉干痛,干咳少痰或痰中带血,舌红少苔,脉细数。

【配伍分析】本方证治为阴虚肺燥所致。方中地黄、玄参养阴润燥、清肺解毒为君药。麦冬、白芍助地黄、玄参养阴清肺润燥,牡丹皮凉血解毒而消痈肿,为臣药。川贝母润肺止咳,清化热痰,薄荷宣肺利咽,为佐药。使以甘草清热解毒利咽,化痰止咳,调和诸药。

【性状规格】为棕褐色稠厚的半流体;气香,味甜,有清凉感。

【用法用量】口服。一次 10~20 mL,一日 2~3 次。

【使用注意】孕妇慎用;咳嗽痰多者慎用。

【其他制剂】养阴清肺丸。

川贝雪梨膏《中国药典》

【药物组成】梨清膏 400 g,川贝母 50 g,麦冬 100 g,百合 50 g,款冬花 25 g。

【功能】润肺止咳,生津利咽。

【主治】主治阴虚肺热证。症见咳嗽,喘促,口燥咽干。

【配伍分析】本方证治为阴虚肺热所致。方中梨清膏(由雪梨提取得到)清热润肺止咳,为君药。川贝母润肺止咳,清化热痰,麦冬养阴润肺、生津,百合养阴润肺,为臣药。款冬花润肺化痰,为佐药。

【性状规格】为棕黄色的稠厚的半流体;味甜。

【用法用量】口服。一次 15 g,一日 2 次。

【使用注意】忌辛辣食物。

四、止咳平喘

本类方药具有宣降肺气,止咳平喘的功效,适用于咳喘证。症见咳嗽,气喘,胸膈满闷,喉痒咽干,发热恶寒,苔腻脉滑等。代表方药如定喘汤、蛤蚧定喘丸、桂龙咳喘宁胶囊等。

定喘汤《摄生众妙方》

【药物组成】麻黄 9 g,白果 20 个(去壳,砸碎炒黄),苦杏仁 9 g,紫苏子 6 g,款冬花 9 g,半夏 10 g,桑白皮 6 g,黄芩 6 g,甘草 3 g。

【功能】宣肺降气,祛痰平喘。

【主治】主治风寒外束,痰热内蕴证。症见气逆胸满,哮喘咳嗽,舌苔黄腻,脉滑数。

【配伍分析】本方证治为风寒外束,痰热内蕴所致。麻黄辛温,宣肺平喘,解表散邪,白果干涩,敛肺定喘,祛痰止咳,为君药。苦杏仁、紫苏子、款冬花、半夏皆能降气平喘,化痰止咳,共为臣药。用甘寒之桑白皮,苦寒之黄芩,清泻肺热,止咳平喘,为佐药。甘草调和诸药,为使药。

【用法】水煎服。

【使用注意】新感风寒,无汗而喘,内无痰热者不宜用;哮喘日久,气虚脉弱者不宜用。

蛤蚧定喘丸《中国药典》

【药物组成】蛤蚧 11 g,醋鳖甲 50 g,麦冬 50 g,百合 75 g,麻黄 45 g,紫菀 75 g,炒紫苏子 25 g,瓜蒌子 50 g,炒苦杏仁 50 g,黄芩 50 g,煅石膏 25 g,黄连 30 g,甘草 50 g。

【功能】滋阴清肺,止咳平喘。

【主治】主治肺肾阴虚之久咳哮喘。症见咳嗽气喘,气短烦热,胸满郁闷,自汗盗汗,舌红少苔,脉细数。

【配伍分析】本方证治为肺肾阴虚所致。方中蛤蚧补肺益肾,摄纳肾气而定喘,为君药。醋鳖甲、麦冬、百合滋补肺阴,生津润燥,除蒸退热,为臣药。麻黄宣肺平喘,紫菀、炒紫苏子、瓜蒌子、炒苦杏仁化痰降逆平喘,黄芩、煅石膏、黄连清胸肺之热,为佐药。甘草祛痰镇咳,调和诸药,为使药。

【性状规格】为棕色至棕黑色的水蜜丸、黑褐色的小蜜丸或大蜜丸;气微,味苦、甜。小蜜丸每 60 丸重 9 g;大蜜丸每丸重 9 g。

【用法用量】口服。水蜜丸一次 5~6 g,小蜜丸一次 9 g,大蜜丸一次 1 丸,一日 2 次。

【使用注意】孕妇慎用。

【其他制剂】蛤蚧定喘胶囊。

桂龙咳喘宁胶囊《中国药典》

【药物组成】桂枝,龙骨,白芍,牡蛎,炒苦杏仁,法半夏,生姜,瓜蒌皮,黄连,炙甘草,大枣。

【功能】止咳化痰,降气平喘。

【主治】主治外感风寒,痰湿阻肺证。症见咳嗽,气喘,痰多色白,汗出恶风,头痛,苔白腻,脉浮滑。

【配伍分析】本方证治为外感风寒,痰湿阻肺所致。方中桂枝解肌发表,温经通脉,龙骨敛肺逐痰,为君药。白芍合桂枝调和营卫,又能敛阴柔肝,牡蛎助龙骨收敛肺气,又能软坚化痰,为臣药。炒苦杏仁降气止咳平喘,法半夏燥湿化痰,生姜降逆止呕;瓜蒌皮涤痰宽胸,黄连泻心安肺,止呕,为佐药。炙甘草、大枣益气补脾,调和诸药,为佐使药。

【性状规格】为硬胶囊,内容物为浅棕色的粉末;气芳香,味微苦而甜。每粒装 0.3 g(相当于饮片 1 g)。

【用法用量】口服。一次 5 粒,一日 3 次。

【使用注意】服药期间忌烟、酒、猪肉及生冷食物。

【其他制剂】桂龙咳喘宁颗粒。

固本咳喘片《中国药典》

【药物组成】党参 151 g,白术(麸炒)151 g,盐补骨脂 151 g,茯苓 100 g,醋五味子 75 g,麦冬 151 g,炙甘草 75 g。

【功能】益气固表,健脾补肾。

【主治】主治脾虚痰盛,肾气不固之咳喘。症见咳嗽,痰多,喘息气促,动则喘剧,体倦乏力,食少便溏,气短自汗,舌淡苔白,脉无力。

【配伍分析】本方证治为脾虚痰盛,肾气不固所致。方中党参补中益气,健脾益肺,为君药。白术健脾燥湿,固表止汗,盐补骨脂温肾补脾,纳气平喘,为臣药。茯苓健脾渗湿,助白术健脾燥湿,醋五味子酸涩固肾敛肺,止咳平喘,麦冬滋阴润燥,润肺止咳,为佐药。炙甘草益气补脾,祛痰止咳,调和诸药,为使药。

【性状规格】为薄膜衣片,除去包衣后显棕褐色;味甜、微酸、微苦、涩。每片重 0.4 g。

【用法用量】口服。一次 3 片,一日 3 次。

【使用注意】忌食油腻生冷硬物。

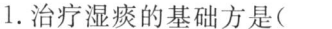
目标检测

目标检测答案

一、单项选择题

1. 治疗湿痰的基础方是(　　)。
A. 五苓散　　　　B. 百合固金汤　　C. 二陈汤　　　　D. 止嗽散

2. 用于肺胃热盛证的方药是(　　)。
A. 清气化痰丸　　B. 急支糖浆　　　C. 橘红丸　　　　D. 羚羊清肺丸

3. 治疗痰热咳嗽的方药是(　　)。
A. 二陈丸　　　　B. 橘红丸　　　　C. 川贝枇杷糖浆　　D. 桂龙咳喘宁胶囊

4. 百合固金丸用于治疗(　　)。
A. 肺胃阴虚证　　B. 肺肾阴虚证　　C. 肝肾阴虚证　　D. 阴虚肺燥证

5. 二陈汤的组成药物不包括(　　)。
A. 半夏　　　　　B. 陈皮　　　　　C. 白术　　　　　D. 甘草

6. 用于肺肾阴虚之哮喘的方药是(　　)。
A. 定喘汤　　　　B. 蛤蚧定喘丸　　C. 桂龙咳喘宁胶囊　　D. 克咳胶囊

二、分析题

张某,女,63 岁。素体虚,经常咳嗽,痰少或痰中带血,咽喉干痛,舌红少苔,脉细数。根据所学知识,为该患者推荐常用的方剂与中成药,并作简要分析。

第十一节　治风剂及中成药

散祛风或息风止痉药为主组成,具有疏散外风或平息内风等作用,用以治疗风病的方剂和中成药,称治风方药。分为疏散外风和平息内风两类。

使用治风方药时,首先应鉴别病邪的兼夹及病情的虚实,进行针对性配伍。其次,当辨清风病的内、外属性,以确立疏散或平息之法。此外,外风可以引动内风,而内风又可兼夹外风,对此应该分清主次、轻重、缓急,兼而治之。

一、疏散外风

本类方药,具有疏风、除湿、止痒的功效,适用于外风所致诸证。症见头痛眩晕、风疹湿疹、肢体麻木、筋骨痉挛、关节屈伸不利或口眼歪斜,甚至角弓反张等。代表方药有川芎茶调散。

川芎茶调散《中国药典》

【药物组成】川芎 120 g,薄荷 240 g,荆芥 120 g,羌活 60 g,白芷 60 g,细辛 30 g,防风 45 g,甘草 60 g。

【功能】疏风止痛。

【主治】主治风邪头痛。症见偏正头痛或巅顶作痛、恶寒、发热、鼻塞、舌苔薄白、脉浮。

【配伍分析】本方证治为外感风邪所致。方中川芎辛温香窜,为血中气药,上行头目,善于祛风活血而止头痛,为君药。薄荷、荆芥辛散上行,善疏风止痛,并能清利头目,为臣药。羌活、白芷均能疏风止痛,其中羌活长于治太阳经头痛(后脑连项痛),白芷长于治阳明经头痛(前额及眉棱骨痛),细辛祛风止痛,善治少阴经头痛(脑痛连齿),防风辛散上部风邪,上述诸药,协助君、臣以增强疏风止痛之功,均为佐药。甘草益气和中,调和诸药,为使药。服时以清茶调下,取其苦凉轻清,清上降下,既可清利头目,又能制诸风药之过于温燥与升散。

【用法】饭后清茶冲服。一次 3～6 g,一日 2 次。

【使用注意】孕妇慎服。气虚、血虚,或肝肾阴虚,肝阳上亢,肝风内动等引起的头痛,均不宜使用。

【其他制剂】川芎茶调片、丸、颗粒等。

消风散《外科正宗》

【药物组成】荆芥 6 g,防风 6 g,牛蒡子 6 g,蝉蜕 6 g,苍术 6 g,苦参 6 g,木通 3 g,石膏 6 g,知母 6 g,当归 6 g,地黄 6 g,胡麻仁 6 g,甘草 3 g。

【功能】疏风除湿,清热养血。

【主治】主治风疹、湿疹。症见皮肤瘙痒,疹出色红,或遍身云片斑点,抓破后渗出津水,苔白或黄,脉浮数。

【配伍分析】本方证治为外感风湿或风热之邪所致。方中荆芥、防风、牛蒡子、蝉蜕辛散透达,疏风散邪,此四药祛除在表之风邪,为君药。配伍苍术祛风燥湿,苦参清热燥湿,木通渗利湿热,石膏、知母清热泻火,为臣药。当归、地黄、胡麻仁养血活血,为佐药。甘草清热解毒,调和诸药,为使药。

【用法】水煎服。

【使用注意】若风疹属虚寒者,则不宜用。服药期间,应忌食辛辣、鱼腥、烟酒、浓茶等,以免影响疗效。

天麻头痛片《中国药典》

【药物组成】天麻,白芷,荆芥,川芎,当归,乳香(醋制)。

【功能】养血祛风,散寒止痛。

【主治】主治外感风寒、瘀血阻滞或血虚失养所致的偏正头痛、恶寒、鼻塞。

【配伍分析】本方证治为外感风寒、瘀血阻滞,或血虚失养所致。方中以天麻平肝潜阳,祛风止痛,为君药。以白芷、荆芥、川芎等辛温而祛风散寒搜邪,活血通络止痛,为臣药。佐以当归养血活血止痛,乳香(醋制)活血化瘀止痛。诸药合用,养血祛风,散寒止痛。

【性状规格】为糖衣片,除去糖衣后显棕色至灰棕色;气微香,味微辛、苦。片芯重 0.3 g。

【用法用量】口服,一次 4～6 片,一日 3 次。

【使用注意】孕妇禁用。

二、平息内风

本类方药具有平肝潜阳、息风止痉的功效,适用于内风病证。症见眩晕、震颤、四肢抽搐、半身不遂等。代表方药有镇肝息风汤、天麻钩藤颗粒等。

镇肝息风汤《医学衷中参西录》

【药物组成】怀牛膝 30 g,生代赭石 30 g,生龙骨 15 g,生牡蛎 15 g,生龟板 15 g,生杭芍 15 g,玄参 15 g,天冬 15 g,茵陈 6 g,川楝子 6 g,生麦芽 6 g,甘草 4.5 g。

【功能】镇肝息风,滋阴潜阳。

【主治】主治类中风。症见头目眩晕,目胀耳鸣,脑部热痛,面色如醉,心中烦热,或时常噫气,或肢体渐觉不利,口眼歪斜;甚至眩晕颠仆,昏不知人,移时始醒,或醒后不能复元,脉弦长有力。

【配伍分析】本方证治为肝肾亏虚,肝阳上亢,气血逆乱所致。方中怀牛膝归肝、肾经,入血分,性善下行,并有补益肝肾之效,为君药。生代赭石质重沉降,镇肝降逆,急治其标;生龙骨、生牡蛎、生龟板、生杭芍(白芍)益阴潜阳,镇肝息风,为臣药。玄参、天冬下走肾经,滋阴清热,合生龟板、白芍滋水以涵木,滋阴以柔肝,肝为刚脏,性喜条达而恶抑郁,茵陈、川楝子、生麦芽清泄肝热,疏肝理气,为佐药。甘草调和诸药,为使药。

【用法】水煎服。

【使用注意】气虚血瘀型中风禁用。

天麻钩藤颗粒《中国药典》

【药物组成】天麻,钩藤,石决明,牛膝,杜仲(盐制),桑寄生,栀子,黄芩,益母草,首乌藤,茯苓。

【功能】平肝息风,清热安神。

【主治】主治肝阳上亢,肝风内动证。症见:头痛、眩晕、耳鸣、眼花、震颤、失眠;高血压见上述症候者。

【配伍分析】本方证治为肝肾阴虚,肝阳上亢,火热上扰所致。方中天麻、钩藤平肝息风,为君药。石决明平肝潜阳,除热明目,牛膝引血下行,兼益肝肾,并能活血利水,为臣药。杜仲(盐制)、桑寄生补益肝肾以治本,栀子、黄芩清肝降火,以折其亢阳,益母草合牛膝活血利水,以利平降肝阳,首乌藤、茯苓宁心安神,均为佐药。

【性状规格】为黄棕色至棕褐色的颗粒;味微苦、微甜或味苦(无蔗糖)。每袋装 5 g(无蔗糖)或 10 g。

【用法用量】开水冲服。一次 1 袋,一日 3 次,或遵医嘱。

【使用注意】血虚头痛者,阴虚动风者忌用。

牛黄降压丸《中国药典》

【药物组成】人工牛黄,羚羊角,黄芩提取物,水牛角浓缩粉,珍珠,决明子,薄荷,郁金,冰片,黄芪,党参,白芍,川芎,甘松。

【功能】清心化痰,平肝安神。

【主治】主治心肝火旺、痰热壅盛证。症见:头晕目眩、头痛失眠、烦躁不安;高血压病见上述症候者。

【配伍分析】本方证治为肝阳上亢及痰火壅盛所致。方中人工牛黄清热豁痰,息风镇惊,羚羊角清热平肝,息风止痉,为君药。黄芩、水牛角、珍珠清热泻火,息风镇惊,为臣药。决明子、薄荷清肝明目,郁金、冰片解郁化痰开窍,黄芪、党参、白芍、川芎益气和血,为佐药。甘松理气,治气郁胸闷,为使药。

【性状规格】为深棕色水蜜丸,或为浅棕色至深棕色的大蜜丸;气微香,味微甜、苦,有清凉感。水蜜丸每 20 丸重 1.3 g,大蜜丸每丸重 1.6 g。

【用法用量】口服。水蜜丸,一次 20~40 丸,一日 1 次;大蜜丸,一次 1~2 丸,一日 1 次。

【使用注意】腹泻者忌服。

【其他制剂】牛黄降压胶囊。

知识链接

牛黄降压丸

牛黄降压丸是借鉴古方"牛黄清心丸""安宫牛黄丸"的立法宗旨,采取调节机体阴阳虚实,使之平衡之法,反复筛选研制而成的临床验方。牛黄降压丸一般应用于轻、中度原发性高血压,即收缩压 140~179 mmHg 或舒张压 90~109 mmHg。牛黄降压丸不良反应较轻,偶有腹泻,约 2%,耐受性良好。

全天麻胶囊《中国药典》

【药物组成】天麻 500 g。

【功能】平肝,息风,止痉。

【主治】主治肝风内动证。症见眩晕、头痛、肢体麻木、癫痫抽搐。

【配伍分析】本方证治为肝风上扰所致。方中天麻甘、平,入肝经,可息风止痉,平肝潜阳。用于肝风内动,惊痫抽搐,小儿惊风;肝阳上亢所致的眩晕、头痛等症以及破伤风等。

【性状规格】为黄白色至黄棕色的细粉或颗粒;气微,味甘。每粒装 0.5 g。

【用法用量】口服。一次 2~6 粒,一日 3 次。

【使用注意】忌烟、酒、辛辣及油腻食物。

【其他制剂】全天麻片。

目标检测

目标检测答案

一、单项选择题

1.具有疏风止痛功效的是(　　　　)。

A.川芎茶调散　　B.消风散　　　　C.天麻头痛片　　D.全天麻胶囊

2.川芎茶调散所治病证无(　　　　)。

A.恶寒　　　　　B.发热　　　　　C.头痛　　　　　D.鼻鸣干呕

3.川芎茶调散的服用方法是(　　　　)。

A.饭后冲服　　　B.饭前冲服　　　C.饭后清茶冲服　　D.饭前清茶冲服

4.天麻钩藤颗粒的功能是(　　　　)。

A.清心化痰,平肝安神　　　　　　B.平肝息风,清热安神

C.疏风除湿,清热养血　　　　　　D.养血祛风,燥湿止痒

5.主治外感风邪头痛的方药是(　　　　)。

A.川芎茶调散　　B.消风散　　　　C.天麻头痛片　　D 全天麻胶囊

6.主治类中风的方剂是(　　　　)。

A.镇肝息风汤　　B.川芎茶调散　　C.天麻钩藤饮　　D.再造丸

二、分析题

李某,男,44 岁。昨日外出回来,身体突然出现大片红色风团,时隐时现,瘙痒难忍,遇风加重。根据所学知识,为该患者推荐常用的方剂与中成药,并作简要分析。

第十二节　安神剂及中成药

由安神药为主组成,具有安神定志作用,用以治疗神志不安病证的方剂和中成药,称为安神方药。

神志不安证分为实证与虚证。神志不安表现为惊狂善怒,烦躁不安者,多属实证,治宜重镇安神;神志不安表现为心悸健忘,虚烦失眠者,多属虚证,治宜养心安神。因此安神方药相应地分为重镇安神和养心安神两类。

使用安神方药时:首先,应当辨清病证虚实,对证选药;其次,重镇安神方药多含有金石类药物,易伤胃气,不宜久服;第三,脾胃虚弱者,宜配伍健脾和胃药;第四,某些安神药,如朱砂具有一定的毒性,久服能引起慢性中毒或蓄积中毒,应当注意。

一、重镇安神

本类方药,具有重镇安神的功效,适用于心肝阳亢,热扰心神证。症见心神不宁,惊悸不眠,烦躁

易怒,以及惊痫,癫狂等。代表方药有朱砂安神丸、泻肝安神丸等。

朱砂安神丸(部颁标准)

【药物组成】朱砂 200 g,黄连 300 g,地黄 200 g,当归 200 g,甘草 100 g。

【功能】清心养血,镇惊安神。

【主治】主治心火亢盛、阴血不足证。症见失眠多梦,惊悸怔忡,心烦神乱,舌红,脉细数。

【配伍分析】本方证治为心火亢盛,灼伤阴血所致。方中朱砂质重性寒,长于镇心安神,且清心火,为君药。黄连苦寒,清心泻火,为臣药。地黄滋阴清热,当归辛甘温润,补养心血,共为佐药。甘草调和诸药,以防黄连之苦寒,朱砂质重碍胃,为使药。

【性状规格】为红棕色的水蜜丸、小蜜丸或大蜜丸;味苦、微甜。大蜜丸每丸重 9 g。

【用法用量】口服。水蜜丸,一次 6 g;小蜜丸,一次 9 g;大蜜丸,一次 1 丸,一日 2 次。

【使用注意】因含朱砂,不宜多服或长期服用。

泻肝安神丸《中国药典》

【药物组成】龙胆 9 g,黄芩 9 g,栀子(姜炙)9 g,珍珠母 60 g,牡蛎 15 g,龙骨 15 g,蒺藜(去刺盐炙)9 g,炒酸枣仁 15 g,柏子仁 9 g,制远志 9 g,麦冬 9 g,当归 9 g,地黄 9 g,盐车前子 9 g,茯苓 9 g,盐泽泻 9 g,甘草 3 g。

【功能】清肝泻火,重镇安神。

【主治】主治肝火亢盛,心神不宁证。症见失眠,多梦,心烦,神经衰弱。

【配伍分析】本方证治为肝火亢盛,心神不宁所致。方中龙胆清热燥湿,清泻肝火,为君药。黄芩、栀子(姜炙)助龙胆泻肝清火之力,珍珠母、牡蛎、龙骨、蒺藜(盐炙)平肝潜阳,镇静安神,炒酸枣仁、柏子仁、制远志养心安神,为臣药。麦冬、地黄养阴生津,清心除烦,当归补血养血;盐车前子、茯苓、盐泽泻健脾利水,为佐药。甘草调和药性,为使药。

【性状规格】为黄棕色至棕褐色的水丸;味微苦。每 100 丸重 6 g。

【用法用量】口服。一次 6 g,一日 2 次。

【使用注意】外感发热患者忌服;脾胃虚弱便溏者忌服。

二、养心安神

本类方药具有养心安神的功效,适用于阴血不足,心神失养证。症见心悸怔忡,健忘失眠,舌红少苔等。代表方药有天王补心丸、柏子养心丸、安神补心丸等。

酸枣仁汤《金匮要略》

【药物组成】酸枣仁 15 g,茯神 6 g,知母 6 g,川芎 6 g,甘草 3 g。

【功能】养血安神,清热除烦。

【主治】主治肝血不足,虚热内扰证。症见失眠心悸,虚烦不安,头目眩晕,夜间盗汗,咽干口燥,舌红,脉弦细。

【配伍分析】本方证治为肝血不足,阴虚内热而致。方中重用酸枣仁,养肝血,宁心神,为君药。茯神健脾宁心安神,知母滋阴润燥,清热除烦,为臣药。川芎调畅气机,疏达肝气,具有养血调肝之妙,为佐药。甘草和中缓急,为使药。

【用法】水煎服。

天王补心丸《中国药典》

【组成】地黄 200 g,天冬 50 g,麦冬 50 g,酸枣仁(炒)50 g,柏子仁 50 g,当归 50 g,党参 25 g,五味子 50 g,茯苓 25 g,远志(制)25 g,玄参 25 g,丹参 25 g,朱砂 10 g,石菖蒲 25 g,桔梗 25 g,甘草 25 g。

【功能】滋阴养血,补心安神。

【主治】主治阴虚血少,神志不安证。症见心悸健忘,失眠多梦,手足心热,口舌生疮,大便干燥,舌红少苔,脉细数。

【配伍分析】本方证治为心肾阴亏,虚火内扰所致。方中重用地黄滋阴养血清热,为君药。天冬、麦冬滋阴清热,酸枣仁(炒)、柏子仁养心安神,当归补血润燥,为臣药。党参补气生血,五味子敛心气、安心神,茯苓、远志(制)养心安神,且交通心肾,玄参滋阴降火,丹参清心活血,朱砂镇心安神,石菖蒲开窍宁神,为佐药。桔梗载药上行,使药力作用于胸膈之上,使诸药滋而不腻,补不留瘀,甘草调和诸药,为使药。

【性状规格】为棕黑色的水蜜丸、褐黑色的小蜜丸或大蜜丸;气微香,味甜、微苦。大蜜丸每丸重9 g。

【用法用量】口服。水蜜丸一次 6 g,小蜜丸一次 9 g,大蜜丸一次 1 丸,一日 2 次。

【使用注意】脾胃虚弱者慎用。因含朱砂,不宜过量久服。

柏子养心丸《中国药典》

【药物组成】柏子仁 25 g,朱砂 30 g,酸枣仁 25 g,远志(制)25 g,五味子(醋炙)25 g,党参 25 g,炙黄芪 100 g,茯苓 200 g,川芎 100 g,当归 100 g,肉桂 25 g,半夏曲 100 g,炙甘草 10 g。

【功能】补气,养血,安神。

【主治】主治心气虚寒证。症见心悸易惊,失眠多梦,健忘。

【配伍分析】本方证治为思虑过度,心气虚弱所致。方中柏子仁养心安神,为君药。朱砂重镇安神,酸枣仁、远志(制)、五味子(醋炙)宁心安神,为臣药。党参、炙黄芪、茯苓益气健脾,川芎、当归养血和血,肉桂温通经脉,半夏曲燥湿和胃,为佐药。炙甘草调和药性,为使药。

【性状规格】为棕色的水蜜丸、棕色至棕褐色的小蜜丸或大蜜丸;味先甜而后苦、微麻。大蜜丸每丸重 9 g。

【用法用量】口服。水蜜丸一次 6 g,小蜜丸一次 9 g,大蜜丸一次 1 丸,一日 2 次。

【使用注意】阴虚火旺或肝阳上亢者禁用。不宜久服。

【其他制剂】柏子养心片。

安神补心丸《中国药典》

【药物组成】安神膏 560 g(合欢皮、菟丝子、墨旱莲、女贞子、首乌藤、地黄、珍珠母),丹参 300 g,五味子(蒸)150 g,石菖蒲 100 g。

【功能】养心安神。

【主治】用于心血不足、虚火内扰所致的心悸失眠、头晕耳鸣。

【配伍分析】本方证治为心血不足、虚火内扰所致。安神膏中诸药养阴血,安神志,为君药。丹参祛瘀止痛,活血通经,清心除烦,五味子补肾宁心,为臣药。石菖蒲开窍醒神,为佐药。诸药合用,共奏养心安神之功。

【性状规格】为棕褐色的浓缩水丸,或为包糖衣的浓缩水丸,除去糖衣后显棕褐色;味涩、微酸。每15 丸重 2 g。

【用法用量】口服。一次 15 丸,一日 3 次。

【使用注意】忌烟、酒、辛辣及油腻食物。

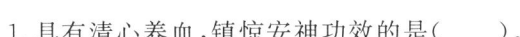 目标检测

目标检测答案

一、单项选择题

1.具有清心养血,镇惊安神功效的是(　　)。

A.朱砂安神丸　　B.泻肝安神丸　　C.天王补心丸　　D.柏子养心丸

2.朱砂安神丸所治病证无(　　)。

A.失眠　　　　B.多梦　　　　　C.舌红　　　　D.脉浮

3.朱砂安神丸的组成中无(　　)。

A.朱砂　　　　B.栀子　　　　　C.甘草　　　　D.黄连

4.泻肝安神丸的功效是(　　)。

A.清心养血,镇惊安神　　　　　B.益气健脾,补肾安神

C.清肝泻火,重镇安神　　　　　D.疏肝解郁,宁心安神

5.用于肝火亢盛,心神不宁证的方药是(　　)。

A.朱砂安神丸　　B.泻肝安神丸　　C.天王补心丸　　D.柏子养心丸

6.主治心气虚寒证的方药是(　　)。

A.柏子养心丸　　B.天王补心丸　　C.安神补脑液　　D.安神补心丸

二、分析题

张某,男,43岁。因工作繁忙,经常加班熬夜,近来出现心悸健忘,失眠多梦,手足心热,口舌生疮,大便干燥,舌红少苔的症状。根据所学知识,为该患者推荐常用的方剂与中成药,并作简要分析。

第十三节　开窍剂及中成药

由芳香开窍药为主组成,具有开窍醒神等作用,治疗神昏窍闭证的方剂和中成药,称为开窍方药。闭证的临床表现,可分为热闭和寒闭两种。本类方药多以丸散剂或注射剂用于临床,不宜加热煎煮,以免药性挥发,影响疗效。

一、凉开

本类方药,具有清热开窍醒神的功效,适用于热闭证。症见高热,神昏谵语,甚至动风惊厥等。其他如中风、惊厥或感受秽浊之气,突然晕倒、不省人事属热闭者,亦可选用。代表方药有安宫牛黄丸等。

安宫牛黄丸《中国药典》

【药物组成】牛黄100 g,麝香或人工麝香25 g,水牛角浓缩粉200 g,黄连100 g,黄芩100 g,栀子100 g,郁金100 g,冰片25 g,朱砂100 g,珍珠50 g,雄黄100 g。

【功能】清热解毒,镇惊开窍。

【主治】主治热邪内陷心包证。症见高热烦躁,神昏谵语,口干舌燥,舌红或绛,脉数。亦治中风昏迷,小儿惊厥属痰热内闭者。

【配伍分析】本方证治为温热毒邪内陷心包,痰热内闭所致。方中牛黄清心解毒,息风定惊,豁痰开窍,麝香辛温,为开窍之要药,两药相伍,清心开窍,为君药。水牛角咸寒,清心凉血解毒,黄连、黄芩、栀子清热泻火解毒,郁金、冰片芳香辟秽,化浊通窍,为臣药。朱砂、珍珠镇心安神,雄黄辟秽解毒,为佐药。炼蜜为丸,和胃调中,为使药。原方以金箔为衣,取其重镇安神之效。

【性状规格】为黄橙色至红褐色的大蜜丸,或为包金衣的大蜜丸,除去金衣后显黄橙色至红褐色;气芳香浓郁,味微苦。

【用法】口服。

【使用注意】孕妇慎用。

【其他制剂】安宫牛黄散、胶囊、片、栓剂。

知识链接

"凉开三宝"

　　安宫牛黄丸、紫雪散、局方至宝散均能清热开窍,治疗热闭证,合称"凉开三宝"。从清热解毒之力而言,吴瑭指出"安宫牛黄丸最凉,紫雪次之,至宝又次之"。但从功用方面分析,则各有所长。其中:安宫牛黄丸长于清热解毒,适用于邪热偏盛而身热较重者;紫雪散长于息风止痉,适用于兼有热动肝风而惊厥抽搐者;局方至宝散长于芳香开窍,化浊辟秽,适用于痰浊偏盛而昏迷较重者。

紫雪散(紫雪)《中国药典》

　　【药物组成】水牛角浓缩粉 33 g,羚羊角 16 g,人工麝香 13 g,石膏 526 g,北寒水石 526 g,滑石 526 g,玄参 175 g,升麻 175 g,朱砂 33 g,磁石 526 g,木香 55 g,丁香 11 g,沉香 55 g,玄明粉 1752 g,硝石(精制)96 g,炙甘草 88 g。

　　【功能】清热开窍,止痉安神。

　　【主治】主治热入心包,热动肝风证。症见高热烦躁,神昏谵语,惊风抽搐,斑疹吐衄,口渴唇焦,尿赤便秘,舌质红绛,苔黄燥,脉数有力。

　　【配伍分析】本方证治为热入心包,热盛动风所致。方中水牛角清心凉血解毒,羚羊角凉肝息风止痉,人工麝香开窍醒神,为君药。石膏、北寒水石、滑石清热泻火,玄参、升麻清热解毒,朱砂、磁石重镇安神,潜镇肝阳,为臣药。木香、丁香、沉香行气通窍,玄明粉、硝石泄热通便,为佐药。炙甘草益气安中,调和诸药,为使药。

　　【性状规格】为棕红色至灰棕色的粉末;气芳香,味咸、微苦。每瓶装 1.5 g,或每袋装 1.5 g。

　　【用法用量】口服。一次 1.5~3 g,一日 2 次;周岁小儿一次 0.3 g,五岁以内小儿每增一岁,递增 0.3 g,一日 1 次;五岁以上小儿酌情服用。

　　【使用注意】孕妇禁用。

局方至宝散《中国药典》

　　【药物组成】人工麝香 10 g,牛黄 50 g,水牛角浓缩粉 200 g,安息香 150 g,冰片 10 g,玳瑁 100 g,雄黄 100 g,琥珀 100 g,朱砂 100 g。

　　【功能】清热解毒,开窍镇惊。

　　【主治】主治热病属热入心包、热盛动风证。症见高热惊厥、烦躁不安、神昏谵语及小儿急热惊风。

　　【配伍分析】本方证治为热入心包、热盛动风所致。方中人工麝香芳香开窍醒神,牛黄豁痰开窍,水牛角清心凉血解毒,为君药。安息香、冰片辟秽化浊,芳香开窍,玳瑁清热解毒,镇惊安神,为臣药。雄黄助牛黄豁痰解毒,琥珀助人工麝香通络散瘀而通心窍之瘀阻,配伍朱砂以镇心安神。

　　【性状规格】为橘黄色至浅褐色的粉末;气芳香浓郁,味微苦。每瓶装 2 g,或每袋装 2 g。

　　【用法用量】口服。一次 2 g,一日 1 次;小儿三岁以内一次 0.5 g,四岁至六岁一次 1g。或遵医嘱。

　　【使用注意】孕妇慎用,运动员慎用。

醒脑静注射液(部颁标准)

　　【药物组成】麝香 7.5 g,冰片 1 g,郁金 30 g,栀子 30 g。

　　【功能】清热泻火,凉血解毒,开窍醒脑。

　　【主治】主治热入营血,内陷心包证。症见高热烦躁,神昏谵语,舌绛脉数。

　　【配伍分析】本方证治为热入营血,气血逆乱,脑脉瘀阻所致。方中麝香辛散温通,芳香走窜,为君药。冰片辛苦微寒,芳香走窜,善清郁热而通诸窍,郁金辛散苦降,寒能泻热,共为臣药。栀子善泻火除烦利尿,又能清热凉血解毒,为佐药。

【性状规格】为无色的澄明液体。每支装 2 mL、5 mL 或 10 mL。

【用法用量】肌内注射:一次 2~4 mL,一日 1~2 次。静脉滴注:一次 10~20 mL,用 5%~10%葡萄糖注射液或氯化钠注射液 250~500 mL 稀释后滴注。

【使用注意】孕妇禁用,运动员慎用。

二、温开

本类方药具有温通行气,化浊开窍的功效,适用于中风、中寒、气郁、痰厥等属于寒闭证。症见突然昏倒,牙关紧闭,不省人事,神昏不语,苔白脉迟等。代表方药有苏合香丸。

苏合香丸《中国药典》

【药物组成】苏合香 50 g,人工麝香 75 g,安息香 100 g,冰片 50 g,木香 100 g,檀香 100 g,沉香 100 g,丁香 100 g,乳香(制)100 g,香附 100 g,荜茇 100 g,白术 100 g,诃子肉 100 g,水牛角浓缩粉 200 g,朱砂 100 g。

【功能】芳香开窍,行气止痛。

【主治】主治寒闭证。症见突然昏倒,牙关紧闭,不省人事,苔白,脉迟。亦治心腹卒痛,甚至昏厥,属寒凝气滞者。

【配伍分析】本方证治为寒邪及秽浊之气蒙蔽清窍所致。方中苏合香、人工麝香、安息香、冰片芳香开窍、辟秽化浊,为君药。木香、檀香、沉香、丁香、乳香(制)、香附行气解郁,散寒止痛,活血化瘀,为臣药。荜茇温中散寒开郁,白术补气健脾,燥湿化浊,诃子肉收涩敛气,水牛角浓缩粉清心解毒,朱砂镇心安神,为佐药。诸药合用,共奏芳香开窍,行气止痛之效。

【性状规格】为赭红色的水蜜丸或赭色的大蜜丸;气芳香,味微苦、辛。水蜜丸每丸重 2.4 g,大蜜丸每丸重 3 g。

【用法用量】口服。一次 1 丸,一日 1~2 次。

【使用注意】孕妇禁用。

目标检测

目标检测答案

一、单项选择题

1.适用于热陷心包证,亦是凉开法代表方的是(　　)。

A.局方至宝散　　B.安宫牛黄丸　　C.紫雪散　　　　D.万氏牛黄清心丸

2.开窍类方药适用于(　　)。

A.神志不安证　　B.厥脱证　　　　C.神昏窍闭证　　D.热毒证

3.主治热入心包,热动肝风证的方药是(　　)。

A.局方至宝散　　B.安宫牛黄丸　　C.紫雪散　　　　D.万氏牛黄清心丸

4.下列为温开法代表方的是(　　)。

A.局方至宝散　　B.苏合香丸　　　C.紫雪散　　　　D.醒脑静注射液

二、分析题

孙某,男,2 岁。因高热出现惊厥抽搐,体温 39.2℃,舌质红绛,脉数。根据所学知识,为该患者推荐常用的方剂与中成药,并作简要分析。

第十四节　固涩剂及中成药

由固涩药为主组成,具有收敛固涩作用,用以治疗气、血、精、津液滑脱散失之证的方剂和中成药,称固涩方药。

滑脱散失之证有气、血、精、津液之异,常见有气虚卫表不固之自汗、盗汗;脾肾虚寒之久泻不止;肾精亏虚之遗精滑泄及小便失禁、脾不统血之崩漏带下等。因而固涩方药相应地分为固表止汗、涩肠止泻、涩精止遗、固崩止带四类。

一、固表止汗

本类方药,具有益气固表止汗的功效,适用于体虚卫外不固,阴液不能内守而致的自汗、盗汗。症见面色㿠白,食欲不振,动则汗出,汗出恶风,易于感冒。或心悸惊惕,短气烦倦,盗汗等。代表方药有牡蛎散、玉屏风口服液等。

玉屏风口服液《中国药典》

【药物组成】黄芪 600 g,防风 200 g,白术(炒)200 g。

【功能】益气,固表,止汗。

【主治】主治表虚自汗证。症见汗出恶风,面色㿠白,舌淡苔薄白,脉浮虚。亦治虚人腠理不固,易于外感风邪。

【配伍分析】本方证治为表虚不固所致。方中黄芪既可大补脾肺之气,又可固表止汗,为君药。白术健脾益气,为臣药。佐以防风祛风固表。

【性状规格】为棕红色至棕褐色的液体;味甜、微苦、涩。每支装 10 mL。

【用法用量】口服,一次 10 mL,一日 3 次。

【使用注意】忌不易消化食物,感冒发热患者不宜服用。

【其他剂型】玉屏风散、胶囊、颗粒。

牡蛎散《太平惠民和剂局方》

【药物组成】煅牡蛎 30 g,黄芪 30 g,麻黄根 30 g,小麦 30 g。

【功能】敛阴止汗,益气固表。

【主治】主治自汗、盗汗证。症见常自汗出,夜卧更甚,心悸惊惕,短气烦倦,舌淡红,脉细弱。

【配伍分析】本方证治为气虚卫外不固,日久心气亦耗所致。方中煅牡蛎潜阳补阴,收敛固涩而止汗,为君药。黄芪益气,固表,止汗,为臣药。麻黄根,功专收敛止汗,为佐药。小麦专入心经,养气阴,退虚热,为使药。

【用法用量】为粗散,每服 9 g,加小麦 30 g,水煎温服;也可作汤剂,用量按原方比例酌减,加小麦 30 g,水煎温服。

【使用注意】阴虚火旺所致之盗汗,或大汗淋漓不止属于阳虚欲脱者,不宜使用。

二、涩肠止泻

本类方药,具有补脾益肾,固肠止泻的功效,适用于脾肾虚寒所致之泻痢日久、滑脱不禁证。症见神疲乏力,不思饮食,腹痛肢冷,五更泄泻,舌淡,苔薄白,脉沉迟无力等。代表方药有四神丸等。

四神丸《中国药典》

【药物组成】补骨脂(盐炒)400 g,肉豆蔻(煨)200 g,五味子(醋制)200 g,吴茱萸(制)100 g,生姜(适量),大枣(去核)200 g。

【功能】温肾散寒,涩肠止泻。

【主治】主治脾肾阳虚之肾泄。症见肠鸣腹胀、五更溏泻、食少不化、久泻不止、面黄肢冷、舌淡,苔薄白,脉沉迟无力。

【配伍分析】本方证治为脾肾阳虚,泻痢日久所致。方中补骨脂(盐炒)补肾壮阳,温脾止泻,为君药。肉豆蔻(煨)温脾暖胃,涩肠止泻,固肠止泻力增强,为臣药。五味子(醋制)、吴茱萸(制),能固肾益气,涩精止泻,温暖肝肾以散阴寒,为佐药。生姜、大枣(去核),暖胃散寒,补脾养胃,为使药。

【性状规格】为浅褐色至褐色的水丸;气微香,味苦、咸而带酸、辛。

【用法用量】口服。一次 9 g,一日 1~2 次。

【使用注意】肠胃积滞未消以致泄泻者禁用。忌生冷油腻食物。

三、涩精止遗

本类方药,具有补肾涩精的功效,适用于肾阳虚或肾气不足导致的滑脱之证。症见神疲乏力、腰膝酸软、眩晕耳鸣、遗精滑泄或小便频数、遗尿,舌淡苔白,脉细弱。代表方药有金锁固精丸等。

金锁固精丸《医方集解》

【药物组成】沙苑蒺藜 60 g,芡实 60 g,龙骨 30 g,牡蛎(煅)30 g,莲须 60 g。

【功能】涩精补肾。

【主治】主治肾虚不固之遗精。症见遗精滑泄,神疲乏力,腰痛耳鸣,舌淡苔白,脉细弱。

【配伍分析】本方证治为肾虚精关不固所致。方中沙苑蒺藜补肾固精,为君药。芡实益肾固精,且补脾气,为臣药。龙骨、牡蛎(煅)、莲须固涩止遗,为佐药。用莲子粉糊丸,既能助诸药补肾固精,又能养心清心,合而能交通心肾,为使药。

【用法用量】莲子粉糊为丸,每次 9 g,每日 2~3 次。

【使用注意】湿热下注者或阴虚火旺者禁用。

锁阳固精丸《中国药典》

【药物组成】熟地黄 56 g,山茱萸(制)17 g,锁阳 20 g,肉苁蓉(蒸)25 g,菟丝子 20 g,八角茴香 25 g,韭菜子 20 g,制巴戟天 30 g,补骨脂(盐炒)25 g,鹿角霜 20 g,山药 56 g,芡实(炒)20 g,莲子 20 g,茯苓 11 g,泽泻 11 g,牛膝 20 g,杜仲(炭)25 g,莲须 25 g,龙骨(煅)20 g,煅牡蛎 20 g,知母 4 g,黄柏 4 g,牡丹皮 11 g,大青盐 25 g。

【功能】温肾固精。

【主治】主治肾阳不足之滑脱证。症见遗精早泄,腰膝酸软,眩晕耳鸣,四肢无力。

【配伍分析】本方证治为肾阳不足、精气滑脱之证。方中熟地黄、山茱萸(制)、锁阳、肉苁蓉(蒸)、菟丝子补肾填精,为君药。八角茴香、韭菜子、制巴戟天、补骨脂(盐炒)、鹿角霜温肾壮阳,山药、芡实(炒)、莲子健脾,固涩精气,茯苓、泽泻渗利湿浊,牛膝、杜仲(炭)补肝肾,强腰膝,莲须固精化气;煅龙骨、煅牡蛎涩精止遗,为臣药。知母、黄柏、牡丹皮坚阴,清虚热。大青盐引诸药下行入肾,直达病所,为使药。

【性状规格】为棕褐色至黑褐色的水蜜丸、小蜜丸或大蜜丸;气微,味苦。水蜜丸:每 100 丸重 10 g;小蜜丸:每 100 丸重 20 g;大蜜丸:每丸重 9 g。

【用法用量】口服。水蜜丸一次 6 g,小蜜丸一次 9 g,大蜜丸一次 1 丸,一日 2 次。

【使用注意】节制性生活,忌辛辣食物。

四、固崩止带

本类方药,具有补脾益肾,收敛止血,收涩止带等功效,适用于妇女脾虚或阴虚血热之血液不固证及脾肾亏虚之滑脱之证。症见月经过多,崩中漏下,血色深红或紫黑稠黏,手足心热,腰膝酸软,舌红,脉弦数;或月经先后不定期、量多或淋漓不尽、色淡无块;或带下量多、色白清稀、神疲乏力、腰膝酸软。代表方药有完带汤、固经丸等。

完带汤《傅青主女科》

【药物组成】白术 30 g,山药 30 g,人参 6 g,苍术 9 g,白芍 15 g,车前子 9 g,甘草 3 g,陈皮 2 g,柴胡 2 g,黑芥穗 2 g。

【功能】补脾疏肝,化湿止带。

【主治】主治脾虚肝郁,湿浊带下证。症见带下色白量多,清稀如涕,肢体倦怠,舌淡苔白,脉缓或濡弱。

【配伍分析】本方证治为脾虚肝郁带下不固所致。方中白术与山药相配,补脾祛湿,使脾气健运,共为君药。人参补中益气,苍术燥湿健脾,白芍柔肝理脾,车前子利湿清热,令湿浊从小便而出,共为臣药。陈皮理气,柴胡、黑芥穗辛散,得白术则升发脾胃清阳,配白芍则疏肝解郁,为佐药,甘草调药和中,为使药。

【用法】水煎服。

【使用注意】带下证属湿热下注者不宜用本方。

固经丸《中国药典》

【药物组成】龟甲(制)400 g,白芍(炒)300 g,黄芩(酒炒)200 g,黄柏(盐炒)300 g,椿皮(炒)150 g,香附(醋制)150 g。

【功能】滋阴清热,固经止带。

【主治】用于阴虚血热,月经先期,经血量多,色紫黑,赤白带下。

【配伍分析】本方证治为阴虚血热妄行所致。方中龟甲(制)益肾滋阴而降火,白芍(炒)敛阴补血以养肝,为君药。黄芩(酒炒)、黄柏(盐炒)清热泻火,坚阴止血,为臣药。椿皮(炒)苦涩而凉,固经止血,香附辛温,调气和血,为佐药。

【性状规格】为黄色至黄棕色的水丸;味苦。

【用法用量】口服。一次 6 g,一日 2 次。

【使用注意】实火所致血热妄行者不宜用本品。

千金止带丸《中国药典》

【药物组成】党参50 g,白术(炒)50 g,杜仲(盐炒)50 g,补骨脂(盐炒)50 g,续断50 g,当归100 g,白芍50 g,川芎100 g,香附(醋制)200 g,木香50 g,小茴香(盐炒)50 g,砂仁50 g,延胡索(醋制)50 g,青黛50 g,鸡冠花200 g,椿皮(炒)200 g,牡蛎(煅)50 g。

【功能】健脾补肾,调经止带。

【主治】主治脾肾两虚之月经不调、带下病。症见月经先后不定期、量多或淋漓不尽、色淡无块,或带下量多、色白清稀、神疲乏力、腰膝酸软。

【配伍分析】本方证治为脾肾阳虚、带下不止所致。方中党参、白术(炒)健脾益气运湿,杜仲(盐炒)、补骨脂(盐炒)、续断补肾壮阳散寒,为君药。当归、白芍、川芎补血活血,为臣药。香附(醋制)、木香、小茴香(盐炒)行气止痛而调经,砂仁和胃理气,延胡索(醋制)活血行气止痛,青黛、鸡冠花、椿皮(炒)清湿热止带下,煅牡蛎收敛固涩止带,为佐药。

【性状规格】为黑褐色的大蜜丸;气微香,味甜、涩、微苦。每丸重9 g。

【用法用量】口服。一次 1 丸,一日 2 次。

【使用注意】忌辛辣、生冷、油腻食物。感冒发热患者不宜服用。

目标检测答案

目标检测

1.症见五更泄泻,不思饮食、神疲乏力,治宜( )。

A.玉屏风口服液 B.四神丸 C.痛泻要方 D.健胃消食片

2.玉屏风口服液的功能是( )。

A.祛风散寒,除湿止痛 B.强筋壮骨,健脾和胃

C.温肺化饮,止咳平喘　　　　　D.益气固表、止汗

3.预防小儿佝偻病,软骨病的方药是(　　　)。

A.牡蛎散　　　　B.小柴胡颗粒　　C.龙牡壮骨冲剂　　D.玉屏风口服液

4.主治阴虚血热之崩漏的方药是(　　　)。

A.固经丸　　　　B.完带汤　　　　C.妇科千金片　　D.千金止带片

5.具有健脾补肾,调经止带功效的方药是(　　　)。

A.桂枝汤　　　　B.千金止带片　　C.妇科千金片　　D.完带汤

6.主治脾虚肝郁,湿浊带下证的方药是(　　　)。

A.桂枝汤　　　　B.千金止带片　　C.妇科千金片　　D.完带汤

7.能温肾固精,主治肾阳不足证的方药是(　　　)。

A.金锁固精丸　　B.锁阳固精丸　　C.固肠止泻丸　　D.四神丸

二、分析题

李某,女,37岁。月经过多,崩中漏下,血色深红或紫黑稠黏,手足心热,腰膝酸软,舌红,脉弦数。根据所学知识,为该患者推荐常用的方剂与中成药,并作简要分析。

第十五节　消导剂及中成药

由消导药为主组成,具有消食导滞、化积消癥作用,用以治食积痞块、癥瘕积聚的方剂和中成药,称消导方药。

使用消导剂应注意,若病势急重,非攻不去者,投以消导化积剂,则病重药轻,其疾难以治愈;若渐积而成,结聚为块者,妄用攻下剂,则易伤其正气,病情反而加重。

一、消食化滞

本类方药,具有消食导滞的功效,适用于饮食过度,食积内停之实证。症见胸脘痞闷,嗳腐吞酸,恶食呕逆,腹痛泄泻等。代表方药有保和丸、枳实导滞丸等。

保和丸《中国药典》

【药物组成】焦山楂 300 g,六神曲(炒)100 g,炒莱菔子 50 g,半夏(制)100 g,陈皮 50 g,茯苓 100 g,连翘 50 g,炒麦芽 50 g。

【功能】消食,导滞,和胃。

【主治】主治食积停滞。症见脘腹胀满,嗳腐吞酸,不欲饮食。

【配伍分析】本方证治为饮食停聚所致。方中重用焦山楂消一切饮食积滞,长于消肉食油腻之积,为君药。六神曲(炒)消食健胃,炒莱菔子辛甘而平,下气消食除胀,共为臣药。半夏(制)、陈皮辛温,理气化湿,和胃止呕,茯苓甘淡,健脾利湿,和中止泻,连翘味苦微寒,既可散结以助消积,又可清解食积所生之热,炒麦芽助消化,为佐药。

【性状规格】为棕色至褐色的小蜜丸或大蜜丸,气微香,味微酸、涩、甜。小蜜丸:每 100 丸重 20 g。大蜜丸:每丸重 9 g。

【用法用量】口服。小蜜丸一次 9～18 g,大蜜丸一次 1～2 丸,一日 2 次;小儿酌减。

【使用注意】本方属攻伐之剂,故不宜久服。

枳实导滞丸《中国药典》

【药物组成】枳实(炒)100 g,大黄 200 g,黄连(姜汁炙)60 g,黄芩 60 g,六神曲(炒)100 g,白术(炒)100 g,茯苓 60 g,泽泻 40 g。

【功能】消积导滞,清利湿热。

【主治】主治湿热食积证。症见脘腹胀痛,下痢泄泻,或大便秘结,小便短赤,舌苔黄腻,脉沉有力。

【配伍分析】本方证治为饮食内停、湿热内蕴所致。方中大黄泻下攻积,清热泻火,使积热从大便而下,为君药。枳实(炒)行气消积,除脘腹之胀满,六神曲(炒)消食化滞,使食消则脾胃和,共为臣药。黄连、黄芩清热燥湿,茯苓、泽泻渗利水湿而止泻,白术健脾燥湿,使攻积而不伤正,为佐药。

【性状规格】为浅褐色至深褐色的水丸;气微香,味苦。

【用法用量】口服。一次 6～9 g,一日 2 次。

【使用注意】泄泻无积滞及孕妇均不宜使用。

小儿化食丸《中国药典》

【药物组成】焦山楂 100 g,六神曲(炒焦)100 g,焦麦芽 100 g,焦槟榔 100 g,牵牛子(炒焦)200 g,大黄 100 g,醋莪术 50 g,三棱(制)50 g。

【功能】消食化滞,泻火通便。

【主治】用于食滞化热所致的积滞。症见厌食、烦躁、恶心呕吐、口渴、脘腹胀满、大便干燥。

【配伍分析】本方证治为饮食积聚化热所致。方中焦山楂消一切饮食积滞,长于消肉食油腻之积,为君药。六神曲甘辛性温,消食健胃,焦麦芽,长于消谷面之积,共为臣药。焦槟榔善行胃肠之气,消积导滞,缓泻通便,牵牛子(炒焦)泻下逐水,去积杀虫,大黄泄热通便,醋莪术、三棱(制)常相须为用,治食积重证,醋莪术、三棱(制)可消积止痛,使食积所致脘腹胀满之症得以解除,为佐药。

【性状规格】为棕褐色的大蜜丸;味微苦。每丸重 1.5 g。

【用法用量】口服。周岁以内一次 1 丸,周岁以上一次 2 丸,一日 2 次。

【使用注意】忌食辛辣油腻。

木香槟榔丸《中国药典》

【药物组成】木香 50 g,槟榔 50 g,牵牛子(炒)200 g,大黄 150 g,芒硝 100 g,青皮(醋炒)50 g,陈皮 50 g,枳壳(炒)50 g,香附(醋制)150 g,莪术(醋炙)50 g,三棱(醋炙)50 g,黄连 50 g,黄柏(酒炒)150 g。

【功能】行气导滞,泻热通便。

【主治】用于湿热内停,赤白痢疾,里急后重,肠胃积滞,脘腹胀痛,大便不通。

【配伍分析】本方证治为食积湿热内停所致。方中木香行气止痛、健脾消食,槟榔行气消积,为君药。牵牛子(炒)、大黄、芒硝攻积导滞,泻热通便,为臣药。青皮(醋炒)、陈皮、枳壳(炒)行气化积,香附(醋制)、莪术(醋炙)、三棱(醋炙)疏肝理气,消积止痛;黄连、黄柏(酒炒)清热燥湿,解毒止痢,为佐药。

【性状规格】为灰棕色的水丸;味苦、微咸。

【用法用量】口服。一次 3～6 g,一日 2～3 次。

【使用注意】孕妇禁用。

二、健脾消食

本类方药,具有健脾消食的功效,适用于脾胃虚弱,饮食内停之虚证。症见脘腹痞满,不思饮食,面黄体瘦,倦怠乏力,大便溏薄等。代表方有健脾丸、启脾丸、健胃消食片等。

健脾丸《中国药典》

【药物组成】党参 200 g,白术(炒)300 g,陈皮 200 g,山楂(炒)150 g,麦芽(炒)200 g,枳实(炒)200 g。

【功能】健脾开胃。

【主治】主治脾虚食积证。症见食少难消,脘腹痞闷,大便溏薄,倦怠乏力,苔腻微黄,脉虚弱。

【配伍分析】本方证治为脾胃虚弱,脾失健运所致。方中党参补中益气,白术(炒)补气健脾,燥湿利水,共为君药。陈皮理气和胃,气运则脾健而胃强,山楂(炒)能消肉食积,麦芽(炒)能消谷食积滞,为臣药。枳实消积化痞,为佐药。

【性状规格】为棕褐色至黑褐色的小蜜丸或大蜜丸;味微甜、微苦。大蜜丸每丸重 9 g。

【用法用量】口服。小蜜丸一次 9 g,大蜜丸一次 1 丸,一日 2 次;小儿酌减。

【使用注意】孕妇慎用。阴虚内热及湿热未去者,不宜使用。

启脾丸《中国药典》

【药物组成】人参 100 g,炒白术 100 g,茯苓 100 g,甘草 50 g,炒山楂 50 g,六神曲(炒)80 g,炒麦芽 50 g,山药 100 g,陈皮 50 g,莲子(炒)100 g,泽泻 50 g。

【功能】健脾和胃、渗湿止泻。

【主治】主治脾胃虚弱,消化不良,腹胀便溏。

【配伍分析】本方证治为脾胃虚弱,饮食不化所致。方中人参、炒白术、茯苓、甘草为四君子汤,能健脾益气,脾健运而湿气得消。炒山楂、六神曲(炒)和炒麦芽称为焦三仙,三药合用,消食健脾,可消一切食积。山药、陈皮能健脾渗湿、理气和胃。莲子(炒)既能补益脾气,又能涩肠止泻,泽泻能利尿,除胃肠湿热。

【性状规格】为棕色的小蜜丸或大蜜丸;味甜。小蜜丸:每 100 丸重 20 g。大蜜丸:每丸重 3 g。

【用法用量】口服。小蜜丸一次 3 g(15 丸),大蜜丸一次 1 丸,一日 2~3 次;三岁以内小儿酌减。

【使用注意】忌食生冷油腻及不易消化食物。

健胃消食片《中国药典》

【药物组成】陈皮 22.9 g,太子参 228.6 g,山药 171.4 g,麦芽(炒)171.4 g,山楂 114.3 g。

【功能】健胃消食。

【主治】用于脾胃虚弱所致的食积证。

【配伍分析】本方证治为脾胃虚弱、饮食内停所致。方中:陈皮化痰理气,健脾消食;太子参、山药补益肺脾之气又养阴生津;麦芽(炒)可生发脾胃之气而消化食积;山楂醒脾开胃,促进饮食。

【性状规格】为浅棕黄色的片或薄膜衣片,也可为异形片。薄膜衣片除去包衣后显浅棕黄色;气微香,味微甜、酸。每片重 0.8 g 或 0.5 g。

【用法用量】口服,可以咀嚼。规格 0.8 g:成人一次 3 片,一日 3 次,小儿酌减。规格 0.5 g:成人一次 4~6 片;儿童二岁至四岁一次 2 片,五岁至八岁一次 3 片,九岁至十四岁一次 4 片;一日 3 次。

 目标检测

目标检测答案

一、单项选择题

1.具有消食化滞,泻火通便功能的方药是(　　　　)。

　A.痛泻要方　　　B.四神丸　　　　C.枳实导滞丸　　D.小儿化食丸

2.枳实导滞丸的功能是(　　　　)。

　A.消导化积,清热利湿　　　　　B.强筋壮骨,健脾和胃

　C.消食化滞,泻火通便　　　　　D.健脾益气

3.常用于治脾虚食积之小儿疳积的方药是(　　　　)。

　A.保和丸　　　B.枳实导滞丸　　C.健胃消食片　　D.健脾丸

4.用于湿热内停,赤白痢疾的方药是(　　　　)。

　A.保和丸　　　B.枳实导滞丸　　C.木香槟榔丸　　D.四神丸

5.具有健脾开胃、渗湿止泻功用的方药是(　　)。

A.保和丸　　　　B.启脾丸　　　　C.健胃消食片　　　D.痛泻要方

二、分析题

张某,男,11岁。春节过后,出现脘腹胀满疼痛,大便秘结,不思饮食等症状,舌苔黄厚腻,脉沉有力。根据所学知识,为该患者推荐常用的方剂与中成药,并作简要分析。

第十六节　外用剂及中成药

凡用药物制成不同剂型,用于体表皮肤,以及口、咽、眼、鼻、耳等部位的中成药,统称为外用中成药。

本类中成药广泛地应用于外伤科、眼科、耳鼻喉科、皮肤科等,是一类值得重视的中成药,因为药物或直接用于患处,或药施于外,其效迅捷。外用中成药有散剂、膏剂、酒剂及敷贴剂等多种剂型。

外用中成药中,大多数药物有一定毒性,切不可误为内服;在外用过程中需注意使用方法,以防中毒。若使用过程中,出现丘疹、水疱、潮红、渗液、瘙痒等过敏反应时,应立即停止使用,必要时应作相应的治疗。

七厘散《中国药典》

【组成】血竭 500 g,乳香(制)75 g,没药(制)75 g,红花 75 g,儿茶 120 g,冰片 6 g,麝香 6 g,朱砂60 g。

【剂型规格】散剂,每瓶 1.5 g 或 3 g。

【功效主治】化瘀消肿,止痛止血。用于跌扑损伤,血瘀疼痛,外伤出血。

【用法用量】口服,一次 1～1.5 g,一日 1～3 次;外用,以白酒调敷患处,或用干粉撒布伤口。

【使用注意】孕妇禁用。

如意金黄散《中国药典》

【组成】姜黄 160 g,大黄 160 g,黄柏 160 g,苍术 64 g,厚朴 64 g,陈皮 64 g,甘草 64 g,生天南星 64 g,白芷 160 g,天花粉 320 g。

【剂型规格】散剂,每袋 12.5 g。

【功效主治】消肿止痛。用于疮疡肿痛,丹毒流注,跌扑损伤。

【分析】本方主用于湿热毒瘀证之疮疡。

【用法用量】外用。红肿,烦热,疼痛,用清茶调敷;漫肿无头,用醋或葱酒调敷,亦可用植物油或蜂蜜调敷;一日数次。

【使用注意】疮疡已破者勿用;外敷面积最好超过肿胀范围;注意切勿入口。

马应龙麝香痔疮膏《中国药典》

【组成】麝香,牛黄,珍珠,炉甘石(煅),硼砂,冰片。

【剂型规格】软膏,每支 10 g。

【功效主治】清热解毒,活血化瘀,去腐生肌。用于外痔,肛裂、肛周湿疹等症。

【分析】本方主用于湿热瘀阻证之痔疮。

【用法用量】外用,取适量涂搽患处。

【使用注意】孕妇慎用或遵医嘱。

风油精（部颁标准）

【组成】薄荷脑 320 g，水杨酸甲酯 260 g，樟脑 30 g，桉油 30 g，丁香酚 30 g。

【剂型规格】油剂，每瓶 3、6、9 mL。

【功效主治】消炎、镇痛，清凉、止痒，驱风。用于伤风感冒引起的头痛、头晕以及由关节痛、牙痛、腹部胀痛和蚊虫叮咬、晕车等引起的不适。

【分析】本方主用于伤风感冒引起的头痛、头晕以及由关节痛、牙痛等引起的不适。

【用法用量】外用，涂擦于患处。口服，一次 4～6 滴，小儿酌减或遵医嘱。

【使用注意】禁用于深 Ⅱ 度以上的烫伤（尤为水疮破后易产生刺激疼痛）。

正骨水《中国药典》

【组成】九龙川，木香，海风藤，土鳖虫，豆豉姜，猪牙皂，香加皮，莪术，买麻藤，过江龙，香樟，徐长卿，降香，两面针，碎骨木，羊耳菊，虎杖，五味藤，千斤拔，朱砂根，横经席，穿壁风，鹰不扑，草乌，薄荷脑，樟脑。

【剂型规格】酊剂，每瓶 12、30、45、88 mL，含乙醇应为 56%～66%。

【功效主治】活血祛瘀，舒筋活络，消肿止痛。用于跌打扭伤、各种骨折、脱臼。运动前后搽用，能消除疲劳。

【用法用量】用药棉蘸药液轻搽患处；重症者用药液湿透药棉敷患处 1 小时，每日 2～3 次。

【使用注意】忌内服；不能搽入伤口；用药过程中如有瘙痒起疹，暂停使用。

（张晓霞　冯松浩）

实训指导

实训一　识别果实、种子、花类中药饮片

【实训目的】

(1)通过本实训项目,能综合运用目视、手触、鼻闻与口尝等中药材性状鉴定技术识别常用果实、种子、花类中药饮片。

(2)通过对常用果实、种子、花类中药饮片的识别,强化学生对其性味、功效与主治病症的掌握。

【实训内容】

常用果实、种子、花类中药饮片的识别训练与性状鉴别要点归纳。

【实训准备】

1.材料准备　药材需完整且特征明显,具体如下:连翘、山楂、五味子、决明子、苦杏仁、吴茱萸、枳实、小茴香、枸杞子、栀子、槟榔、辛夷、丁香、槐花、金银花、红花、菊花、蒲黄。

2.实训分组准备　原则上2人一组。

【实训步骤】

常用果实、种子、花类中药饮片的识别训练与性状鉴别要点归纳。

【实训提示】

(1)连翘:注意观察该中药饮片的形状、开裂情况与种子的形状。

(2)山楂:注意观察该中药饮片的外果皮颜色与斑点,其气味。

(3)五味子:注意观察该中药饮片的果皮颜色、种子的数目、种子的形状与果肉的酸味等。

(4)决明子:注意观察该中药饮片的形状、突起棱线与线形凹纹。

(5)苦杏仁:注意观察该中药饮片的种子形状、种皮与种仁的颜色及其味道。

(6)吴茱萸:注意观察该中药饮片的形状、其顶端的五角星裂隙及其气味。

(7)枳实:注意观察该中药饮片的外果皮颜色、形状、断面及其气味。

(8)小茴香:注意观察该中药饮片形状为典型双悬果,分果的背部有纵棱及其气味。

(9)枸杞子:注意观察该中药饮片表面的颜色及其味道与种子。

(10)栀子:注意观察该中药饮片的形状、颜色。

(11)槟榔:特别注意观察该中药饮片断面的特点。

(12)辛夷:注意观察该中药饮片的形状如毛笔头、外面披着茸毛、内表面无毛及其气味芳香。

(13)丁香:注意观察该中药饮片形状如研棒及其气味芳香浓烈、富油性。

(14)槐花:注意观察该中药饮片的花萼颜色及形状、花瓣的数目与颜色。

(15)金银花:注意观察该中药饮片的形状如棒,上端较粗、下端较细,外密布短柔毛,气味清香。

(16)红花:注意观察该中药饮片的颜色,花冠呈细长的筒状,先端为五裂。

(17)菊花:注意观察该中药饮片呈不规则的球形,舌状花与管状花的数目与位置,总苞呈盘状、气味清香。

(18)蒲黄:注意观察该中药饮片的形状、颜色、轻重、手感(手摸有滑腻之感)。

【实训结果】

完成本实训项目的实训报告　认真填写常用果实、种子、花类中药饮片识别记录表。

常用果实、种子、花类中药饮片识别记录表

序号	药材名称	识别要点	性味	功效	主治病证
1					
2					
3					
……					

【实训体会】

组与组之间进行果实、种子、花类中药饮片鉴别的体会交流。

【实训检测】

老师随机抽取学生或每组两个学生进行本实训项目涉及中药饮片的识别测试,识别完成时间为每种中药饮片不超过 10 秒钟。

实训二　识别全草、茎叶及干皮类中药饮片

【实训目的】

(1)通过本实训项目,能综合运用目视、手触、鼻闻与口尝等中药材性状鉴定技术识别常用全草、茎叶及干皮类中药饮片。

(2)通过对常用全草、茎叶及干皮类中药饮片的识别,强化其性味、功效与主治病证的掌握。

【实训内容】

常用全草、茎叶及干皮类中药饮片的识别训练与性状鉴别要点归纳。

【实训准备】

1.材料准备　药材需完整且特征明显,具体如下:麻黄、金钱草、鱼腥草、薄荷、穿心莲、青蒿、银杏叶、枇杷叶、桑叶、艾叶、番泻叶、紫苏叶、木通、沉香(国产)、钩藤、通草、厚朴、肉桂、黄柏、杜仲、香加皮、牡丹皮、秦皮。

2.实训分组准备　原则上两人一组。

【实训步骤】

常用全草、茎叶及干皮类中药饮片的识别训练与性状鉴别要点归纳。

【实训提示】

(1)麻黄:颜色、分支、环节、细纵棱、鳞叶与髓部。

(2)金钱草:表面颜色、叶子的形状叶子的着生方式、叶脉、花的特点。

(3)鱼腥草:叶子的性状及其特殊的气味。

(4)薄荷:形态、叶子的性状、断面、叶缘、叶子的着生方式、散发的气味。

(5)穿心莲:颜色、茎的形状、茎节、叶缘、叶子的着生方式、散发的气味。

(6)青蒿:形状、叶子的类型、叶的缺裂、叶子的气味。

(7)银杏叶:形状及二叉分支脉。

(8)枇杷叶:形状、背面黄色绒毛、叶子的质地。

(9)桑叶:叶子卵形、叶边缘呈锯齿状或钝齿状、脉上有疏毛。

(10)艾叶:叶背面灰白色绒毛、叶子羽状深裂。

(11)番泻叶:叶基部不对称特征、叶端尖形状、叶子的气味。

(12)紫苏叶:颜色、气味。

（13）木通：膨大的茎节、横断面放射状纹理。

（14）沉香：盔帽、棕黑色树脂及树脂上的刀削痕、芳香气味。

（15）钩藤：红棕色带有钩的茎枝。

（16）通草：白色、松软的茎芯、纵切面薄膜。

（17）厚朴：卷筒状、内表面为深紫色或紫棕色且划之有油痕、表面呈灰棕色、气味特殊。

（18）肉桂：内表面为红棕色并划之有油痕，外表面呈灰棕色，断切面可见两层中间为黄棕色的线纹，口尝味甜且辣，气味厚重。

（19）黄柏：断面为纤维性，带有裂片状分层，口尝味十分苦。

（20）杜仲：折断面可见银白色、细密且有弹性的橡胶丝相连。

（21）香加皮：栓皮呈鳞片状，质地松软且易剥落，断面为黄白色，气味特殊。

（22）牡丹皮：形状呈半筒状或筒状，内表面可见发亮结晶，有芳香气味。

（23）秦皮：呈半筒状或筒状，外表面为灰白色且带有灰白色圆点状皮孔。

【实训结果】

完成本实训项目的实训报告。认真填写常用全草、茎叶及干皮类中药饮片识别记录表。

常用全草、茎叶及干皮类中药饮片识别记录表

序号	药材名称	识别要点	性味	功效	主治病证
1					
2					
3					
……					

【实训体会】

组与组之间进行全草、茎叶及干皮类中药饮片鉴别的体会交流。

【实训检测】

老师随机抽取学生或每组两个学生互相进行本实训项目涉及中药饮片的识别测试，识别完成时间为每种中药饮片不超过 10 秒钟。

实训三　方剂煎煮方法训练

【实训目的】

（1）通过本实训项目，能进行方剂的煎煮并能叙述其操作要点。

（2）能正确理解方剂的制备方法，加深对特殊煎法的理解。

（3）通过本实训项目，能准确地阅读和理解中医处方。

【实训内容】

银翘散、大黄牡丹汤、归脾汤、完带汤的煎煮方法及特殊煎法的训练，能归纳操作要点。

【实训准备】

1.煎煮用具准备　电磁炉或煤气灶、砂锅或搪瓷锅、量杯、玻璃棒、纱布等。

2.材料准备　用于汤剂制备的中药饮片准备。

（1）银翘散：连翘 15 g，金银花 15 g，牛蒡子 6 g，桔梗 10 g，竹叶 5 g，薄荷 6 g，甘草 6 g，荆芥穗 6 g，淡豆豉 5 g。

（2）大黄牡丹汤：大黄 12 g，桃仁 12 g，牡丹皮 9 g，冬瓜仁 30 g，芒硝 9 g。

（3）归脾汤：人参 6 g，白术 9 g，黄芪 12 g，炙甘草 3 g，当归 9 g，茯神 9 g，远志 6 g，木香 6 g，炒酸

枣仁 12 g,龙眼肉 12 g,生姜 3 片,大枣 5 枚。

(4)完带汤:白术 30 g,山药 30 g,白芍 15 g,人参 6 g,车前子 9 g,苍术 9 g,甘草 3 g,黑芥穗 2 g,陈皮 2 g,柴胡 2 g。

【实训步骤】

略。

【实训提示】

1.汤剂煎药前的准备 将方剂的中药饮片放置砂锅或搪瓷锅内,加水至水平面高于中药饮片平面 2～3 cm,浸泡约 30 分钟。

2.汤剂的煎煮

(1)以武火将浸泡的中药煎煮至沸腾。

(2)将武火调为文火,保持中药煎煮为微沸状态,银翘散等解表剂与大黄牡丹汤维持文火煎煮 10～15 分钟即可,归脾汤等补益药或有效成分难以煎出的矿物类、贝壳类宜文火久煎。

(3)特殊药物煎煮法:银翘散中薄荷与大黄牡丹汤中芒硝宜后下,即结束煎煮前 5 分钟加入与其他药物一同煎煮即可,完带汤中车前子宜用纱布包煎。

(4)结束煎煮,倒出第一煎药液,再加水浸泡、煎煮,倒出第二次药液,将两次药液混匀,分为两次服用。

【实训结果】

完成本实训项目的实训报告,认真填写汤剂煎煮流程表。

汤剂煎煮流程表

操作日期			操作者签名		
方剂名称					
处方组成药物					
服用方法		内服□	外用□	其他□	
煎煮方法		砂锅或搪瓷锅□ 常压锅□ 高压锅□ 其他□			
煎煮用水量	第一次煎煮				
	第二次煎煮				
浸泡时间		时 分至 时 分			
特殊煎煮法		先煎□ 后下□ 另煎□ 包煎□ 烊化□ 冲服□			
煎煮时间	第一煎	时 分至 时 分			
	第二煎	时 分至 时 分			
煎煮液/mL	第一煎				
	第二煎				
其他情况说明					

【实训体会】

组与组之间进行银翘散、大黄牡丹汤、归脾汤、完带汤的煎煮方法及其特殊煎煮法训练的体会交流。

【实训检测】

老师随机抽取学生或每组学生互相进行本实训项目涉及汤剂的煎煮方法测试。

实训四　临床常用中成药调研

【实训目的】

(1)通过对医院中药房或当地销售中成药的药店进行实地调查,掌握临床常用中成药类别与剂型;熟悉临床常用中成药的包装标识、说明书信息、药品价格、用法用量、常见不良反应与特殊人群用药注意;了解临床常用中成药的保管养护及其市场销售情况等。

(2)通过零售药店与医院中药房药学服务工作岗位的初步实践,了解药学服务的对象与服务内容,培养学生向患者问病荐药的专业技能与良好的沟通技巧,强化临床规范使用中成药的意识。

【实训内容】

1.实地调查　分别到医院中药房与当地销售中成药的药店等药品经营岗位,实地调查常用中成药的类别、剂型,常用剂型的包装标识、说明书信息、药品价格、销售状况,中成药新剂型的市场前景,临床常用中成药的用法用量、常见的不良反应以及特殊人群用药注意。

2.整理资料　汇总调研资料,撰写《临床常用中成药调研报告》。

【实训准备】

1.调研对象准备　在调研前做好与调研医院中成药药房及零售药店的相关协调工作。

2.调研资料准备　小组成员讨论并制定调研表,各组间进行调研表的评比,最终遴选出最佳的一份作为本次调研的表格。

【实训步骤】

1.组建调研小组,明确调研任务　以3～5人为小组,分别到医院中成药药房或零售药店,根据本次实训项目的实训内容开展实地调查,做好调查记录。

2.整理调研资料,分析调查数据　对调查所得的各种原始资料进行审查,整理汇总,填写临床常用中成药调研汇总表。

3.撰写临床常用中成药调研报告　认真分析中成药的市场现状和存在的问题,提出改进意见和措施。

【实训提示】

(1)中成药说明书是应用中成药的最权威、最重要的指导信息,它包括药品名称、成分、性状、功能主治、规格、用法用量、不良反应、禁忌、注意事项、贮藏、包装、有效期、执行标准、批准文号等。

(2)功能主治是应用中成药的最关键依据。功能是指中成药的基本作用,主治是指中成药适用的对象。中成药的应用遵循辨证用药的原则。

(3)中成药的成分组成是其发挥疗效、是否安全的关键因素。因此,通过中成药的成分可大致了解其安全程度以及药物作用的峻缓、强弱、补泻等,可知晓它是否含有毒药、剧毒药。

【实训结果】

(1)填写临床常用中成药调研汇总表。

临床常用中成药调研汇总表

序号	药物名称	剂型	包装标识	用法用量	不良反应	特殊人群用药注意	价格	销售情况
1								
2								
3								
……								

(2)撰写临床常用中成药调研报告。

【实训体会】

组与组之间进行临床常用中成药调研的体会交流。

【实训检测】

老师随机抽取学生或每组学生互相进行本实训项目涉及中成药的剂型、包装标识、不良反应、特殊人群用药注意的测试。

实训五　常用中成药临床案例讨论分析

【实训目的】

（1）通过本实训项目掌握感冒、咳嗽、便秘、泄泻、头痛、胃痛的辨证要点，为患者推荐符合病情的中成药，指导患者合理用药。

（2）熟悉感冒、咳嗽、便秘、泄泻、头痛、胃痛常用中成药的功用、主治与使用注意。

【实训内容】

（1）分组对给出的感冒、咳嗽、便秘、泄泻、头痛、胃痛的病例进行辨证分析，为病例患者选择符合病情的中成药。

（2）学生集体讨论。

（3）教师总结归纳感冒、咳嗽、便秘、泄泻、头痛、胃痛的问病要点与辨证荐药。

【实训准备】

1. 病案资料准备　感冒、咳嗽、便秘、泄泻、头痛、胃痛临床病案各1～2份。

2. 中成药样品准备　感冒类、咳嗽类、便秘类、泄泻类、头痛类、胃痛类中成药样品。感冒类中成药：风寒感冒冲剂、银翘散、藿香正气液、清热解毒口服液、玉屏分散。咳嗽类中成药：桂龙咳喘宁胶囊、急支糖浆、川贝清肺糖浆、二陈丸、鲜竹沥口服液、百合固金丸。便秘类中成药：三黄清胃丸、木香槟榔丸、温脾汤、麻子仁丸、补中益气丸、五仁丸、济川煎、苁蓉通便口服液。泄泻类中成药：藿香正气口服液、黄连胶囊、保和丸、逍遥丸、参苓白术丸、附子理中丸。头痛类中成药：川芎茶调散、牛黄上清丸、牛黄降压丸、天麻首乌片、半夏白术天麻丸、大补元煎、正天丸。胃痛类中成药：香砂养胃丸、三九胃泰胶囊、沉香舒气丸、保和丸、参梅养胃冲剂、小建中汤合剂。

3. 分组准备　以3～5名学生为一组。

【实训步骤】

1. 感冒案例讨论分析

（1）分组对感冒病案进行辨证分析，为病例患者选择符合病情的中成药。

（2）学生集体讨论。

（3）教师总结归纳感冒的问病要点与辨证荐药。

2. 咳嗽案例讨论分析

（1）分组对咳嗽病案进行辨证分析，为病例患者选择符合病情的中成药。

（2）学生集体讨论。

（3）教师总结归纳咳嗽的问病要点与辨证荐药。

3. 便秘案例讨论分析

（1）分组对便秘病案进行辨证分析，为病例患者选择符合病情的中成药。

（2）学生集体讨论。

（3）教师总结归纳便秘的问病要点与辨证荐药。

4. 泄泻案例讨论分析

（1）分组对泄泻病案进行辨证分析，为病例患者选择符合病情的中成药。

（2）学生集体讨论。

(3)教师总结归纳泄泻的问病要点与辨证荐药。

5.头痛案例讨论分析

(1)分组对头痛病案进行辨证分析,为病例患者选择符合病情的中成药。

(2)学生集体讨论。

(3)教师总结归纳头痛的问病要点与辨证荐药。

6.胃痛案例讨论分析

(1)分组对胃痛病案进行辨证分析,为病例患者选择符合病情的中成药。

(2)学生集体讨论。

(3)教师总结归纳胃痛的问病要点与辨证荐药。

【实训提示】

1.感冒的问病要点与辨证用药

(1)问病要点　首先辨别感冒属于风寒、风热或流行性感冒;其次辨别是否兼夹暑或湿等证候。

(2)辨证荐药

证型	病证表现	可选用中成药
风寒型	常发病于冬季,症见:发热轻,恶寒重,头痛无汗,口不渴,鼻塞流清涕,咽痒咳嗽,淡红舌薄白苔,脉浮紧	午时茶、九味羌活丸、风寒感冒冲剂
风热型	常发病于夏秋季,症见:发热重恶寒轻,头痛咽痛,口渴,鼻塞流黄稠涕,咳嗽咳黏痰,舌红苔薄黄,脉浮数	维 C 银翘片、双黄连口服液、桑菊感冒片、银翘解毒丸
暑湿型	常发病于长夏,症见:发热,恶心呕吐,腹泻,头晕身倦,口渴喜饮,舌红苔黄腻,脉濡	藿香正气液、广东凉茶颗粒、十滴水
气虚型	素体虚,不耐风寒,平素易出汗,易感冒,症见:倦怠乏力,发热轻,流清涕,纳呆,感冒缠绵难愈,舌胖大边有齿痕	人参败毒散、玉屏风散、参苏饮
流行性	常发病于冬春季节,传染性较强,发病急,病情重,症见:恶寒发热,发热为重,体温可高达 39℃,面赤,口干舌燥,咽痛,头身疼痛,舌红苔薄黄,脉浮数	清热解毒口服液、抗病毒口服液、板蓝根颗粒

2.咳嗽的问病要点与辨证荐药

(1)问病要点　首先辨别外感还是内伤所致咳嗽。若起病急、病程短,属外感实邪;反复发作,起病缓,病程长,累及数脏,属内伤。其次根据咳嗽的声音与出现的时间,痰的颜色、数量、性质辨虚实、寒热、病因。

(2)辨证荐药

证型	病证表现	可选用中成药
风寒型	咳嗽咽痒,声重,痰白质稀,恶寒发热,鼻流清涕,头痛,四肢酸痛,口不渴,舌淡红苔白,脉浮紧	风寒咳嗽颗粒、小青龙颗粒、桂龙咳喘宁胶囊
风热型	咳嗽剧烈频繁,咳声嘶哑,咳黄白黏痰,鼻流黄涕,咽痛口渴,舌淡红苔薄黄,脉浮数	蛇胆川贝液、急支糖浆、川贝枇杷露
燥邪犯肺型	常发病于秋季,干咳无痰或少痰,痰黏不易咳,咽干咽痛,舌红少津,苔薄黄或薄白,脉浮数	蛇胆川贝枇杷膏、清金化痰丸、川贝清肺糖浆

证型	病证表现	可选用中成药
痰湿壅肺型	咳嗽重浊,反复缠绵,常于饮食肥甘厚腻之品后加重,痰多色白易咳,胸闷、恶心,舌苔厚腻,脉濡滑	二陈丸、半夏露、橘红丸
痰热壅肺型	咳嗽声重气粗,咳黄黏痰,发热口渴,舌质红苔黄腻,脉滑数	鲜竹沥口服液、清气化痰丸、牛黄蛇胆川贝液
阴虚型	干咳无痰,痰少不易咳或夹有血丝,咽干舌燥,潮热盗汗,手足心发热,舌红少苔,脉细数	养阴清肺膏、百合固金丸、二冬膏

3. 便秘的问病要点与辨证荐药

(1)问病要点　首先结合便秘的排便周期与排便的粪质辨别寒热虚实,粪质干燥坚硬,排便困难,周期延长多为热结;大便艰涩,腹痛拒按,手足不温,多为寒积;粪质不干硬,努挣乏力,为气虚;粪质干结,欲便不得出,肠鸣矢气,为气滞。其次结合舌质舌苔辨寒热虚实。

(2)辨证荐药

证型	病证表现	可选用中成药
实热型	大便干结,面红身热,腹胀痛,口臭口渴,小便短赤,舌质红苔黄腻,脉滑数	三黄片、九制大黄丸、大黄清胃丸
气滞型	大便干结或不甚干,欲便不出,肠鸣矢气,胸胁胀满,纳呆食少,苔薄腻,脉弦	木香槟榔丸、枳实导滞丸
寒积型	大便艰涩,腹胀,腹痛拒按,手足冷,苔白腻,脉弦紧	温脾汤、大黄附子丸
肠燥型	大便干结,呈颗粒状或球状,腹胀满,小便频数,舌质红少津,苔薄黄,脉涩	麻子仁丸、麻仁润肠丸、麻仁温肠丸
血虚型	大便干结,心悸多梦,面色少华,舌淡白,脉细	五仁丸、润肠丸
气虚型	大便不坚硬,努挣乏力,难以排出,乏力气短,体倦神疲,舌淡,脉弱	补中益气汤、枳实消痞丸
阴虚型	大便干结,呈羊屎状,形体消瘦,两颧潮红,潮热盗汗,心烦失眠,舌质红少苔,脉细数	苁蓉通便口服液
阳虚型	大便干或不干,艰涩难以排出,四肢不温,腹中冷痛喜温喜按,小便清长,腰膝冷痛,舌淡苔白,脉沉迟	济川煎

4. 泄泻的问病要点与辨证荐药

(1)问病要点　首先,根据发病的缓急、病程的长短、饮食情况与粪质的性状辨别泄泻的轻重缓急与寒热虚实;其次,久泻者根据其特点辨别病位在脾还是在肾。

(2)辨证荐药

证型	病证表现	可选用中成药
寒湿型	常发病急,病程短,泄泻清稀,甚则水样便,肠鸣腹痛,脘腹胀满,纳差,或兼有恶寒发热,鼻塞流涕,头身疼痛,舌淡红苔白腻或薄白,脉濡缓	藿香正气口服液

证型	病证表现	可选用中成药
湿热型	常发病急,病程短,泄泻腹痛,泻下急迫,粪黄褐且臭,烦渴,小便短黄,舌质红苔黄腻,脉滑数或濡数	葛根芩连丸、黄连胶囊
伤食型	多由饮食不节或不洁所致,泄泻肠鸣,腹痛泻后痛减,粪便臭秽,常夹有不消化食物,脘腹胀满,嗳腐吞酸,食少,舌苔厚腻,脉滑	健胃消食片、山楂丸、保和丸
肝郁型	平素情志抑郁或易怒,善叹息,胸胁胀痛,腹痛腹泻,嗳气食少,舌淡红苔薄白,脉弦	痛泻要方、左金丸、逍遥丸
脾虚型	病程长,常于饮食不当或劳倦过度发病,大便溏泄或水谷不化,纳差,脘腹胀满,面色萎黄,体倦乏力,舌质淡苔薄白,脉细	补中益气丸、参苓白术散、六君子汤
肾虚型	病程长,常在黎明前腹痛肠鸣,泻后则安,腰膝冷痛,四肢不温,舌淡苔白,脉沉细	四神丸、固本益肠片、附子理中丸

5. 头痛的问病要点与辨证荐药

(1)问病要点　首先根据发病的缓急与疼痛的性质辨别头痛为外感还是内伤所致,并分辨寒热虚实。其次辨别头痛的部位:痛在头后部,属太阳头痛;痛在前额部及眉棱骨等处,属阳明头痛;痛在头之两侧,属少阳头痛;痛在颠顶部位,属厥阴头痛。

(2)辨证荐药

证型	病证表现	可选用中成药
风寒型	常发作较急,头痛如破,连及项背,兼有恶风畏寒,口不渴,舌淡红苔薄白,脉浮紧	九味羌活丸、川芎茶调散
风热型	头胀痛,甚者如裂,或兼有发热恶寒,口渴,面红目赤,小便黄,大便干结,舌红苔黄	菊花茶调散、牛黄上清丸、芎菊上清丸
肝阳型	头胀痛,烦躁易怒,胁肋疼痛,心烦不寐,口苦,舌红苔薄黄	牛黄降压丸,清脑降压颗粒
血虚型	常病程较长,多于劳累后发作,头痛头晕,心悸失眠,神疲乏力,面色无华,舌质淡,脉细弱	天麻首乌片、养血清脑颗粒
痰浊型	头痛,头昏如蒙,脘腹胀闷,纳差,呕恶痰涎,舌质淡胖,或有齿痕,苔白腻,脉滑	半夏白术天麻丸
肾虚型	头空痛,眩晕,腰膝酸软,耳鸣耳聋,滑精,带下量多,脉沉细	大补元煎
瘀血型	病程较长,或头部有外伤史,头痛如刺,固定不移,舌质紫黯或有瘀点瘀斑,脉涩	大川芎口服液、正天丸

6. 胃痛的问病要点与辨证荐药

(1)问病要点　首先依据发病的急缓、疼痛的性质、饮食情况、大便情况辨别胃痛的急缓、寒热、虚实;其次辨别胃与肝脾等相关脏腑的关系,若兼有胸胁胀闷、易怒或善叹息、发病与情志相关则属肝气犯胃,若兼有神疲乏力、便溏、纳呆则属脾胃虚寒。

（2）辨证荐药

证型	病证表现	可选用中成药
寒邪客胃	多胃痛暴作,得热痛减,遇寒加剧,口不渴或喜热饮,舌淡苔薄白,脉弦紧	良附丸、香砂养胃丸、温胃舒胶囊
胃热炽盛	胃部灼痛,嘈杂泛酸,心烦易怒,口苦,口干,舌质红苔黄,脉弦数	左金丸、三九胃泰胶囊
饮食积滞	多由饮食失节所致,胃胀,胃痛拒按,嗳腐吞酸,或呕吐不消化饮食,吐后痛缓,食少,大便不爽,苔厚腻,脉滑	六味安消散、保和丸
肝气犯胃	平素抑郁、善叹息或易怒,常于情志不舒时发病,胃脘胀痛,胸胁胀闷疼痛,大便不畅,舌苔薄白,脉弦	沉香舒气丸、胃苏冲剂
脾胃虚寒	胃脘隐隐痛,空腹时加重,食后痛减,喜温喜按,神疲乏力,纳呆,手足不温,大便稀溏,舌淡苔薄白,脉细	小建中汤合剂、参芪健胃冲剂、仲景胃灵片
胃阴亏虚	胃脘隐隐痛,灼热不舒,饥不欲食,食少消瘦,口干咽燥,大便干燥,舌质红少苔,脉细数	参梅养胃冲剂、阴虚胃痛颗粒

【实训结果】

完成本实训项目的实训报告　认真填写常用中成药临床案例分析记录表。

常用中成药临床案例分析记录表

序号	患者病症表现	辨证要点	证型	选用中成药	备注
1					
2					
3					
......					

【实训体会】

组与组之间进行常用中成药临床案例讨论分析的体会交流。

【实训检测】

老师随机抽取学生或每组学生互相对本实训项目所涉及的病证进行问病荐药测试。

（李杏英）

参 考 文 献

[1] 郝丽莉,傅南琳.中医药学概论[M].2版.北京:科学出版社,2016.

[2] 陈刚,徐宜兵.中医基础理论[M].4版.北京:人民卫生出版社,2018.

[3] 王建.中医药学概论[M].8版.北京:人民卫生出版社,2016.

[4] 张虹,孙涛.中医药学概论[M].北京:中国医药科技出版社,2020.

[5] 姬水英.中医药概论[M].北京:军事医学科学出版社,2013.

[6] 侯志英,徐宜兵.中医药学基础[M].西安:西安交通大学出版社,2017.

[7] 许兆亮,王明军.中医药学概论[M].2版.北京:人民卫生出版社,2015.

[8] 颜正华.中药学讲稿[M].北京:人民卫生出版社,2011.

[9] 国家药品监督管理局执业药师资格认证中心.中药学专业知识(二)[M].8版.北京:中国医药科技出版社,2021.

[10] 谢鸣,周然.方剂学[M].北京:人民卫生出版社,2013.

[11] 周少林,吴立明.中医药学概论[M].北京:人民卫生出版社,2018.

[12] 骆继军,何秀堂.中医学[M].武汉:华中科技大学出版社,2017.

[13] 赵宝林,陆鸿.实用方剂与中成药[M].北京:中国医药科技出版社,2017.

[14] 段富津.方剂学[M].上海:上海科学技术出版社,1994.

[15] 艾继周,沈力.天然药物学实训[M].北京:人民卫生出版社,2009.

[16] 陶忠增.中药方剂学[M].北京:人民卫生出版社,2005.

[17] 张的凤,余润民,张金莲.中医药学概论[M].南昌:江西高校出版社,2009.

[18] 侯志英,徐宜兵.中医药学基础[M].西安:西安交通大学出版社,2017.

[19] 侯志英.中医学[M].北京:北京大学出版社,2016.